中医专科专病

临床技能提升丛书

图解肺癌中西医外治法

主编◎王洪武 李 忠

中国健康传媒集团

中国医药科技出版社

内 容 提 要

本书系统介绍了肺癌的中西医外治法，主要包括肺癌的中医认识、肺癌中医外治的研究现状和理论基础、肺癌中医外治方药、肺癌中医传统和现代治法、肺癌现代微创外治技术、肺癌并发症和治疗引起相关不良反应的中医外治等内容。全书内容丰富，图文并茂，语言通俗易懂，实用性强，旨在全方位提高临床医生的外治法技能，可供从事肺癌临床、教学、科研工作者及中医爱好者阅读参考。

图书在版编目（CIP）数据

图解肺癌中西医外治法 / 王洪武，李忠主编 .
北京 : 中国医药科技出版社，2025. 5. --（中医专科专
病临床技能提升丛书）. -- ISBN 978-7-5214-5158-0

Ⅰ . R734.205.9-64

中国国家版本馆 CIP 数据核字第 2025KJ1513 号

美术编辑　陈君杞
版式设计　也　在

出版　**中国健康传媒集团**｜中国医药科技出版社
地址　北京市海淀区文慧园北路甲 22 号
邮编　100082
电话　发行：010-62227427　邮购：010-62236938
网址　www.cmstp.com
规格　710×1000mm $^1/_{16}$
印张　21 $^1/_4$
字数　379 千字
版次　2025 年 5 月第 1 版
印次　2025 年 5 月第 1 次印刷
印刷　天津市银博印刷集团有限公司
经销　全国各地新华书店
书号　ISBN 978-7-5214-5158-0
定价　**98.00 元**

获取新书信息、投稿、
为图书纠错，请扫码
联系我们。

编　委　会

前　言

　　2022年初，国务院办公厅印发了《"十四五"中医药发展规划》，特别强调要提高中西医结合的水平，将中西医结合工作纳入综合医院评审和公立医院绩效考核，将中医纳入多学科会诊体系，加强中西医协作和协同攻关，以提高临床疗效为目标，加强中西医结合创新研究平台建设，建立中西医结合临床疗效评价标准，遴选形成优势病种目录。力争用5年时间形成100个左右中西医结合诊疗方案或专家共识，并在全国范围内推广使用。

　　肺癌是目前发病率和死亡率最高的肿瘤之一，中西医对此均有深入的研究。本书的特点是全面论述中西医协同治疗肺癌，突出中医外治法和中西医的协同治疗，尤其强调中医药参与微创治疗的前、中、后，辨证施治，具有独到之处。本书集合该领域的专家共识和意见，进行详细的系统阐述，突出传承创新发展中医药的理念，坚持中西医并重，打造中西医相互补充、协调发展的中国特色卫生健康发展模式，发挥中医药优势。

　　全书共8章，前五章重点介绍中医药治疗肺癌的各种方法和技术，如肺癌的中医治疗方法，特别是中药外敷、针刺、耳穴压豆等在治疗恶性疼痛、恶性胸腔积液、失眠、恶病质等方面的应用。第六章突出介绍了西医治疗肺癌常用的介入方法，如呼吸内镜介入治疗、影像引导介入治疗、经血管介入治疗，系统地论述各种治疗方法的适用范围和优缺点，以及治疗过程中可能发生的并发症，如何用中医药进行调理。以冷冻消融法为例，本书围绕消融法，详细阐述其使用方法、注意事项、使用范围以及中医药的随证应用等。后两章重点介绍各种并发症及治疗引起的相关不良反应的处理，如在化疗、放疗、手术等阶段配合中医药治疗，可减少围治疗期的不良反应。另外还介绍了使用分子靶向药物治疗及免疫治疗过程中可能发生的并发症如何用中药进行调理，这些对临床有重要的指导意义。

既往中医、西医各有专著，由于专业不同，难以同时具备这些知识，也少有涉及两者如何结合应用。本书由中西医专家共同编写，特别是部分中医专家也是肿瘤微创治疗专家，对在微创治疗过程中如何配合中医药治疗进行了深入研究，强调需多域整合治疗策略，中西医并用。

本书对中医医生有很高的参考价值，对晚期肿瘤患者不能单纯用中药治疗，需要在快速减轻肿瘤负荷的基础上加用中医药治疗。了解这些方法，即可提高患者带瘤生存质量，延长患者的生命。

本书对西医医生也有很高的参考价值，既往对晚期肿瘤患者施行微创治疗的过程中，由于患者体质较差，难以承受手术，或治疗过程中发生严重并发症，常影响治疗效果。有了中医药调理，可大大改善患者的生存质量，减轻并发症，提高治疗的依从性和疗效。

本书由临床医生撰写，结合了临床中常见的问题，重点突出，附有配图，简单易懂，是一本能快速提高中西医外治技能的参考书。由于时间有限，书中难免存在不足之处，敬请读者批评指正。

编者

2025 年 2 月

目 录

第五章　肺癌现代中医外治法 / 50

第六章　肺癌现代微创外治技术 / 58

第一章 概述

原发性支气管肺癌是指原发于支气管黏膜和肺泡的癌肿，是临床常见的恶性肿瘤之一。世界卫生组织（WHO）2021年公布的癌症统计数据显示，全球范围内2020年因肺癌死亡的总病例数约180万人，占癌症总死亡人数的18%，居恶性肿瘤疾病之首。据国家癌症中心公布的数据显示，肺癌的发病率和死亡率均居我国恶性肿瘤首位，预计到2025年我国肺癌总的患者发病率达到100万，这严重威胁着我国居民的生命和健康。

肺癌的诊断需要结合患者病史、临床表现，以及血清学、影像学和病理学等辅助检查手段。影像学检查除用于诊断外，可用于肺癌的分期、疗效监测、预后评估等。获取病理标本时，除细胞标本外，可在条件允许及病情需要的情况下获取组织标本用于分子生物学检测，根据分子分型指导治疗。肺癌的组织病理学分类根据2021版WHO胸部肿瘤分类主要有鳞状细胞癌、腺癌、小细胞癌、大细胞癌、腺鳞癌以及较少见的类癌、腺样囊性癌、黏液表皮样癌等。根据肿瘤生长的部位又可分为中央型肺癌和周围型肺癌。

肺癌患者的主要临床表现根据肿瘤的部位有相应的不同：中央型肺癌可表现出相应的胸腔症状，如刺激性咳嗽、痰中带血、胸闷、气急、胸痛、声音嘶哑、吞咽困难、上腔静脉综合征、膈肌麻痹、胸腔和心包积液、Pancoast综合征等；周围型肺癌患者早期常无明显症状，随着肿瘤疾病的进展，可出现呼吸道症状或转移相关症状。此外，少数肺癌患者可出现一些少见的副癌综合征，如高钙血症、抗利尿激素分泌异常综合征、异位库欣综合征、神经肌肉功能异常等。综合肺癌的临床表现，中医古代文献中的"肺积""痰饮""咳血""胸痛""喘证""虚劳"等病证中对本病有类似描述。近年来，肺癌综合治疗的广泛开展使得肺癌的临床疗效及患者的生存质量均有所改善，中医药治疗在其中发挥了重要的作用。

第一节 肺癌的中医认识

一、对病名的认识

关于"肺癌",中医并无准确的病名,一般将其归属于中医"肺积""肺痿""息贲""痞癖""咳嗽""咯血""胸痛""喘证"等范畴。《难经·论五脏积病》云:"肺之积,名曰息贲,在右胁下,覆大如杯,久不已,令人洒淅寒热,喘咳,发肺壅。"《素问·奇病论篇》亦云:"帝曰:病胁下满气逆,二三岁不已,是为何病?岐伯曰:病名曰息积,此不妨于食,不可灸刺,积为导引、服药,药不能独治也。"《脉经·平五脏积聚脉证》更详细记载了肺积的临床表现,其曰:"诊得肺积,脉浮而毛,按之辟易,胁下气逆,背相引痛,少气,善忘,目瞑,皮肤寒,秋瘥夏剧,主皮中时痛,如虱缘之状,甚者如针刺,时痒,其色白。"这些描述与肺癌的临床表现有很多相似之处,对肺癌的中医药治疗起到了重要的指导作用。

二、对病因病机的认识

病因病机是中医临证治疗的关键所在,通过大量临床研究,根据中医辨证论治的原则,结合肺癌不同阶段的特点,目前对于肺癌中医病因病机的认识已形成了几种特色理论学说和治疗观。

(一)气阴两虚论

肺癌是内外多种致病因素长期反复作用的结果。中医认为肺为娇脏,为华盖,喜润恶燥,易受内外邪气侵袭,肺之气阴最易耗伤,临床常表现为气阴不足之症状。我们认为气阴两虚是肺癌最基本的病机特征,其贯穿了肺癌发病的始终。因此,益气养阴是临床治疗肺癌的基本大法,它不仅可增加机体抗癌能力,还可降低放、化疗的不良反应,提高生活质量,延长生存期,预防肿瘤的复发和转移。有研究者通过中医证型研究发现,肺癌患者中气阴两虚和阴虚内热者占绝大多数,采用益气养阴法治疗肺癌患者可明显改善患者临床症状、提高机体免疫功能,对患者生活质量和生存期均有积极作用。

（二）气虚血瘀论

气虚血瘀是肺癌常见的证型之一，明代李中梓《医宗必读》曰："积之成也，正气不足，而后邪气踞之。"明确指出正气不足、邪气盘踞是"积之所成"的主要原因。正气不足，气虚运血无力，血行缓慢，终致瘀阻络脉。除正气不足外，邪毒乘虚侵袭机体，脏腑受损，肺脾失调，津液输布异常，久聚成痰，日久亦可痰阻致瘀；饮食内伤、七情劳倦长期作用于人体，脏腑功能失调，邪实聚而成毒，毒根深藏，五脏六腑、气血津液失于濡润，气机经络阻滞亦可成瘀。可见，血瘀是肿瘤形成的重要病理因素，肺癌同样如此。肺癌的发生，病程缓慢，由最初实邪侵袭，以实证表现为主，渐渐演变为"因实致虚"，而后"虚实夹杂"。肺癌不同时期有不同的特点，但究其病机，均离不开一个"瘀"字，其贯穿疾病的始终。肺脏主气司呼吸，同时生成宗气注心脉以助行血，若肺脏受损，则一身之气血运行失调，故气虚血瘀在肺癌患者中较为常见。现代医家采用益气扶正、活血化瘀治法治疗肺癌，在抑制肿瘤生长、拮抗西医治疗不良反应、改善临床症状等方面均体现出优势。

（三）气滞论

肺癌多因正气先伤，邪毒犯肺，以致肺气郁滞，宣降失司，气机不利，致气、血、痰、食、郁胶结积聚于肺而成。肺之"宣降失司，气机不利"可使血行受阻，津液失于输布，津聚为痰，痰凝气滞，瘀阻络脉，痰气瘀毒胶结，久而形成肺部肿块。故有医家认为肺癌的病理机制以气滞为主，并提出了"行气蠲浊"的治疗法则。还有医家针对气滞血瘀型肺癌提倡"行气活血"法，以"血府逐瘀汤"为主方拟定基本方，并提出治疗时需"行气"与"活血"并举，贯穿肺癌治疗始终。

（四）痰毒瘀滞论

肺癌属中医"肺积""息贲"的范围。关于其病因病机，古人认为：邪积胸中，阻塞气道，气不得通，为痰为血，皆邪正相搏，邪既胜，正不得制之，遂结成形而有块。明确指出了痰、瘀和肺癌发病的密切关系。痰、瘀二者不仅同源，还能同病，往往可相互为患，且痰瘀是毒形成的基础，痰瘀胶结日久，终酿成毒。有学者根据古人论述结合临床研究，提出"痰毒瘀滞"是肺癌发病过程中的主要病理基础，治疗上强调"化痰祛瘀解毒"。国医大师周岱翰教授将肺癌主要分为4个证型，其中肺郁痰瘀证、脾虚痰湿证和阴虚痰热证均与痰、瘀相关。

（五）阳虚论

《素问·生气通天论篇》曰："阳气者若天与日，失其所则折寿而不彰，故天运当以日光明"，有学者从"寒主收引、主凝滞、主痛"的角度出发，认为"寒凝血脉"是肺癌发病的重要机制之一，特别是中晚期肺癌或经放、化疗及其相关治疗后，气血虚弱之极，阳气严重亏损，而产生阴寒内盛、血脉凝滞的复杂病理过程。还有医家认为"阳虚寒凝"是肺癌发生的根本原因，而阳虚寒凝导致的痰瘀互结是肺癌的主要病理变化，寒积日久则化热伤阴，酿生邪毒损耗正气，主张应用附子、干姜、生姜、桂枝、淫羊藿、肉桂等温阳之品治疗肺癌。此外，高龄肺癌患者大多阳气亏虚、寒邪凝滞，阳虚气化不足故致诸郁始生，故有学者认为老年肺癌的治疗应以温阳散寒解郁为法，临证治疗中多以阳和汤为首选方剂以温阳补血、散寒通滞。因此，温阳益气法在晚期肺癌或高龄肺癌患者中具有重要地位。运用温阳益气法治疗晚期或高龄肺癌患者，在病灶稳定率、远期生存率及生活质量方面均体现出疗效。

笔者认为肺癌是多种病理因素综合作用的结果，本病是因虚而得，因虚致实，全身属虚，局部属实。虚、瘀、痰、毒贯穿了肺癌的整个发病过程。"虚"主要表现为气阴两虚，可以说，气阴两虚是肺癌发病的内在病理基础，瘀、痰、毒是肺癌发病的必然条件。因此，笔者结合临床研究，提出了肺癌的基本证型特征为气阴两虚、毒瘀互结，特别是晚期癌症患者征象尤为明显。临床采用益气养阴与活血化瘀解毒抗癌的中药同用，辨病与辨证结合，临证加减，取得了较好的效果。

三、对治疗用药的认识

肺癌发病是一个复杂的动态变化过程，肺脏本身的生理病理特点决定了肺癌发病过程中证候变化的多样性和病机变化的复杂性。因此，临床用药更应从繁杂的变化中抓住主要特征，寻找用药和组方规律，才能取得良好的临床效果。结合多年的临床研究，笔者认为肺癌临床组方用药规律可概括为以下几点。

（1）紧扣主体特征，确定治疗大法。临床研究显示：气阴两虚、毒瘀互结是肺癌发病过程中的主体特征，因此，益气养阴、活血化瘀解毒是肺癌临床治疗的基本大法。围绕这一特征和治法，我们临床常以沙参麦门冬汤为基础方加减，选用沙参、天门冬、麦冬、五味子、黄芪、女贞子、冬虫夏草、天花粉、丹参、莪术、鱼腥草、白花蛇舌草等药。

（2）辨析动态特征，随证灵活加减。临床辨治肺癌的难点在于肺癌发病过程中证候变化的多样性和病机变化的复杂性，因此，全面辨析动态特征，随证灵活加减对于肺癌临床治疗至关重要。如：兼痰凝湿阻者，可加贝母、半夏、僵蚕、生薏苡仁、瓜蒌、夏枯草等；热毒蕴肺者，除用鱼腥草、白花蛇舌草外，还可加蚤休、龙葵、山豆根等；饮停胸中者，加葶苈子、泽泻、猪苓苓、蝼蛄等；气血两亏者，加鸡血藤、补骨脂、当归、生首乌、自然铜等；腑气不通者，加大黄、生白术、生首乌、肉苁蓉、火麻仁等，但需注意通腑泻下时应以润下为主，避免使用峻下之药；瘀滞明显者，加重活血化瘀的力度，可加用守宫、全蝎等虫类药物。

（3）注重辨证与辨病结合。不同分期、不同病理性质的肺癌临床表现、治疗方法、转变规律等均有所区别，明确不同肺癌的特点，针对性地使用中药，可收到事半功倍的效果。

（4）合理使用有毒药物。《素问·五常政大论篇》曰："大毒治病，十去其六，常毒治病，十去其七，小毒治病，十去其八，无毒治病，十去其九……无使过之，伤其正也。"在使用攻毒药的同时，应照顾正气，合理配伍，且需注意药物的合理炮炙，选择适宜剂型，这样既可以发挥其治癌作用，又可以减少其不良反应。肺癌临床常用的有毒药物有干蟾皮、生半夏、守宫、硇砂、露蜂房等。

（5）巧妙配伍温化药物。临床上，肺癌晚期患者往往由于气阴两伤日久，出现阴伤及阳的现象，因此，在采用养阴药的同时，常加入温阳补肾的药物，如补骨脂、淫羊藿等。一方面可防止阴伤及阳现象的发生，另一方面又可调和诸药，避免养阴助湿。同时，温阳药有助于化解痰湿，促进水液代谢的正常运行。

四、肺癌的"杂合以治"观

所谓"杂合以治"观与现代肿瘤"综合治疗"十分相似，主要根据不同肿瘤不同阶段的临床特点，运用中医辨证观和整体观，有计划、合理地应用中医各种治疗手段，改善患者体内脏腑阴阳失衡的状态，提高肿瘤患者生存质量，最大限度延长生存周期，提高治愈率。肺癌的"杂合以治"包括内治法、外治法、食疗、心理治疗、气功治疗等多种方法。

（一）内治法

肺癌的病位在肺，其发生发展与肺、脾、肾三脏功能的失调密切相关。随着肺癌的发生发展，脾肺气虚、气阴两虚等正气不足之证贯穿疾病始终，从而使气机不畅，痰、湿、瘀、毒等实邪积聚于肺，甚则全身各处。若脾胃不足，母虚子困，则肺中正气亏损，气机不畅，痰湿蕴结于肺，久则瘀而化积，发为癌病。因此治疗当以扶正基础上兼以祛邪为原则，且善用药对，相须相使，衷中参西、分阶段灵活选用化痰、祛瘀、解毒等不同功效抗癌类中药、中成药及中药注射制剂，方见成效。

1. 分阶段论治原则

（1）起病阶段——攻守兼顾：对于肺癌初治的患者，应针对彼时的"邪气盛、正亦尚强"的特点，尤其对于尚未进行手术、放化疗、免疫及靶向治疗的患者，针对这一阶段，可考虑在中医辨证的基础上，选用一定的攻邪药物，配合少量扶正中药。

（2）疗愈阶段——加强调补：对于术后及放化疗期间的患者，这一阶段应更重于健脾和胃、补气养阴等补虚扶正、平调阴阳的治疗原则，减少抗邪中药的使用，从而使机体在最短时间内恢复正气，平稳度过正伤的重要阶段。

（3）稳定阶段——平补阴阳：对于已经度过术后恢复期及放化疗治疗疗程的患者，此时如患者已处于无瘤状态，仍应完成长阶段的治疗后调养，在辨证的基础上平调阴阳，再育平衡状态，以降低疾病的复发及转移率。

2. 肺癌常用中成药

除辨证用药外，中成药制剂在肺癌患者的治疗中也占有重要地位。中成药由于其剂量便于控制、药效稳定、服用方便，已成为肺癌抗肿瘤常用治疗用药，常用者有西黄丸、紫龙金片、参一胶囊等。

西黄丸（犀黄丸）

【成分】体外培育牛黄，人工麝香，醋乳香，醋没药。

【功效】清热解毒，和营消肿。

【主治】用于痈疽疔毒、瘰疬、流注、癌肿等。

紫龙金片

【成分】黄芪，当归，白英，龙葵，丹参，半枝莲，蛇莓，郁金。

【功效】益气养血，清热解毒，理气化痰。

【主治】用于气血两虚证原发性肺癌化疗者，症见神疲乏力、少气懒言、头昏眼花、食欲不振、气短自汗、咳嗽、疼痛。

参一胶囊

【成分】人参皂苷 Rg3。

【功效】培元固本，补益气血。

【主治】与化疗配合，改善肿瘤患者气虚症状，提高机体免疫功能。

康莱特软胶囊

【成分】薏苡仁油甘油三酯。

【功效】益气养阴，消癥散结。

【主治】适用于手术前及不宜手术的脾虚痰湿型、气阴两虚型原发性非小细胞肺癌者。

复方菝葜颗粒

【成分】红土茯苓（菝葜），鱼腥草，猫爪草，土鳖虫，款冬花，枸杞子，大枣（去核），鲜鳢鱼（去内脏）。

【功效】清热解毒，软坚散结，滋阴益气。

【主治】可用于改善肺癌、子宫颈癌伴有咳嗽、胸痛、带下异常等症状者。

3. 中药注射制剂

除了口服的中成药以外，常用于肺癌治疗的中药注射制剂有康莱特注射液、消癌平注射液等。在临床应用中需严格按照药品说明书使用，并密切关注治疗过程中患者情况。

康莱特注射液

【成分】注射用薏苡仁油。

【功效】益气养阴，消肿散结。

【主治】适用于不宜手术的气阴两虚、脾虚湿困型原发性非小细胞肺癌及原发性肝癌者，配合放、化疗有一定的增效作用。

榄香烯乳注射液

【成分】β- 榄香烯，并有少量的 γ、δ- 榄香烯。

【功效】与放化疗联用对肺癌、肝癌、鼻咽癌、骨转移癌、脑瘤等恶性肿瘤具有增强疗效、降低不良反应的作用。

消癌平注射液

【成分】乌骨藤（通关藤）。

【功效】清热解毒，化痰软坚。

【主治】本品用于食道癌、胃癌、肺癌、肝癌，并可配合放疗、化疗的辅助治疗。

复方苦参注射液

【成分】苦参，白土苓。

【功效】清热利湿，凉血解毒，散结止痛。

【主治】用于癌肿疼痛、出血。

（二）外治法

外治法是相对内治而言的，所谓外治疗法是中药外用为体表直接给药，经皮肤或黏膜表面吸收后，药力直达病所，迅速有效，且可避免口服液经消化道吸收所遇到的多环节灭活作用及一些内服药带来的某些不良反应，特别是晚期肿瘤患者，正气衰弱，不耐攻伐，单靠内服药疗效不佳，中药外敷更具优势，具有局部治疗和全身调节的作用。外治法在肿瘤及其并发症中应用极其广泛，随着中医药现代化的发展，肿瘤中医外治的内涵与应用范畴也在不断丰富。通过融合现代经皮给药和微创技术成果，结合各类肿瘤及其并发症的外治理论、外治方法、用药规律、疗效标准，肿瘤中医外治已发展成为涵盖了外治理论、外治方法与技术、外治药物、经络与腧穴等相关研究领域的独特理论与治疗体系。

中医外治法在肺癌治疗中具有特色且应用较为广泛，临床疗效值得肯定，目前主要涉及增加放化疗的疗效以抑制肿瘤生长、缓解放化疗的不良反应（如恶心、呕吐等上消化道反应）、延长带瘤生存率、减轻肺癌并发症（如癌性疼痛、癌性胸水）改善患者生活质量等方面。综合来看，肺癌中医外治主要包含中药外敷、针灸、穴位注射、耳穴压豆等方法。

1. 中药外敷

中药外敷可内达于脏腑，输布于全身，西医学研究也认为药物贴敷后可经皮吸收到达深部组织，在局部形成较高的药物浓度，随着血液循环到达全身而发挥治疗作用。中药外敷对肺癌胸腔积液、疼痛等疗效显著。针对胸腔积液，常用芒硝、甘遂、大戟、茯苓皮、大黄、葶苈子、桃仁、莪术等活血利水中药；而对于癌性疼痛患者，中药外敷常用活血通络、温经止痛类中药，如乳香、没药、小茴香、蚤休、五灵脂、姜黄、蟾酥、细辛等。此外，有研究还认为中药外敷能在一定程度上控制肿瘤生长。

2. 针灸

针灸在肺癌的治疗中应用历史悠久，早在《灵枢·筋脉》篇中就有应用针灸治疗息贲的记载。针灸治疗对肺癌患者癌性疼痛、消化道不良反应具有良好疗效，尤其是艾灸能有效缓解放化疗导致的胃肠道不良反应，而针灸治疗癌性疼痛的疗效也被国际所认可，在 JAMA 等国际权威期刊上已有研究发表。针灸治疗癌性疼痛多选取孔最、肺俞、手三里、合谷及阿是穴等，治疗消化道不良反应则多选取中脘、关元、足三里、内关等穴位。

3. 耳穴

耳穴治疗在肺癌及其并发症的治疗中应用颇多，越来越多的临床实践证明耳穴治疗可改善肺癌患者失眠、疲乏、恶心呕吐、呃逆等症状。耳穴治疗肺癌患者失眠多选取肺、神门、皮质下、交感、心、垂前等，疲乏者多选取肺、肝、脾、心、神门、皮质下等。

4. 穴位注射

穴位注射是传统中医与西医学结合的治疗方式之一，针对肺癌化疗后呕吐、呃逆者，多选用足三里穴位注射的方法进行治疗，注射药物可选用利多卡因、盐酸甲氧氯普胺等。

5. 其他

除传统的中药外敷、针灸外，中药、穴位还可结合现代新型物理治疗技术，如高频热疗、经皮神经刺激治疗等，同样能在肺癌及其并发症的治疗中发挥积极作用。

中医外治法历史悠久，操作简便，疗效确切，适应证较广，在临床各学科均有广泛应用。随着中医肿瘤学的发展，中医肿瘤外治法也逐渐发展成为一门特色学科。肺癌作为全球范围内死亡率最高的恶性肿瘤，如何延缓疾病进展、改善患者生活质量，一直都是领域内关注的重点问题。近年来，中医外治在肺癌辅助治疗、预防复发、抑制肿瘤生长、提高生活质量、延长患者带瘤生存时间等方面均具有明显疗效，是我国肿瘤治疗的一大特色，具有重要的临床应用和推广价值。

临床中合理利用中医各种治疗方法，才能真正发挥"杂合以治"的作用。一般而言，肺癌发病或康复期初期，主要以内治为主，配合饮食和心理治疗，药物剂型选择口服汤药和静脉给药；康复中期和后期药物剂型选择口服中成药为主，注意食疗；肺癌放、化疗期，以静脉给药为主，可配合针灸、饮食和心理治疗；肺癌晚期，体质状况较差者，以外治配合静脉给药为主，外治包括有氧雾化吸入、穴位贴敷等。

五、临床疗效特点及评价标准

中医治疗肺癌的临床疗效特点在于改善生命质量，延长生存期，特别是延长到达疾病进展时间（time to progression，TTP），提高治疗的依从性，增效减毒，预防肿瘤转移复发，降低成本 / 疗效的比值。随着循证医学的兴起，近年来中医药领域也重视循证医学的运用，有 Meta 分析显示中西医结合治疗肺癌在临床有效率、临床控制率、KPS 评分变化情况、KPS 升高及稳定率、免疫指标等方面优于单纯西医治疗。同时，中药联合化疗可提高临床治疗疗效，改善生活质量，稳定体重，减少恶心呕吐、白细胞降低、血红蛋白降低、肝肾功能损伤等不良反应的发生。

关于肺癌中医疗效评价标准，应根据中医治疗肺癌的特点而确定，不应单纯依靠肿瘤缓解率而定，笔者建议把生活质量、TTP 及成本 / 疗效比的评价引入中医治疗肺癌的疗效指标中，理想的肺癌中医疗效标准应当达到：满意的生活质量 + 较长的生存时间（到达疾病进展时间）+ 最高的肿瘤缓解率 + 合理的成本 / 疗效比。目前，肺癌新近的研究趋向亦表明应注意提高患者的生活质量，充分衡量治疗带来的效果和负担以及可能致命的并发症之间的平衡。一般认为，把延长总生存期（overall subsist，OS）作为晚期非小细胞肺癌治疗效果的测量方法，并不是单纯追求有效率。而把延长 TTP 作为衡量晚期非小细胞肺癌临床治疗效果的重要指标，也已被同行专家提出，并应用于临床。

第二节　肺癌中医外治研究现状

中医外治法的历史悠久，内容丰富，操作简便，疗效确切，在临床具有广泛的应用价值。《五十二病方》中记载了外用雄黄、水银治疗疥癣。《黄帝内经》提出了"内者内治，外者外治"的治则。中医外治在肿瘤中的应用，同样有据可循，如宋代东轩居士在《卫济宝书》中提出癌疾破后可用麝香膏贴之，杨士瀛《仁斋直指附遗方论》则采用蓖麻子、乳香膏、神功妙贴散治疗"癌"，明代陈实功在《外科正宗》中记载了阿魏化坚膏治疗失荣等。这些先贤经验都为中医外治法在肿瘤中的应用奠定了基础。

原发性支气管肺癌是最常见的恶性肿瘤之一，肺癌的治疗一直都是中西医领域研究的重点方向，中医外治作为中医治疗体系的重要组成部分，其防治肺癌及其并发症和治疗不良反应的疗效值得肯定。以下是近 10 年来肺癌中医外治研究进展的总结。

一、肺癌并发症中医外治

（一）癌性疼痛

肺癌患者癌性疼痛的发生主要与肿瘤局部浸润、压迫和转移相关，镇痛类西药对于癌性疼痛的疗效确切，但存在不良反应大、剂量依赖性高、作用时效短等缺点。中医外治法干预癌性疼痛效果较好，具有作用持久、不良反应小等优点。中药外敷对于癌性疼痛的疗效显著，尤其是局部镇痛作用，药物可直接作用于疼痛部位发挥治疗作用。现代临床研究显示，中药外敷针对肺癌局部疼痛、转移瘤所致疼痛均有较好的疗效，中药外敷处方多采用具有温通、活血作用的中药，如川乌、草乌、细辛、桃仁、红花、川芎等。针刺对疼痛类疾病同样有良好的疗效，在癌性疼痛治疗方面同样体现出优势。国内研究表明针刺治疗肺癌疼痛具有明确疗效，可根据患者实际情况应用于临床。2020 年国际著名期刊 *JAMA ONCOLOGY* 上发表了一项关于针刺治疗癌痛的荟萃分析，该研究结果证明针灸和（或）穴位按压能减轻癌痛及减少镇痛药使用。

（二）恶性胸腔积液

恶性胸腔积液（MPE）是晚期癌症患者常见的并发症之一，其中肺癌转移后形成的胸腔积液约占 30%。中药外敷治疗 MPE 总体遵循"以温药和之"的原则，外用药物通过局部皮肤吸收后改善肿瘤相关的血管与淋巴管压迫情况，使局部水液循环通畅，促进胸腔积液的吸收，外用药物功效主要以行气利水、温化散结为主。有研究者采用逐水膏（甘遂、大戟、芫花、甘草、水蛭）穴位贴敷联合益气化痰法治疗晚期肺癌 MPE，可有效提高疗效，改善患者体力状态和临床症状。针刺治疗肺癌 MPE 常与中药穴位贴敷联用，两种治法同是直接作用于穴位经络，针刺治疗在调节经脉气血运行方面具有优势，与中药穴位贴敷共用可更好地使药效直达病所。

（三）肺癌咳喘

咳喘是肺癌患者早期最常见的症状之一，一般病程较长，反复发作，严重影响患者的生活质量。肺癌咳喘与肿瘤占位、气道阻塞、手术切除肺叶等相关。针对肺癌咳喘症状，中医外治方法以中药外敷为主，尤其是穴位贴敷疗法，能很好地改善患者症状，提高生活质量。从外用中药的选用情况来看，以辛温走窜类中药为主，选用较多的包括白芥子、细辛、麻黄等，而外用方中多使用冰片，冰片具有一定镇静止咳功效，同时还有利于引导其他药物直达病所。穴位选取方面，多数研究以肺俞、定喘和天突穴止咳定喘为主，亦配合丰隆、脾俞穴以健脾化痰，肾俞穴以补肾纳气平喘等。

（四）癌性失眠

恶性肿瘤患者常常受失眠困扰，主要原因是肿瘤本身为患者带来极大的心理压力，其次是手术、放疗、化疗等治疗以及癌性并发症的影响，这些因素综合影响肿瘤患者的睡眠质量。中医治疗失眠在益气宁心、养血安神、交通心肾补虚调摄的基础上，多结合活血、清热、化痰、理气等治法。穴位敷贴治疗肺癌癌性失眠多选用养心安神、交通心肾、调和阴阳的中药，如龙眼肉、吴茱萸、肉桂、黄连等，配合心经穴位往往能取得较为满意的效果。耳穴压豆在失眠治疗中的应用较为广泛，通过刺激耳部的穴位或反应点，具有行气止痛、宁心安神、调和脏腑等作用。神门、心、内分泌为常用的失眠耳穴，其中神门穴具有镇静安神之功，心穴主神志，并可疏通经脉，为针对病变本经治疗，内分泌穴具有通经络、疏肝理气、清热化痰等功效。

二、西医治疗引起的不良反应中医外治

（一）消化道不良反应

肺癌患者在手术、放化疗后常见消化道不良反应，如恶心、呕吐、腹泻、

便秘等，其中最常见的是恶心呕吐，多因化疗引起。近年来研究显示以穴位贴敷、艾灸为主的中医外治法防治肺癌消化道不良反应疗效明确，值得临床推广应用。穴位贴敷治疗本病总体治则为"健脾和胃"，通过穴位刺激，疏通经络，扶正祛邪，调和气血，从而起到健脾和胃、通腑降逆的作用，常选用足三里、中脘、下脘、胃俞、梁门、内关、涌泉等穴位。艾灸治疗具有通经活络、祛湿散寒、消肿散结、增强免疫功能等作用，其在防治肺癌患者消化道不良反应方面也有较为满意的效果，艾灸穴位以足三里、中脘、神阙为主。

（二）骨髓抑制

骨髓抑制多表现为白细胞、血小板、红细胞中一系或多系下降，严重者可能造成感染、出血的并发症，是化疗的常见不良反应之一。中医药治疗本病以补益气血、健运脾胃为主，中医外治则多采用艾灸、针刺等疗法。近年来研究显示，艾灸治疗肺癌骨髓抑制具有一定疗效。从艾灸治疗本病的穴位选取来看，以补益元气、调补脾肾为主，常选用气海、关元、大椎、脾俞、肾俞、足三里等。针刺治疗本病同样是通过穴位刺激，起到补益元气、调补脾肾的作用，选穴同样以足三里、大椎、膈俞等补益气血的穴位为主。

（三）癌因性疲乏

癌因性疲乏（CRF）是西医治疗癌症常见的不良反应，CRF的发生率一般为60%~90%。中医认为本病属"虚劳"范畴，其关键病机在于"虚"，中医对于本病的治疗多以扶正补虚为主。穴位贴敷治疗肺癌CRF可改善患者疲乏症状，增强机体免疫力，提高生活质量，选穴以神阙、肺俞、中脘等为主。此外，艾灸在肺癌CRF的应用较为广泛，这与艾灸治疗本身具有温通气血、扶正祛邪的功效相关。不同艾灸方式对本病均有积极影响，如隔姜灸、雷火灸、麦粒灸等。针刺治疗本病多与内服中药相结合，往往能获得较为满意的疗效。

（四）药物性皮疹

表皮生长因子受体酪氨酸激酶抑制剂（EGFR-TKI）是治疗EGFR突变的晚期非小细胞肺癌（NSCLC）患者的一线治疗方案，其最常见的不良反应是皮疹。中医外治对于表皮类疾病的治疗具有优势，药物直接作用于皮肤，同时还能避免消化道反应和减轻肝脏负担。EGFR-TKI相关性皮疹属于中医"药毒疹"范畴，其病因病机与风、热、湿、毒、瘀相关，故治疗以清热解毒、燥湿凉血、消疹止痒为主。中医外治法治疗本病主要以中药外洗、外涂为主，常用药物有苦参、百部、马齿苋、麦冬、丁香、苍耳子、金银花、黄连、黄柏、生地黄、蒲公英、野菊花、紫草等。

中医外治法的形成源于长期的医疗实践积累，其内容丰富、方式多样，是中医学治疗体系中特色鲜明的组成部分。中医外治法临床应用范围极为广泛，适用于内、外、妇、儿、五官等各科疾病，恶性肿瘤临床合并症、并发症较多，病变范围多涉及较广，单纯依靠口服或静脉药物治疗可能不足以应对复杂的病情，且肿瘤患者由于疾病本身及治疗原因，体质多较为低下，尤其是中晚期患者，在内用药物方面存在诸多禁忌，而中医外治法可以补充这些不足之处。根据目前的研究来看，中医外治法治疗肺癌主要集中在并发症和治疗相关不良反应两方面，治疗手段包含中药外敷（包括穴位敷贴）、中药外洗、针刺、艾灸、耳穴等，大多数研究均表明中医外治在防治肺癌并发症、降低西医治疗不良反应发生率、减轻不良反应程度方面疗效值得肯定。

第二章　中医外治的理论基础

中医外治，最早见于《素问·著至教论篇》，其内记述："内者内治，外者外治"，进一步剖析可有"广义与狭义"之分。

狭义的中医外治，是指与中医内治相对应的、以中医药理论为指导的、采用外治技术开展的具体临床治疗方法，包括中药外治与非药物外治。广义的中医外治，是指除中药口服之外的所有治疗方法。具体到其治疗技术，已经不仅仅局限于中药、针灸等，还可以扩展到多项西医学技术，比如冷冻消融、射频/微波消融等等。

从"道、法、术"层面进一步分析，可以细化为中医外治理论的"法"和中医外治技术的"术"两个层面。本章节中，我们将主要从"法"和"术"的层面进行探析。"法"，包括从中医经典理论角度进行剖析、从西医学角度进行剖析；"术"，将主要探析中医外治技术（药物/非药物）所面临的主要问题与发展思路。另外，我们还将进一步从恶性肿瘤的核心病机与中医外治的应用思路这一角度进行探讨。

第一节　中医外治的理论基础与临证思路

在中医学的整体发展历程中，中医外治有着悠久的历史，它是我国劳动人民和古代医家在长期与疾病斗争过程中总结出来的一套行之有效的治疗方法。

吴尚先所著的《理瀹骈文》是我国第一部外治法专著，被后人尊称为"外治之宗"。其曰："外治之理，即内治之理，外治之药，即内治之药，所异者法耳。医理药性无二，而法则神奇变化。"说明中医外治与内治的理论基础是一致的，关键在于方法的不同。

中医外治法与内治法一样，都是以整体观和辨证论治思想为指导。中药外治主要是将各种不同药物施于皮肤，使药物透过皮肤，直达肌腠经络甚至脏腑，发挥疏通经络、调和气血阴阳的治疗目的；非药物疗法包括针灸、推拿等，或者采用消融治疗技术进行局部的外治治疗，达到中医外科"消、托、补"三法中"消"的重要目的。

一、基于脏腑经络理论的中医外治思路

经络是人体的重要组成部分，是沟通表里、上下的一个独特系统，外与皮肤肌腠相连，内有五脏六腑相接。中药外敷或针灸于有关穴位起到穴位刺激作用，通过经络传导至脏腑，纠正脏腑气血阴阳的偏盛偏衰以治疗疾病。

基于脏腑经络理论进行中医外治的选穴方法，通常包括"阿是穴"取穴法、"神阙穴"取穴法、循经取穴法。

"阿是穴"取穴法，即在病变区域或周围找寻疼痛位点，进行针刺、灸法、中药外敷等治疗，常用于气滞血瘀等造成的痛证。比如局部灸法用于膝关节炎合并关节腔积液造成的局部酸痛、针刺用于癌性疼痛等。

"神阙穴"取穴法是极具中医特色的经穴外治方法。神阙穴位于脐部，属任脉。脐（神阙穴）通过奇经八脉与十二经脉相通，任、督、冲、带脉直接到脐，四脉脉气相通，共同纵横贯穿于十二经之间，具有调节正经气血的作用。因此，脐可以通过奇经八脉通行周身之经气。另外，脐与五脏六腑及其经络相通，经络感传也证明了这点。因此，可以认为脐是经络的总枢、经气的汇海，药物经脐能迅速吸收，通经贯络，到达全身的组织器官，从而达到治病的目的。《针灸大成》有"神阙主百病"的记载。临床研究提示药物敷脐有改善机体免疫功能、调节自主神经功能失调、改善循环等作用。

循经取穴法是脏腑经络理论的标志性取穴法之一，即通过病变部位或病变脏腑所归属（或循行经过）的经络，根据辨证及腧穴性质（如五输穴"井、荥、输、经、合"）选取穴位进行治疗。比如，对于腹痛、畏寒、喜暖食物的脾胃虚寒者，可以选取足三里进行温针灸治疗，以温补脾胃；对于情志不畅导致的胸胁胀痛，辨证属中医肝郁气滞之证，可以选取肝经的曲泉一穴进行针刺治疗，以疏肝行气。

综合以上，脏腑经络理论是中医外治极其重要的根基性理论基础之一。

二、基于"消、托、补"理论的中医外治策略

基于脏腑经络理论的中医外治思路，可指导临证从何角度切入，比如是局部切入还是远端治疗。本部分重点阐释在疾病的不同时期、不同阶段，采用中医外治的核心策略。

"消、托、补"是中医外科核心三法。从策略角度分析，疾病初期，邪毒

炽盛，正气不虚，邪正交争，以"消"邪毒为主；病情进展，正气渐弱，邪毒更盛而入里，则以"托"毒外出为主，辅以扶助正气；疾病晚期，正气羸弱，邪毒炽盛而内陷，则以"补"益正气为主，辅以抗击邪毒。

以肺癌为例进行解析。肺癌早期，即疾病初期，癌症病灶集中于局部，未出现转移，此时正气充盛、邪毒局限，治疗当以"消"为主，即清除病灶、清除癌毒，最具有代表性的方法即手术切除（无论是开放式还是微创式）。疾病如进展至中期，比如出现远处转移，不具备手术切除指征，此时以靶向治疗、免疫治疗、放化疗为主。从中医角度来看，此阶段癌毒内盛，正气逐步减弱，不能抗击癌毒，则出现癌毒在体内的"转移"，此时进行靶向治疗、免疫治疗等是以抗击癌毒为主，托"毒"外出，同时要注意固护正气。疾病如发展至肺癌晚期或终末期，此时癌毒已内陷，正气无力抗击，如再强行进行手术、放化疗等，则会进一步耗伤已经羸弱的正气。因此，此阶段须以固护正气为主，补益脾肾。从西医学角度来看即最佳支持治疗，以增强自身免疫系统的监控能力（如 Treg 细胞的功能），延缓疾病进展，延长生存期。

第二节　中医外治在恶性肿瘤领域的理论基础与临证思路

中医认为恶性肿瘤属"积、聚"范畴，属中医外科领域。因此，具有"消、托、补"特征的中医外治在肿瘤领域应用极其广泛，以下将从恶性肿瘤的核心病机及其转化方面讲述。

一、"阴阳气不相顺接"与厥阴之位

恶性肿瘤属中医"积聚""岩""石疽"等范畴。总结古今医家对于肿瘤病因病机的认识，单独从正虚而论者极少，皆以复合痰浊、瘀血、热毒、癌毒、伏气、气滞等。从八纲辨证角度出发，可知癌症乃为阴阳乖违、寒热错杂、虚实夹杂的复合状态。《伤寒论》六经辨证系统中的厥阴之证，于《医宗金鉴》中载："厥阴者，为阴尽阳生之藏，邪至其经，从阴化寒，从阳化热，故其为病，阴阳错杂，寒热混淆也。"正与癌症之基本病机相符。

肿瘤病位在"厥阴"，何为厥阴？《伤寒论直解》云："厥阴者，两阴交尽，阴之极也。阴极阳生。"厥阴乃为太阴、少阴相交而尽之经，阴气渐退，

阳气始升，阴中求阳，阴中生阳。由此可见，厥阴处于"阴尽阳出、阴中含阳"的关键阶段。如清代程应旄《伤寒论后条辨》所言："人唯阳得下行以接乎阴，则阴中有阳，而无厥证；唯阴得上行以接乎阳，则阳中有阴，而无发热证。此之谓顺。"人体阴阳平和，阴阳互根，阳化气、阴成形之功顺利转化，则可以维持机体的有序发展。而若病邪伤及厥阴，则阴阳转化之机失常，阴成形之力有余，阳化气之力不足，成形而不能化气，则为异形之物，尤与肿瘤极其相似。阴阳失和，阴为寒，阳为热，阴成形有余为实，阳化气不足为虚，阴阳不能互根互用，则寒热错杂、虚实夹杂，与癌症的复合病症表现相符合。

肿瘤的病位在厥阴，而厥阴之重，重在"阴尽阳出"。正如朱肱所言："夫阴尽为晦，阳出为朔。厥阴者，以阴尽为义也。"阴尽阳出，则说明阴与阳相顺接。病在厥阴的肿瘤，则是阴阳气不相顺接所致。

阴阳相交，表现为阳降而交阴，阴升而交阳，两相顺接，阴阳协调，升降出入平衡，则肺得以宣发肃降，脾能升清胃能降浊，心火下而肾水升，肝木条达枢机调畅。如若阴阳气失于顺接，则"凡阴阳之要，阳密乃固，两者不和，若春无秋，若冬无夏"，人体气血津液不能有序运行，升降失常，出入失司，表里不和，脏腑之气逆乱，心火不能温煦肾水，肾水不得滋养心火，脾气不生，胃气不降，肝失疏泄，气滞、血瘀、痰凝、热毒、阴寒皆可生于内，久之则成有形之物，化生肿瘤。"阴阳气不相顺接"是阴阳失和的危重之象。由于阴阳气不相顺接，阴阳不能相互协调而各趋其极，故肿瘤患者临床可见从阴化寒、从阳化热之阴阳错杂、寒热混淆的复杂病证。

二、"癌毒耗散"是恶性肿瘤病机转化关键

阴阳气不相顺接的病理结果，可表现为两方面。一是阳化气的功能受限，则阳气不能充盛，不能鼓动人体气血的生发与运转。正如《素问·生气通天论篇》所言："阳气者，若天与日，失其所，则折寿而不彰，故天运当以日光明。"从虚实角度而论，当属于"正虚"。另一方面，则是"阴成形"的问题。阴成形有余的情况下，阴阳气不相顺接，有余之物不能气化，则称为"有形"之物，即邪实，称之为癌毒。

1. 癌毒为"阴毒"

癌毒乃为"阴成形有余"的病理产物，失于"阳化气"的转化，则其性

质当属阴。因此，结合阴邪的属性，其性深伏，病势缠绵。

2. 癌毒为实邪，有形之物即为实

阴成形有余，病理产物当为有形之物，因此癌毒当属实邪。从整体观进行分析，早期恶性肿瘤是全身性疾病的局部表现，其全身之本为正虚，其局部之标为邪实。

3. 癌毒以耗散为特性

癌毒性质属阴毒，则具备体阴而用阳的特性。用阳，则是消耗阳气的意思，即"耗"。"阳密乃固"，肿瘤患者阳化气之力本弱，附加癌毒消耗，久则不得阳密，则正气不得固守于内，散于外，即是"散"。因此，恶性肿瘤的发生发展自始至终表现为正气被癌毒逐渐耗散的过程。

4. 癌毒易于扩散

从经络角度分析，肿瘤病位所在的厥阴肝经，交通三阴、三阳及奇经八脉。早期肿瘤是局部病变，而后正气逐步失于固守，癌毒则循经行于周身，侵袭扩散，传而舍，形成转移病灶。随着癌毒转移的发生，阴毒渐盛，阳气渐衰，此消彼长，病始危急。由此，随着阳气的逐步减弱，中晚期恶性肿瘤呈现出癌毒易于扩散的特征。

5. 癌毒非外邪

外感六淫乃风、寒、暑、湿、燥、火，内伤七情乃喜、怒、忧、思、悲、恐、惊，皆非阴阳不相顺接的产物。而癌毒则是阴成形有余的结果，包括气滞、血瘀、痰凝等，皆化生于内。在阳气为主的正虚的基础上，多种致病因素相互作用，机体阴阳失调，脏腑经络气血功能失司，病理产物聚结，日久则发生质的改变，产生癌毒，形成肿瘤。

6. 癌毒形成恶性循环

癌毒的产生与局部气滞、血瘀、痰凝有关，肿瘤发生之后，癌毒又进一步加重了气滞、血瘀、痰凝等证候，形成恶性循环。气滞、血瘀、痰凝状态还是癌毒扩散和转移的适宜土壤与环境，癌毒由原发部位扩散，沿经络循行过程中，为气、瘀、痰诸邪所阻，气滞血瘀，痰凝毒聚，传舍于脏腑机体之中，而生肿瘤。

7. 癌毒性猛烈

恶性肿瘤发生发展的过程中，邪毒渐盛，正气渐虚，尤其是中晚期，癌

毒深重，重阴必阳，化热化火，更伤正气，且所化之热毒鼓动癌毒进一步侵袭，其害极速，病势凶险。

"耗散"是肿瘤病机转化过程中的核心，其表现为两方面：正气耗散与邪毒扩散。随着肿瘤的发生与发展，机体始终处于正气耗散、正虚失于固守的过程中，与此同时，基于本身特性的癌毒逐渐扩散并进一步消耗正气。从病理生理角度进行分析，正气具有抗癌、固癌的双重作用。正气具有抗邪的本能，癌毒一旦产生，正气即做出反应，发挥其抗癌能力。正气抗癌的作用，相当于西医学中免疫系统识别并杀灭具有特殊抗原属性的癌细胞的过程，是基于免疫监控的功能。正气固摄癌毒的功能，表现为抑制癌毒扩散。疾病早期，阳化气不足从而化生肿瘤，但正邪仍处于交争的状态，正气能够抑制癌毒的快速远处扩散，临床常无显著表现。疾病晚期，正气不足，失于固守，则癌毒快速侵袭，即《医学汇编》所谓"正气虚则为岩"。

三、中医外治在恶性肿瘤领域的临证思路

（一）辨证为先、顺接阴阳

中医学以中医理论为指导，以辨证论治为原则，外治法亦是如此。"外治必如内治者，先求其本，本者何？明阴阳，识脏腑也……虽治在外，无殊治在内也。"因此，在辨证的基础上用方遣药，才能取得预期疗效。

再结合恶性肿瘤于厥阴之位"阴阳不相顺接"的核心病机，遣方用药可选鳖甲等交通阴阳之品，或从脏腑经络角度循经取穴，以交通阴阳。

（二）扶正祛邪、固护阳气

癌毒耗散是病机转化的关键，或抗击癌毒，或固护正气，是遏制耗散的基础。《理瀹骈文》在阐述中医传统外治方法"拔、截"法时记载："凡病有所结聚之处，拔之则病自出，无深入内陷之患；病所经由之处，截之则邪自断，无妄行之虞。"可见拔、截正是抗击癌毒、固护正气、遏制耗散的可选之法。手术、冷冻消融、微波/射频等热消融，是"拔"的最直接方法，是中医理论与思路指导下的现代技术应用的代表。而在"截"的方面，则重在固护正气，阳气充盛则固摄癌毒、遏制转移，以中药外治法最为常用。药物可选择补益正气、固摄正气之品，如黄芪、党参、仙鹤草等，再辅以遏制癌毒之品，如白花蛇舌草、半枝莲、威灵仙等。

（三）适用之法、力强效捷

"大凡上焦之病，以药研细末，搐鼻取喷嚏发散为第一捷法；中焦之病，以药切粗末炒香，布包敷脐为第一捷法；下焦之病，以药或研或炒，或随证而制，布包坐于身下为第一捷法。""若脏腑，则视病所在，上贴心口，中贴脐眼，下贴丹田，或兼贴心俞与心口对，命门与脐眼对，足心与丹田应。"在临证方面，要根据脏腑、经络、三焦选择适宜的外治方法。肺系统肿瘤，可选用吸入法，肠胃系统肿瘤，可选用药物熨于胃脘、贴脐、中药灌肠等法，使药力直达病所而收捷效。

（四）炮制方法、以助药力

外治之药亦为内治之药，然而同一种中药，内服需要炮制，外治则可能需要生用。"膏中用药必得气味俱厚者，方能得力，苍术、半夏之燥，入油则润，甘遂、牵牛、巴豆、草乌、南星、木鳖子之毒，入油则化，并无碍。又炒用蒸用，皆不如生用，勉强凑用，不如意换用。"外治除宜选取生、猛、气味俱厚的药物外，重金属和矿石类药，如轻粉、水银、朱砂、铅丹、雄黄、明矾、硫黄等，虽然有毒，但穿透性强，易于皮肤吸收，可适当配伍，但必须严格掌握，短期使用，避免损伤皮肤或中毒。芳香走窜之品如冰片、丁香、肉桂等，可增强皮肤渗透吸收能力，故在外治法中经常选用。

（五）赋形之品、助药内透

中药外治给药途径主要是皮肤渗透吸收，透皮吸收的效率直接影响外治的疗效。因此，赋型剂的选择非常重要。二甲基亚砜、氮酮为目前常用的皮肤渗透促进剂，用其调制药末，可提高透皮吸收能力，为理想的赋形剂。植物油的穿透性次于动物油，其黏稠度低，可适当加黄酒、白醋使用。水、药汁、酒、醋制赋形剂，比干敷吸收要加快几倍，其共同缺点为无黏稠度，药粉易于干燥，对皮肤有刺激。蜂蜜有"天然吸剂"之称，用其作赋形剂，不仅可促进药物从皮肤吸收，且具有不易蒸发、可防止药粉干燥刺激的优点。

第三章　肺癌中医外治方药

中医外治产生于劳动人民的生产生活中，经过几千年的不断发展、完善，中医外治与内治共同组成了中医防病治病的方法。常见的外治手段除了针、灸等方法之外，主要是中药外用。本章主要介绍常用中医外治方药，内容不只局限于肺癌治疗。

第一节　单味中药

常见的肺癌外治中药主要可分为清热类、活血化瘀类、祛痰散结类、拔毒生肌类等。清热解毒类药物性质寒凉，清热之中更长于解毒，具有清解火热毒邪的作用。在临床用药时，若用于癌肿、疮痈肿毒者，可配伍活血消肿药或软坚散结药。活血化瘀类药物，性味多为辛、苦、温，味辛则能散、能行，味苦则通泄，且均入血分，故能行血活血，使血脉通畅，瘀滞消散。此外，活血化瘀易耗血动血，不宜用于有出血证及出血倾向而无瘀血现象者，对于孕妇尤当慎用或忌用。祛痰散结类药物，常用在肺积合并痰核、瘰疬、瘿瘤者，配软坚散结之品；对于肺积合并阴疽流注者，常配温阳通滞散结之品。临床中，还常配伍健脾燥湿药同用，以奏祛湿消痰之效，使痰化无源。

一、清热类

1. 金银花

本品为忍冬科多年生藤本植物忍冬或毛花柱忍冬的干燥花蕾或初开的花。

【性味功效】甘，寒；归肺、心、胃经。清热解毒，疏散风热。

【本草记载】《滇南本草》：清热，解诸疮、痈疽发背、无名毒、丹瘤、瘰疬。《神农本草经》：有清热解毒、凉血化瘀之功效。

【临床应用】金银花煎液外敷可治疗西妥昔单抗所致之痤疮样皮疹；配合黄芩、丹参、薄荷、茯苓、升麻等外敷联合炔雌醇环丙孕酮片口服可有效治疗多囊卵巢综合征并发痤疮；配合玄参、透骨草、红花、伸筋草等制成膏外敷可治疗下肢血栓性深静脉炎；配伍马齿苋、大黄熏洗可治疗痈肿疮毒；配伍蒲公英、丹参等外洗可治疗小腿溃疡。

2. 山慈菇

本品为兰科植物杜兰、独蒜兰或云南独蒜兰的干燥假茎。

【性味功效】甘、辛，微寒；归脾、肺经。清热解毒，化痰散结。

【本草记载】《滇南本草》：收敛肺气，消阴分之痰，止咳，治喉痹，止咽喉痛，止血，治大肠下血，治痔漏疮痛之症。《本草纲目》：主疔肿，攻毒破皮，解诸毒，蛇虫、狂犬伤。

【临床应用】山慈菇外敷可治疗骨转移癌疼痛；配伍乳香、阿魏等中药组成消瘤止痛膏外敷可治疗肝癌疼痛；配伍其他外药物加艾灸可治疗脑垂体肿瘤。

3. 白花蛇舌草

本品为茜草种植物白花蛇舌草的带根全草。

【性味功效】微苦、甘，寒；归胃、大肠、小肠经。清热解毒，利湿通淋。

【本草记载】《广西中医药志》：治小儿疳积，毒蛇咬伤；癌肿。《泉州本草》：清热，消痈解毒，治痈疽疮疡、瘰疬、肺热喘促、嗽逆胸闷。

【临床应用】白花蛇舌草配伍半枝莲、马钱子等中药组成复方白马散外用可治疗癌性疼痛；配伍鲜蒲公英可治疗疮毒；配伍白芷、赤芍等组成消积止痛膏外敷肝区可治疗中晚期肝癌疼痛。

4. 鸦胆子

本品为苦木科植物鸦胆子的果实。

【性味功效】苦，寒；归大肠、肝经。清热解毒，截疟止痢，腐蚀赘疣。

【本草记载】《本草纲目拾遗》：治热毒血痢，痢下脓血，里急后重等证；治痔疮，治冷痢久泻。《岭南采药录》：治冷痢，久泻，又能杀虫。

【临床应用】内服鸦胆子仁配合外敷鸦胆子凡士林膏可治鳞状上皮癌；鸦胆子乳剂外敷可治疗皮肤感染。

5. 半枝莲

本品为唇形科植物半枝莲的干燥全草。

【性味功效】辛、苦，寒；归肺、肝、肾经。清热解毒，散瘀止血，利尿消肿。

【本草记载】《滇南本草》：通经络，祛风热，凉血热；治疗癞脓疮、血风癣疮、脑漏鼻渊、流涕腥臭，利小便，治五淋白浊。《泉州本草》：治吐血、咯血、胃气痛、一切毒蛇咬伤、痈疽、疔疮、无名肿毒。

【临床应用】半枝莲配伍鱼腥草外敷可治疗疖疮；配伍斑叶兰外敷可治疗鼻疖；配伍其他中药组成加味六磨汤脐疗可治疗肠癌引起的恶性肠梗阻；配伍斑蝥等组成湿敷1号可治疗癌性疼痛。

6. 苦参

本品为豆科植物苦参的根。

【性味功效】苦，寒；归胃、大肠、膀胱经。清热燥湿，杀虫止痒，清热利湿。

【本草记载】《滇南本草》：凉血，解热毒，疗癞脓疮毒最良；疗皮肤瘙痒、血风癣疮、顽皮白屑、肠风下血便血；消风、消肿毒、消痰毒。《本草纲目》：治热病发狂、伤寒结胸、谷疸、毒热足肿、血痢、脱肛、鼻疮流脓发臭、上下诸瘘、瘰疬结核、赤白带下等。《神农本草经》：主心腹结气，癥瘕积聚，黄疸，尿有余沥，逐痈肿，补中，明目止泪。

【临床应用】苦参外用可治疗丹毒、滴虫性阴道炎；外敷可治疗湿疹、扁平疣、顽固性复发性口疮；配伍黄柏、苏木等组成苦参燥湿散坐浴，联合四黄水蜜膏外敷，可治疗混合痔术后肛缘水肿；配伍土茯苓等组成苦参土茯苓汤熏洗可治疗前阴肿溃及阴茎癌；配伍紫草、黄连等组成苦参紫黄膏外敷可治疗急性白血病肛周溃疡。

7. 大黄

本品为蓼科多年生草本植物掌叶大黄、唐古特大黄或药用大黄的干燥根和根茎。

【性味功效】苦，寒；归脾、胃、大肠、肝、心包经。泻下攻积，凉血解毒，逐瘀通经，利湿退黄。

【本草记载】《本草纲目》：下痢赤白，里急腹痛，小便淋沥，实热燥结，潮热谵语，黄疸，诸火疮。《神农本草经》：下瘀血，血闭，寒热，破积癥瘕积聚，留饮宿食，荡涤胃肠，推陈致新，通利水谷，调中化食，安和五脏。

【临床应用】大黄外用可治疗各种肿瘤证属实热者，如便秘、积滞腹痛、痈肿疔疮、齿龈肿痛、火毒疮溃疡等；与石灰石共炒炭研末可止血；与黄芩合用可治疗皮肤疾病。

二、活血化瘀类

1. 莪术

本品为姜科植物蓬莪术或温郁金、广西莪术的干燥根茎。

【性味功效】辛、苦，温；归肝、脾经。破血行气，消积止痛。

【本草记载】《药品化义》：蓬术味辛性烈，专攻气中之血，主破积消坚，去积聚癖块，经闭血瘀，扑损疼痛。

【临床应用】①消癌膏（由莪术、鲜独角莲、生乳香、生没药、重楼、斑蝥、生干漆、三棱、阿魏、炮甲珠、生地榆等组成）外敷可治疗晚期恶性肿瘤；②三棱莪术散（由莪术、三棱、芒硝组成）可治疗肌内注射后硬结；③软坚散（由莪术、黄芪、鸡血藤、海藻、白蔹、生半夏、川芎、生天南星、赤芍、山豆根、生川乌、生草乌、苍术、穿山甲等组成）可防治骨化性肌炎。

2. 乳香

本品为橄榄科植物乳香树及其同属植物皮部渗出的树脂。

【性味功效】辛、苦，温；归心、肝、脾经。活血行气止痛，消肿生肌。

【本草记载】《本草纲目》：消痈疽诸毒，托里护心，活血定痛，治妇人难产，折伤。

【临床应用】①消瘤镇痛膏（由乳香、生川乌、生草乌、生天南星、生附子、马钱子、川乌等组成）外敷可治疗晚期癌痛（肝癌痛取期门穴，肺癌痛取乳根穴，胃癌痛取中院穴，余皆直接敷疼痛部位）；②散结止痛膏（由乳香、生天南星、马钱子、黄药子、没药、血竭、全蝎、冰片等组成）外敷可治疗癌性疼痛；③止痛散（由乳香、没药、芒硝、雄黄、明矾、青黛、血竭、冰片等组成）外敷可治疗癌肿疼痛。

3. 当归

本品为伞形科多年生草本植物当归的干燥根。

【性味功效】甘、辛，温；归肝、心、脾经。补血活血，调经止痛，润肠通便。

【本草记载】《神农本草经》：主咳逆上气，妇人漏下，绝子，诸恶疮疡，金疮。《日华子本草》：破恶血，养新血，以及主癥瘕积聚。《本草纲目》：治头痛、心腹诸痛，润肠胃、筋骨、皮肤，治痈疽，排脓止痛，和血补血。

【临床应用】当归和川芎、红花等配合外用可治疗各种类型的局部肿胀疼痛等。

4. 红花

本品为菊科植物红花的干燥花。

【性味功效】辛，温；归心、肝经。活血通经，祛瘀止痛。

【本草记载】《本草汇言》：破血、行血、和血、调血之药也。

【临床应用】①蟾酥膏（由蟾酥、红花、生川乌、重楼、莪术、冰片、薄荷脑等组成）外敷可缓解癌性疼痛；②红花酊外敷可治疗药物性静脉炎；③乳没黄冰膏（生乳香、生没药、红花、黄连、栀子、紫草、龙胆、血竭、冰片）外敷可治疗肿痛。

5. 麝香

本品为鹿科动物林麝、马麝或原麝成熟雄体香囊中的干燥分泌物。

【性味功效】辛，温；归心、脾经。开窍醒神，活血通经，消肿止痛。

【本草记载】《神农本草经》：主避恶气，杀鬼精物，温疟，蛊毒，去三虫。《本草正》：除一切恶疮痔漏肿痛，脓水腐肉，面䵟斑疹。凡气滞为病者，皆宜用之。若鼠咬成疮，以麝香封之。《本草纲目》：通诸窍，开经络，透肌骨，解酒毒，消瓜果食积，治中风、中气、中恶、痰厥、积聚癥瘕。

【临床应用】麝香外用可治疗乳腺癌等局部皮肤肿胀、破溃及鼻窦炎、压疮、尖锐湿疣、慢性溃疡等；与其他中药配伍外敷可治疗急性外伤肿痛；与黄连液联合外治可用于糖尿病足。

6. 冰片

本品为龙脑香科植物龙脑香树脂加工品；或龙脑香树的树干、树枝切碎，经蒸馏冷却而得的结晶，称"龙脑冰片"或"梅片"。

【性味功效】辛、苦，微寒；归心、脾、肺经。开神，清热止痛。

【本草记载】《新修本草》：主心腹邪气，风湿积聚，耳聋，明目，去目赤浮翳。《本草纲目》：疗喉痹、脑痛、齿痛、伤寒舌出、小儿痘陷，通清窍，散郁火。《医学纂要》：冰片主散郁火，能透骨热，治惊痫、痰迷、喉痹、舌胀、牙痛、目赤浮翳、痘毒内陷、杀虫、痔疮、催生，性走而不守，亦能生肌止痛。然散而易竭，是终归阴寒也。

【临床应用】冰片外用可治疗晚期肿瘤疼痛。

三、祛痰散结类

1. 半夏

本品为天南星科植物半夏的块茎。

【性味功效】辛，温，有毒；归脾、胃、肺经。燥湿化痰，降逆止呕，消痞散结；外用消肿止痛。

【本草记载】《名医别录》：消心腹胸膈痰热满结，咳嗽上气，心下急痛，坚痞，时气呕逆，消痈肿，堕胎。

【临床应用】①半夏厚朴透皮剂（由半夏、厚朴、茯苓、生姜、紫苏叶等组成）外敷可治疗化疗性呕吐；②骨痛方（由半夏、丁香、细辛、肉桂、炮姜、全蝎、穿山甲等组成）外敷可治疗局部骨转移疼痛。

2. 葶苈子

本品为十字花科植物独行菜或播娘蒿的成熟种子。

【性味功效】苦、辛，大寒；归肺、膀胱经。泻肺平喘，利水消肿。

【本草记载】《神农本草经》：主癥瘕积聚结气，饮食寒热，破坚逐邪，通利水道。

【临床应用】葶苈子粉外敷可用于烧伤、胶布过敏等造成的水疱，皮肤擦伤等浅表创面及褥疮；含葶苈子的中药油膏外敷可辅助治疗恶性胸腔积液。

3. 猫爪草

本品为毛茛科植物小毛茛的块根。

【性味功效】甘、辛，微温；归肝、肺经。化痰散结，解毒消肿。

【本草记载】猫爪草在古代本草中未见记载，其药材名始见于《中药材手册》。

【临床应用】猫爪草外敷可用于瘰疬；猫爪草胶囊外用可辅助治疗小儿卡介苗接种引起的腋窝淋巴结结核及溃疡瘘管型颈淋巴结核、皮肤结核、附睾结核。

四、以毒攻毒类

1. 水蛭

本品为水蛭科动物蚂蟥、水蛭或柳叶蚂蟥的干燥全体。

【性味功效】咸、苦，平，有小毒；归肝经。破血通经，逐瘀消癥。

【本草记载】《神农本草经》：主逐恶血，瘀血月闭，破血瘕积聚，无子，利水道。

【临床应用】逐水膏（由茯苓、白术、芫花、大戟、甘遂、水蛭、甘草组成）穴位敷贴可治疗脾虚痰湿型肺癌胸水。

2. 斑蝥

本品为芫青科昆虫南方大斑蝥或黄黑小斑蝥的干燥体。

【性味功效】辛，热，有大毒；归肝、肾、胃经。破血逐瘀，散结消癥，攻毒蚀疮。

【本草记载】《神农本草经》：主寒热、鬼疰蛊毒、鼠瘘、恶疮疽，蚀死肌，破石癃。

【临床应用】①消癌膏（由斑蝥、鲜独角莲、生乳香、生没药、重楼、生干漆、三棱、莪术、阿魏、炮甲珠、生地榆等组成）外敷可治疗晚期恶性肿瘤；②"牛肉斑蝥"等（斑蝥、雄黄、经粉、冰片、硼砂研细末，加新鲜牛肉、藏茵陈、白芷等组成）外敷可治疗神经性皮炎。

第二节　临证药对

正如《理瀹骈文》中"外治之理，即内治之理，外治之药，即内治之药，所异者法耳"，现将临床常用于治疗肺癌的临证药对列出如下，供大家采用不同的外治之法用之。

1. 黄芪、党参

【伍用功能】黄芪、党参两药均味甘，归脾、肺经。党参和脾健运，益气生血。黄芪甘温，补气升阳，益卫固表，生津养血，托毒生肌，利水消肿。党参补中气，黄芪固卫气。党参偏于阴而补中，《本经逢原》谓其"虽无甘温峻补之功，却有甘平清肺之力，亦不似沙参之性寒专泄肺气也。"黄芪偏于阳而实表。黄芪、党参二药相合，一里一表，一阴一阳，相互为用，益气之力更宏，共奏扶正补气之功。如《得配本草》言："上党参……得黄芪实卫……"

【主治】①肺癌、肝癌、胃癌等各种恶性肿瘤；②各种恶性肿瘤患者手术、放化疗伴肺脾两虚、气血不足者。

【**药理研究**】黄芪的抗肿瘤药理作用：①抑制肿瘤细胞；②抗肿瘤细胞转移；③抗血管新生；④免疫调节。党参的抗肿瘤药理作用：①抑制肿瘤细胞；②抗肿瘤细胞转移；③免疫调节。

2. 黄芪、附子

【**伍用功能**】黄芪、附子两药均味甘，偏温热属性，归脾经。黄芪温，补气升阳，益卫固表，生津养血，托毒生肌，利水消肿；附子辛甘大热，回阳补火，散寒除湿。李杲言其：除脏腑沉寒，三阴厥逆，湿淫腹痛，胃寒蛔动；治经闭；补虚散壅。黄芪偏补中焦脾阳，附子偏补下焦肾阳。二药相合，固护脾肾阳气，相互为用，温补之力更宏，共奏温补脾肾阳气之功。且黄芪附子配伍，黄芪可以显著降低附子的毒性。

【**主治**】①脑部肿瘤、胃癌、食管癌、中央型肺癌等恶性肿瘤；②各种恶性肿瘤患者手术、放化疗伴大汗亡阳、吐逆厥逆、心腹冷痛者。

【**药理研究**】附子的抗肿瘤药理作用：①抑制肿瘤细胞；②诱导细胞凋亡；③影响癌基因表达。

3. 黄芪、升麻、柴胡

【**伍用功能**】黄芪补中益气，生用其性轻清而锐，升阳举陷，通达内外。升麻入肺脾胃三经而升阳。柴胡引少阳清气上行，《医学启源》曰：柴胡……少阳、厥阴引经药也。妇人产前产后必用之药也。善除本经头痛，非他药所能止。治心下痞、胸膈中痛……引胃气上升，以发散表热。三者配伍，是益气升阳法的具体应用，尤善用于恶性肿瘤患者气虚下陷证。此外，黄芪性微温，柴胡性微寒，透表泄热，升麻性微寒，具有清热解毒之用，三者相伍可平补正气，清解癌毒。

【**主治**】①胃癌、食管癌、肺癌、膀胱癌等恶性肿瘤患者；②各种恶性肿瘤患者手术、放化疗后伴气虚下陷、气虚发热者，或化疗后白细胞减少、血小板低下者。

【**药理作用**】升麻的抗肿瘤药理作用：①抑制肿瘤细胞；②抗血管新生。柴胡的抗肿瘤药理作用：抑制肿瘤细胞。

4. 黄芪、龙骨、牡蛎

【**伍用功能**】黄芪是用来治疗大气下陷的主药，既补气，又善升气，为补脾之药，又可补肝气，张氏于醒脾升陷汤中用其升补肝气。黄芪性升而能补，有膨胀之力，于气郁满闷证不宜，然于大气下陷满闷证则可升提大气，使呼吸利而满闷愈。龙骨、牡蛎为收涩之品，大气下陷，虑其耗散，有龙骨、牡蛎以收敛，转能辅升陷汤之所不逮。且龙骨善化瘀血（《神农本草经》主瘕），牡蛎善消坚结（观其治瘰可知），二药并用，能使血之未离经者，永安其宅，血之已离经者，尽化其滞。黄芪、牡蛎、龙骨三药配伍，补涩并用，相得益彰，常用于自汗、盗汗、气阴两伤等病证。

【主治】①骨恶性肿瘤、食管癌、肺癌等恶性肿瘤患者；②恶性肿瘤见正气不足、失于固摄所致的多汗、遗精、尿频、崩漏、带下等滑脱诸症；③恶性肿瘤经放化疗所致的肾之精气俱损、气血两虚之虚弱羸瘦、腰膝酸软及心慌失眠等。

【药理作用】龙骨的抗肿瘤药理作用：镇静安神、抗抑郁、抗痉厥、促进血液凝固、降低血管通透性、减轻骨骼肌兴奋性等。牡蛎的抗肿瘤药理作用：①抑制肿瘤细胞；②调节免疫。

5. 女贞子、墨旱莲

【伍用功能】女贞子、墨旱莲药对是依据传统中医七情理论配伍的经典药对之一，女贞子滋阴补肾，养肝明目，强健筋骨，乌须黑发；墨旱莲养肝益肾，凉血止血，乌须黑发，二药均入肝肾，相须为用，相互促进，组成经典名方二至丸，补肝肾、强筋骨、清虚热、疗失眠、凉血止血、乌须黑发之力增强。《本草备要》中指出，二者相须为用，有交通季节、顺应阴阳之妙用，相互促进，共奏补肝肾、强筋骨、清虚热之功。现代药理研究表明该药对在保肝降酶、调节免疫、降血脂和改善血流变性、降血糖等方面有较好的作用。

【主治】①各种恶性肿瘤患者伴糖尿病，属肝肾不足，内热消渴，体虚有热者；②各种恶性肿瘤患者伴有肝肾不足，如腰膝酸痛、眩晕耳鸣者；③各种恶性肿瘤患者化疗后出现脱发、白发及目昏不明者。

【常用量】墨旱莲 6~12g，女贞子 6~12g。

【抗肿瘤药理作用】墨旱莲的抗肿瘤药理作用：抑制肿瘤细胞。女贞子的抗肿瘤药理作用：①抑制肿瘤细胞；②抗肿瘤转移。

6. 黄芪、干姜

【伍用功能】近代名医张锡纯认为，黄芪善开寒饮，且常配伍干姜，治疗寒饮结胸之喘嗽证。生黄芪补胸中大气，大气壮旺，心肺阳足，自能运化水饮。干姜辛散化饮，补心肺之阳，阳足则阴霾自开。其所创之理饮汤，即重用干姜开寒饮，气分不足者，加重生黄芪温补元气。心肺阳虚，不能运化精液，痰饮内生者，可配少许厚朴，"厚朴多用破气，少用则通阳"，借其温通之性，使阳通气降。干姜可重用至 30g，旨在通阳散饮。对于胸中痰饮郁结者，有时亦单用干姜 10~30g，煎服数剂，继之加黄芪，每收佳效。张氏认为此配伍正合"大气一转，其气乃散"之旨。

【主治】①肺癌、胃癌、肠癌、肝癌、食管癌、乳腺癌等恶性肿瘤；②各种恶性肿瘤手术后或放化疗后伴寒饮喘嗽、痰多结胸或脾肾阳虚者。

【抗肿瘤药理作用】干姜的抗肿瘤药理作用：①抑制肿瘤细胞；②抗肿瘤细胞迁移。

7. 龟甲、鳖甲

【伍用功能】龟甲、鳖甲均归肝、肾经，具有滋补肝肾之阴之功，龟甲甘咸，走心、肝、肾，滋阴益肾健骨，功擅滋阴；鳖甲咸微寒，入肝、肾，养阴清热，破瘀散结，长于退热。二者相须为用，其滋阴潜阳、息风止痉之功效更著，用于治疗热病伤阴、虚风内动之手足瘛疭、痿软无力、舌红少苔，阴虚发热之劳热骨蒸、盗汗，以及阴虚阳亢、肝阳上扰之头晕、目眩、头胀、头痛、耳鸣等。

【主治】①多发性骨髓瘤、肝癌、肾癌、乳腺癌等恶性肿瘤；②各种恶性肿瘤手术后或放化疗后伴肝肾亏虚，阴虚发热，骨蒸劳热者。

【抗肿瘤药理作用】龟甲的抗肿瘤药理作用：免疫调节。鳖甲的抗肿瘤药理作用：抑制肿瘤细胞。

8. 桔梗、甘草

【伍用功能】桔梗、甘草均性平，归肺经。桔梗宣肺化痰，利咽，排脓；甘草益气补中，清热解毒，祛痰止咳，缓急止痛，调和药性。两药合用可增强化痰止咳利咽之功。甘草以泻火解毒为要，桔梗开宣肺气而散外邪，又可载甘草直奔咽喉。二药始出《伤寒论》桔梗汤，主要为少阴咽痛而设，论："少阴病二三日，咽痛者，可与甘草汤；不瘥，与桔梗汤。"后世将二药用于止咳方中，亦有很好的止咳作用。此外，二药尚有很好的排痰作用，如《金匮要略》载："咳而胸满，振寒，脉数，咽干不渴，时出浊唾腥臭，久久吐脓如米粥者，为肺痈，桔梗汤主之。"

【主治】①肺癌、鼻咽癌、肝癌、乳腺癌、肠癌等恶性肿瘤；②鼻咽癌、肺癌等恶性肿瘤手术后或放疗后合并肺部感染见咳嗽、咽痛者。

【抗肿瘤药理作用】桔梗的抗肿瘤药理作用：①抑制肿瘤细胞增殖；②抑制肿瘤细胞转移；③诱导肿瘤细胞死亡。甘草的抗肿瘤药理作用：①抑制肿瘤细胞增殖；②诱导杀伤肿瘤细胞。

9. 土鳖虫、鳖甲

【伍用功能】土鳖虫、鳖甲均味咸，性寒，归肝经。土鳖虫破血逐瘀，续筋接骨；鳖甲滋阴潜阳，软坚散结，退热除蒸。土鳖虫得鳖甲软坚散结之助，破血逐瘀之功增强，鳖甲得土鳖虫破血逐瘀之力，软坚散结之功更著，二药相伍，共奏破血逐瘀、软坚散结之效。

【主治】①肺癌、骨癌、食管癌、鼻癌等各种恶性肿瘤；②各种恶性肿瘤患者手术、放化疗后证属气滞血瘀者。

【抗肿瘤药理作用】土鳖虫的抗肿瘤药理作用：抑制肿瘤细胞。

10. 海螵蛸、瓦楞子

【伍用功能】海螵蛸、瓦楞子均味咸，均有制酸止痛之功，海螵蛸兼有固精止带、止血、收湿敛疮之效，瓦楞子兼有消痰软坚、化瘀散结之力，二药配伍，共奏制痛止痛、消痰软坚、收敛止血之功。

【主治】①肺癌、膀胱癌、胃癌等恶性肿瘤；②各种恶性肿瘤患者手术、放化疗伴胃痛、反酸、吐血者。

【抗肿瘤药理作用】未见报告。

第三节　常用外治经验方

一、肺癌疼痛经验方

1. 中药橡皮膏贴敷方（上海中医药大学附属龙华医院）

【组成】蟾酥 0.03g，细辛 3g，生川乌 6g，七叶一枝花 18g，红花 10g，冰片 2g。

【主治】肺癌疼痛。中医肺癌各型，虚实均可。

【用法】用橡胶氧化锌为基质加工制成中药橡皮膏。使用前先将皮肤洗净擦干，再将膏药贴敷在疼痛处，每隔 24h 换药 1 次。此方中多数药物毒性较大，需要在医生指导下使用；对本品过敏者禁用。

【出处】刘嘉湘，许德凤，范忠泽. 蟾酥膏缓解癌性疼痛的临床疗效观察[J]. 中医杂志，1993（5）：281-282.

2. 中药研磨调糊贴敷方（广州市中医医院）

【组成】三生散加味：生川乌、生南星、生半夏、冰片各等份为末，生马钱子为末（占上药总量的 1/8）。

【主治】肺癌癌痛。中医肺癌各型，虚实均可。

【用法】上方加生芙蓉叶适量捣烂混合，调成糊状，敷于疼痛体表区域，再贴油纸、纱布固定，每天 1 次。对本品过敏者禁用。

【出处】陈庆强."三生散"加味外敷治疗癌痛 30 例疗效观察［J］. 北京中医，1995（1）：38.

3. 痛块灵膏（中日友好医院）

【组成】延胡索、丹参、台乌药、蚤休、地鳖虫、血竭、冰片等。

【主治】肺癌癌痛之胸腹部、四肢痛。中医肺癌各型，虚实均可。

【用法】上药打粉，用蜂蜜调成糊状，外涂痛处皮肤。对本品过敏者禁用。

【出处】郝迎旭，李园，蔡光蓉，等. 痛块灵膏外用治疗癌性疼痛 83 例［J］. 中日友好医院学报，1999（4）：199–202.

4. 麝冰膏（广州市中医医院）

【组成】麝香、冰片、蟾酥、血竭、田七、乳香、没药、马钱子、细辛、明矾、黄药子、生川乌、生草乌、桃仁、红花、木鳖子、地鳖子、鸦胆子、徐长卿、生胆南星、全蝎、蜈蚣等。

【主治】癌性疼痛。中医肺癌各型，虚实均可。

【用法】上药按比例研成粉末，制成膏外敷。对本品过敏者禁用，孕妇禁止接触。

【出处】李金昌，黄金活，稽玉峰，等. 麝冰膏外敷治疗癌症疼痛 278 例［J］. 中医研究，2006（1）：36–37.

5. 鲫鱼膏（山东省威海明空医院）

【组成】鲜鲫汁 100g，生山药 100g，麝香 0.5g，延胡索 30g，川楝子 30g，细辛 3g。

【主治】肺癌及转移癌引起的癌痛。

【用法】上药制成糊状，根据病变及面积，匀敷于白色棉布上。在贴敷前把需贴部位用乙醇棉球擦洗干净，然后贴敷，每贴 5~7 天。对本品过敏者禁用。

【出处】周韩军，贺红艳. 中药贴敷法治疗肝肺癌晚期疼痛 168 例临床观察［J］. 光明中医，1997（2）：32–33.

6. 癌痛宁散（广东省第二中医院）

【组成】乳香、没药、田七、生蒲黄、白花蛇舌草等。

【主治】肺癌疼痛。中医肺癌各型，虚实均可。

【用法】除白花蛇舌草外的各药等量，白花蛇舌草为各药 10 倍量，按比例研成粉末，100g 为 1 包，储存备用。对本品过敏者禁用。

【出处】孙玉冰，周亦农，张诚光，等. 癌痛宁散外敷治疗癌性疼痛 45 例 [J]. 中医药学刊，2005（4）：728-729.

二、癌性胸水经验方

1. 抗癌消水膏（中日友好医院）

【组成】黄芪、桂枝、莪术、牵牛子、泽泻、冰片等。

【功效】益气消饮，温阳化瘀。

【用法】称取上述单味中药配方颗粒各 5g，用量筒量取常温自来水 7ml，将中药搅拌为糊状，另称取 10g 冰片，将其与 75% 医用乙醇充分溶解后，吸取 2ml 冰片溶液与中药混合，用玻璃棒充分搅拌并调成膏状。使用时，取抗癌消水膏约 15g，均匀涂抹于无纺膏药布内，厚度约 5mm，将药布贴于胸腔积液体表的投射区域。每天换药 1 次，2 周为 1 个疗程。

【出处】贾立群，李佩文，谭煌英，等. 抗癌消水膏治疗恶性胸腔积液的临床研究 [J]. 北京中医药大学学报，2002（4）：63-65.

2. 消水散（石家庄市中医院）

【组成】葶苈子 20g，甘遂 5g，大戟 5g，肉桂 5g，干姜 10g，桂枝 10g，白芥子 10g，莪术 10g，冰片 5g，黄芪 60g，茯苓 30g。

【功效】泻肺逐饮，利水平喘，扶助正气。

【用法】洗净患者胸壁，将上药研粉加蜂蜜外敷于胸部，用保鲜膜覆盖，外盖纱布，胶布固定，每天更换 1 次。每周使用 5 天，休息 2 天，连用 4 周。

【出处】霍志刚，武纪生，魏玉芳，等. 消水散外敷改善恶性胸腔积液患者生活质量的临床观察 [J]. 环球中医药，2013，6（8）：615-617.

3. 悬饮贴膏（河北省辛集市中医院）

【组成】甘遂 15g，大戟 15g，葶苈子 20g，半夏 30g，胆南星 30g，白芷 30g，白芥子 30g，鸦胆子 10g，吴茱萸 30g，延胡索 25g，肉桂 30g，干姜

30g，胡椒 20 粒，五倍子 15g，香油 500g，铅丹 195g。

【功效】温阳利水，抗癌解毒。

【用法】按照传统工艺制作为药膏后外敷于患处皮肤，10 天更换 1 次，1 个月为 1 个疗程。

【出处】刁哲欣，胡永进，刘进满. 悬饮贴膏外敷佐治恶性胸腔积液 36 例观察［J］. 河北中医药学报，2012，27（2）：24.

4. 自制中药油膏（高邮市中医院）

【组成】甘遂、大戟、芫花各 30g，葶苈子、桃仁、川芎、金荞麦各 150g，山慈菇 300g，生大黄 200g。

【功效】通络逐水，抗癌解毒。

【用法】将上述药物浓煎成 500ml 左右，以一定比例的凡士林收膏，外敷于患者胸腔积液的外侧胸壁，3 天后揭掉，停 1 天后再贴，1 个月为 1 个疗程。

【出处】吴孝田. 中药油膏外敷辅佐治疗恶性胸腔积液 38 例［J］. 陕西中医，2006（5）：546-547.

5. 自制中药外敷方（四川省自贡市第二人民医院）

【组成】老鹳草 40g，黄芪 60g，桂枝 40g，莪术 40g，冰片 10g，牵牛子 40g，槟榔 40g，葶苈子 40g，泽泻 40g，车前子 40g，桑白皮 40g，薏苡仁 60g。

【功效】益气化饮，温阳化瘀。

【用法】将上述药物加工成粉末取 50g，与芝麻油、醋、蜂蜜、黄酒等混合均匀，均匀涂布于约 9cm×12cm 的无菌纱布内，厚度约为 5mm。将上述纱布贴于恶性积液患侧在体表的投射区域，轻压边缘使其与患者皮肤充分贴紧。根据胸腹腔积液的分度标准，少量胸、腹腔积液贴 1 贴，中量或者大量胸腹腔积液根据情况贴 2~4 贴，每次持续贴敷 6~8h，每天换药 1 次，15 天为 1 个疗程。

【出处】蓝轶. 自拟中药方剂外敷治疗恶性胸腔积液临床疗效观察［J］. 临床合理用药杂志，2019，12（25）：45-46.

6. 消积逐水方（营口市中医院）

【组成】甘遂 3g，肉桂 10g，干姜 15g，大腹皮 15g，三棱 15g，莪术 12g，厚朴 12g，桃仁 10g，红花 20g。

【功效】扶助正气，利水平喘，泻肺逐饮。

【用法】将上述药物研粉加蜂蜜外敷在患者的胸部，然后使用保鲜膜进行覆盖，外盖纱布，并使用胶布进行固定，每天更换 1 次。每周外敷 5 天，间隔 2 天，连续外敷 4 周。

【出处】刘宝义. 消积逐水方外敷治疗恶性胸腔积液的临床疗效观察 [J]. 中国医药指南，2019，17（6）：162.

7. 温阳逐水方（成都中医药大学附属医院）

【组成】黄芪 60g，白术 30g，桂枝 20g，干姜 20g，葶苈子 15g，甘遂 5g，椒目 15g，龙葵 15g。

【功效】温阳逐水，抗癌解毒。

【用法】将上述药物研末，每次 50~100g，调和适量新鲜鸡蛋清，外敷患侧胸壁。每天一换，连续外敷 4 周。

【出处】熊绍权，李亚玲，杨扬，等. 温阳逐水方外敷联合顺铂腔内灌注治疗恶性胸水的临床研究 [J]. 辽宁中医杂志，2019，46（1）：90-92.

8. 十枣汤加减制膏穴位贴敷（上海中医药大学附属岳阳医院）

【组成】白芷、大黄、枳实、山豆根、石打穿、石菖蒲、甘遂、大戟、芫花、薄荷等。

【选穴】肺俞、膏肓（图 3-3-2-1）。

【功效】泻水逐饮。

【用法】将白芷、大黄、枳实等研磨成粉末，而后再以石菖蒲、大戟、芫花等煎成浓汁，混合调成膏状外敷于膏肓或肺俞等穴。每日外敷 1 次，每次 2~4h，外敷 2 天停用 1 天。

【出处】张亚声. 中药外敷治疗恶性胸水 50 例 [J]. 中医杂志，1993（9）：545-546+516.

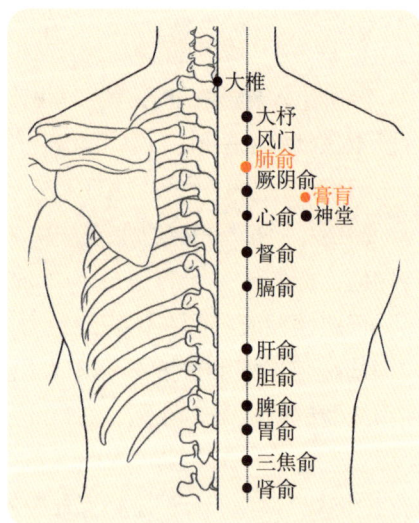

图 3-3-2-1 肺俞、膏肓

扫码查阅参考文献

第四章　肺癌中医传统外治法

第一节　传统膏药与肺癌治疗

膏药是中医药学中的一个重要组成部分，其历史悠久，形成了中医外治独有的特色和成就。膏药具备增强止痛药的疗效、提高患者生存质量和降低药物不良反应的综合治疗能力。所以，膏药从古至今就受到劳动人民的重视和普遍使用，也是医务从业者临床常用的一种重要的治疗手段。

一、膏药发展的历史沿革

膏药的起源是很早的，在《黄帝内经》《神农本草经》《难经》等古典医学著作中，都有关于膏药的制备和治疗应用方面的记载。汉代以后膏药疗法发展迅速，到了魏晋南北朝时期，膏药得到了广泛的使用，我国现存的第一部外科专著《刘涓子鬼遗方》中大记载了大量的膏药处方及其制法和用法。唐宋时期，膏药疗法进入全面发展的兴盛时期。唐初孙思邈的《千金翼方》和王焘的《外台秘要》收集了许多猪脂膏方和其他软膏方。明清时期，膏药的应用得到推广普及。明代陈实功的《外科正宗》载有"加味太乙膏""乾坤一气膏""琥珀膏""阿魏化痞膏"等多种膏药的制法和用途。汪机的《外科理例》肺痈肺痿篇中记载："肺痈已破，如风者不治，或用太乙膏。"可见当时已能用膏药治疗由肺痈造成的脓气胸症。到了清朝，膏药已经成为普遍的民间用药之一。

膏方作为传统中医药的治疗手段，是治疗慢性疾病的最佳剂型之一，在调治肺癌及其并发症方面具有"调、补、防、治"四大功效。《膏方大全》中指出："膏方并非单纯补剂，乃包含救偏却病之义。"肺癌属于慢性消耗性疾病，膏方从虚论治，不拘于补，能充分调动人体免疫，以达到阴阳平衡。

膏药疗法具有深厚的历史底蕴、方便效捷的特点，能有力地维护人民的健康。1949 年以来，随着中医外科学的不断完善，膏药疗法在理论研究、临床实践、学术专著及学术活动等方面都取得了一些发展。

二、膏药的制备

1. 炸料提取

取香油置锅中，文火加热，油温达 40~80℃时，把中药粗料投入锅内炸料（有的地区将药料在油内浸泡一定时间，夏季较短，冬季较长）。药料入锅的顺序依药料性质的不同而分为先炸与后下。

2. 炼油

取上述药油，继续熬炼，待油的温度上升到 320~330℃，把熬好的药油离火，稍凉后细细倒入盆中令其沉淀，用纱布过滤，以保证膏药质量柔细，再把滤油复入锅内用文火煎熬。

3. 下丹

下丹是指在炼成的油中加入红丹反应生成脂肪酸铅盐，可促进油脂最终成为膏状。下丹前应将丹炒干除去水分，并过 80~100 目筛。下丹时将丹置在细筛内，一人持筛缓缓弹动使丹均匀撒在油中，一人用木棍迅速搅拌，使丹充分与药油作用，勿使丹浮于油面或结粒沉于锅底。

4. 去火毒

油丹炼合而成的膏药若直接应用，会对皮肤产生局部刺激性，引起红斑、瘙痒、发疱等。火毒是油和丹在反应过程中生成的具有毒性或强烈刺激性作用的铅化合物，这种化合物可溶于水，利用浸泡可将之除去。

5. 摊涂

将已拔除火毒的膏药块放在锅内用蒸汽加热或在热水浴上加热使其熔化，并搅拌均匀，温度保持在 70~90℃。待膏药全熔化后，再掺入细料，搅拌均匀后，即可进行摊涂，按规定量涂于裱褙材料上。

三、传统膏药应用举例

由于传统膏药制备的过程烦琐，难度较大，且制备过程使用含铅的化合物，在肿瘤的治疗中使用相对较少，有个别关于传统膏药治疗肺癌的报道，举例如下。

1. 消肿膏

【组成】独角莲（鲜品取茎）500g，天南星100g，生半夏100g，马钱子50g，急性子50g，蜈蚣100条，乳香100g，没药100g，藤黄50g。另将黄丹1950g研粉过筛，冰片300g研细末，麻油5750g备用。

【制法】①提取：取上方前六味（独角莲竹刀切片）投入麻油锅内浸泡40~60h，加热，温度200~250℃，待油沸腾30~40min后，减低火力。另用木棒在锅内搅拌，使药料受热均匀，待独角莲外表呈深褐色，内成焦黄色时，即用漏丝网捞出药渣，取油再炼；②炼油：熬膏药的关键是炼油，将取去药渣之油继续熬炼时，再加入研成粉末的乳香、没药、藤黄，并用铁勺不断搅拌掺合，使油中之烟气散失。此时用竹筷蘸锅内热油滴入冷水中，其油珠圆形规整、油珠圆团沉水底不散，此即"滴水成珠"。即将药锅端下用三层纱布过滤去渣，再加热至300℃，退火，端锅离火源，即准备下黄丹；③下丹：将油锅离火（或把火关闭），趁热将黄丹徐徐撒于油中。丹入油内因沸腾出大量黑色泡沫，并发出浓厚的油烟气，谓为"起锅"或"油丹融合""化解成膏"。此时，取凉水一碗喷入油膏中，其作用是使烟气尽快消散，然后将膏药倒入盛有凉水的缸中，即见药膏明亮如漆；④去毒：将凉水缸内的膏药取出捏搓成条状，放入另一盛凉水缸中，放自来水或洁净井水冲凉冷却，以除"火毒"。1周后取出，外涂以滑石粉，放阴凉处贮存。用时将膏药微火化开，搅拌均匀，按病位大小摊涂于特别膏药上，撒少许冰片即可备用。

【用法】①以体表可触及肿块贴敷：凡体表如颈部、乳房、腋部、上下腹部、腹股沟及四肢可触及肿块，均可予局部贴敷，膏药贴敷时略加热烘烤即融化变软，趁热（不超过40℃）贴之；②按病变部位贴：如脑瘤可于病灶部位剪去头发贴敷，贴前可加老生姜粉少许撒布于膏药上；癌性胸膜炎（癌性胸水）则于患侧沿胸胁贴敷；肝癌可沿右胁由背部贴敷直至肋下肿块可触及处等；骨瘤（包括骨转移瘤）可于局部敷贴；若疼痛剧烈，可用少许麝香研细末撒于膏药上，然后贴之；③按经络穴位贴：如肺癌病变在左肺，可选左肺俞、左中府等穴位贴敷，或在疼痛部位阿是穴贴敷；盆腔肿瘤则选腰部肾俞、腹部关元等穴位贴敷；④肿瘤已溃破，切忌直接把膏药贴在破溃面上，但可于破溃病灶周围红肿处贴敷。贴敷本膏药10天为1个疗程。若有效，可连续使用直至痛止肿消。若贴此膏药局部出现丘疹、瘙痒等，可暂停敷贴，3~5天疹痒自行消失，仍可继续使用。若出现全身性瘙痒，则须立即停止使用。

【出处】杨通礼. 消肿膏治癌性疼痛460例疗效观察［J］. 中医外治杂志，1992，1（4）：9.

2. 安肺膏 (山东省烟台市东方医院)

【组成】黄芪 50g，半枝莲、生晒参、五味子、麦冬、蒲公英、白花蛇舌草、干塘皮、僵蚕、鱼腥草、黄芩、杏仁、山豆根、百部、大贝各 30g，乳香、没药、冰片各 20g。

【功效】主治肺癌。

【用法】将乳香、没药、冰片研细末备用。其他药物用麻油浸泡，用文火将其炸焦捞出，再将药油过滤加热至 150~320℃，做滴水成珠检查，而后加樟母搅拌，待不粘手、软硬合适，取出放凉水中去火毒。使用时将膏药化开，加入乳香、没药、冰片末拌匀贴敷乳根穴及肺俞穴，每 5~7 天换药 1 次。

【出处】杨爱光．王兴双．安肺膏外贴治疗肺癌［J］．中医外治杂志，1996，5（2）：31.

第二节　敷贴疗法与肺癌外治

敷贴疗法是以中医基础理论为指导，应用中草药制剂，施于皮肤、孔窍、腧穴及病变局部等部位的治病方法，属于中药外治法。敷贴疗法由来已久，疗效显著。

一、敷贴疗法发展的历史沿革

贴敷疗法源远流长，《五十二病方》中，疮口外敷的有"傅""涂""封安"之法；《黄帝内经》中还有"桂心渍酒，以熨寒痹"，用白酒和桂心敷贴治风中血脉等记载。

随着中药外治方法的不断改进和创新，晋、唐之后已出现敷贴疗法和其他学科相互渗透与结合的运用研究。如把敷药法和经络腧穴的特殊功能结合起来，创立了穴位敷药法，大大提高了疗效。明代李时珍《本草纲目》中就记载了不少穴位敷药疗法，并为人所熟知和广泛采用。清代是中药外治方法较为成熟的阶段，提出了外治法可以"统治百病"的论断，为后世应用中药外敷法开拓了法门。

1949 年以来，由于社会的发展和科学进步，专家学者们对历代的文献进行考证、研究和整理，大大提高了敷贴疗法在临床应用上的实用价值。近年来，许多边缘学科及交叉学科出现，为敷贴疗法等中药外治方法注入了新的活力，用于治疗晚期恶性肿瘤的膏药，镇痛时间可达 3~6h。

二、敷贴制剂的制备和用法

根据患者的症状确定敷药配方后，首先将配方中的某些药物（如要求炙、炮的）按要求进行炮制，然后混合加工研成细末，用白开水或白酒、油料调拌。应根据患者症状及皮肤干湿燥润等实际情况，分别将敷药料调拌为稀湿状、黏稠状等。

患部或穴位应先用乙醇擦洗，再敷贴药物；也可先进行推拿、刺血、拔罐等术后敷药，把敷贴的药物用纱布包扎好，隔 1 天或 3 天更换敷药一次。根据病情需要，可在敷药外面进行熨烫或渗透洒药，以增强药效。

用散剂制备敷贴制剂的特点是制作方法较简便，敷贴时药量增减可灵活掌握。凡敷贴穴位，药散集中于穴位，故用量不宜过多；凡敷贴患部，药散应散布四周，用量可多些。散剂研成细末后，瓶装密封可长期存放，需要时随调随用。散剂稳定性高、储存方便、疗效迅速，且药物粉碎后，接触面积较大，刺激性增强，易于发挥作用。

三、敷贴疗法应用举例

【功效】治肺癌咳嗽。

【组成】白芥子，延胡索，甘遂，细辛，麻黄，比例为 2∶2∶1∶1∶1。

【制法】上药研细末过筛（80 目），用鲜姜汁调和，软硬以不粘手为度，做成直径 1.5cm 的药丸。

【取穴】大椎、风门、肺俞、膈俞、膻中、天突、膏肓、脾俞、肾俞、命门（图 4-2-3-1~ 图 4-2-3-3）。

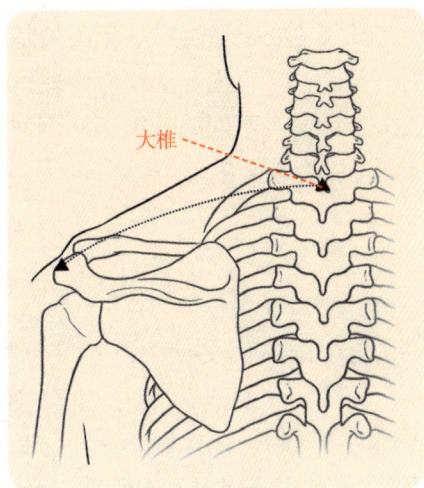

图 4-2-3-1 大椎

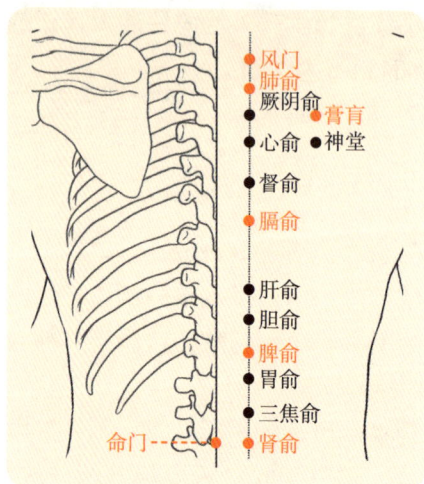

图 4-2-3-2　风门、膏肓、肺俞、
膈俞、脾俞、肾俞、命门

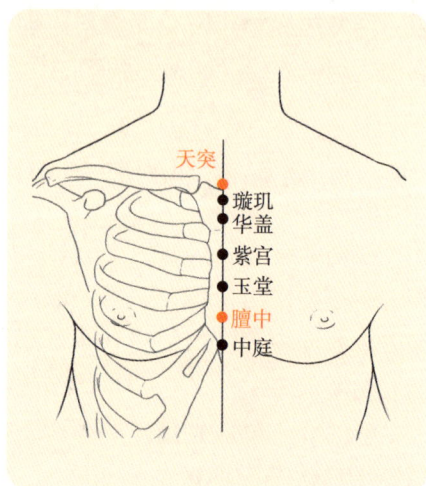

图 4-2-3-3　膻中、天突

【操作方法】取已制备好的药丸，放在所选穴位上，用麝香镇痛膏外敷，将药丸固定在穴位上，每次贴药 2~3h，每 3 天贴药 1 次。

【出处】朱庆文. 中医特色贴敷疗法处方［M］. 北京：化学工业出版社，2017.

第三节　针灸疗法与肺癌外治

针灸主要是通过针法和灸法刺激穴位，激发身体内部的调节机制，促使阴阳平衡，具有通经活络、调理气血的功效。针灸包括针法和灸法，针法和灸法各自又有不同的分类，均可通过作用于经络腧穴起治疗作用，在肺癌临床治疗中有较多应用。

一、针灸疗法在肿瘤治疗中的应用

在中国古代文献中，并没有肿瘤一词，主要将其归属于"积聚""痞积""恶疮""瘿瘤""瘤""岩"等范畴。《针灸大成》中说："既有形于内，岂药力所能除，必针灸可消。"详取块中，用以盘针之法，更灸食仓、中脘穴而愈。《太平圣惠方》中记载："上管伏梁气状如覆杯，针入八分，得气，先补而后泻之。"古人常用针刺穴位来调理经脉之气，从而达到治疗的效果。目前临床医学对于针灸治疗肿瘤的研究主要集中在抑制肿瘤生长、改善患者的临床症状、减轻放化疗带来的不良反应及缓解癌性疼痛这几方面。

1. 抑制肿瘤生长

目前的研究已表明针灸对于肿瘤组织的生长具有较好的抑制作用。通过穴位电针治疗肺癌，每天 1 次或隔天 1 次，10 次为 1 个疗程，每个疗程结束后间隔 3~5 天，治疗 2~3 周，肿瘤患者的临床获益率为 62%。

2. 改善患者的临床症状

肿瘤患者的临床症状改善情况是肿瘤治疗中被关注的重要指标。应用扶正安肺汤结合针灸能改善中晚期非小细胞肺癌患者的临床症状，提高生存质量、增加体质量、延长生存期。针灸治疗采用自拟健脾益肺方为基本方，主穴：肺俞、脾俞、太白、太渊、丰隆、足三里、膏肓。

3. 减轻放化疗带来的不良反应

放化疗是晚期肺癌的常见治疗方法，但是放化疗过程中容易出现许多不良反应，例如消化道反应、骨髓抑制、血小板下降、白细胞下降等，这对患者的生活质量造成严重影响，许多患者由于无法忍受放化疗带来的不良反应而无法继续治疗。观察艾灸神阙穴与双侧足三里穴防治非小细胞肺癌患者化疗期间胃肠道不良反应的临床疗效，以化疗后恶心、呕吐为研究指标，发现艾灸对化疗所致消化道不良反应具有一定的防治作用，且操作方便、安全性高、经济实惠。艾灸疗法具有温中祛寒、调理气血、健脾固肾回阳之功效，且艾灸与针灸相比有热效应作用，能使患者的免疫功能得到显著提高。

4. 缓解癌性疼痛

有 30%~50% 的癌症患者伴随癌性疼痛。针灸在癌性疼痛的缓解方面具有较好的效果，并且与一般的止痛药物相比，具有操作简单、无成瘾性的优势。有学者认为通过针刺穴位能够有效缓解疼痛，无不良反应且见效速度快，能够代替止痛药物，同时能够提高身体的免疫能力。针灸能够通过刺激人体 β- 内啡肽的分泌，促进白细胞介素 -2 的分泌，从而起到缓解癌症疼痛的效果。

5. 提升患者免疫能力

中医认为肿瘤患者机体往往是一个虚实夹杂的复杂状态，故采用扶助正气和培植本元的药物和方法，调节患者的脏腑经络和气血阴阳，以最终实现"带瘤生存"的效果。现代研究表明，针灸足三里、关元、肺俞等穴位，可以增强脾胃功能，起到补肾精、益骨髓的疗效，恢复骨髓的造血功能，抑制白细胞减少，并提高 $CD4^+$ 细胞计数和 $CD4^+/CD8^+$ 比值，提高免疫功能。

二、针灸疗法的作用机制

中医学认为五脏为人体的中心，经络系统是将五脏六腑、四肢百骸、五官九窍联合为一个整体的重要环节，通过精、气、血、津液的作用，来完成机体的功能活动。经络学是中医治疗中的重要理论，也是针灸治疗的重要基础。经络是一个特殊的系统，针灸通过对穴位的物理性刺激及经络传导作用来调理机体的气血，可遵循经络循行的原则治疗远近部位的疾病。现代研究认为，穴位与周围神经、血管、淋巴管有着密切的联系，通过刺激穴位能够产生特殊的感觉，穴位在接受机械刺激之后，会向中枢神经进行传导，从而引起局部和全身的应答反应。

（一）经络的作用

《灵枢·经脉》篇指出："经脉者，所以决死生，处百病，调虚实，不可不通。"概括说明了经络系统在生理、病理和防治疾病方面的重要性。之所以能决定人的生和死，是因其具有联系人体内外、运行气血的基本作用；之所以能处理百病，是因其具有抗御病邪、反映证候的作用；之所以能调整虚实，是因其具有传导感应、补虚泻实的作用。

经络作用体现在临床应用中，又可从临床实践认识经络的作用，两者是相互结合的，经络理论来自临床又用于指导临床。

1.联系内外，网络全身

经络系统由主体部分（十二经脉、奇经八脉、经别、络脉）、内属部分（属络脏腑）和外连部分（经筋、皮部）组成，是人体气血运行的主要通道，内属于脏腑，纵横交错，沟通表里，贯穿上下，通过多种通路和途径将机体上下、左右、前后各个部分，脏与脏、腑与腑、脏与腑之间，脏腑与体表，体表与脏腑，官窍、皮肉、筋腱和骨骼之间紧密地联系在一起。

正如《灵枢·海论》篇所说："夫十二经脉者，内属于腑脏，外络于肢节。"脏腑居于内，肢节居于外，其间是通过经络系统相联系。经络系统是以头身的四海为总纲，以十二经脉为主体，将人体各部位紧密地联系起来，使机体各部分之间保持着完整和统一。

2. 运行气血，协调阴阳

《灵枢·本脏》篇论经络的作用是："行血气而营阴阳，濡筋骨，利关节。"经气推动气血在经脉中的运行，约束气血的运行轨道，调节气血的容量，对全身脏腑气血阴阳的协调平衡起着总领的作用。没有经络系统对全身的维系、协调和平衡，就不可能使机体进行正常的生命运动。

营阴阳除指经络气血营运全身、濡养所有器官组织外，还有"协调阴阳"的意义。如人体内外、上下、左右、前后、脏腑、表里之间，不仅由于经脉的联系使机体的各个部分相互联系，还由于阴阳的相互协调、相互促进、相互制约，使气血盛衰、功能动静保持在正常节律，从而使机体成为统一的、协调而稳定的、与外部环境息息相关的有机整体。这是经络在正常生理上的主要功能。

（二）抗御病邪，反映病症

经络的功能活动表现称为"经气"。经气不仅表现为"行气血、营阴阳"，还表现为经络的"反应性"和"传导性"。在疾病状态下，经络的反应性和传导性表现为抵御外邪、传入疾病和反映疾病。

1. 抗御病邪

经络内联脏腑，外络肢节，网络周身，当人体正气充足时，经脉之气就能奋起抵御外邪的入侵；当人体正气不足，抵抗力下降时，经络便会成为病邪的传入通路。邪气（致病因素）侵入人体，通过经络的传导由表向里，由浅入深，传入内脏，还会通过经络系统影响到人体的其他部分。

当病邪侵犯时，孙络和卫气发挥了重要的抗御作用。临床上发现的体表反应点，一般均可从孙络的"溢奇邪""通荣卫"的作用来理解。穴位（包括反应点）是孙络分布的所在，也是卫气所停留和邪气所侵犯的部位，即《素问·五脏生成篇》所说："……此皆卫气之所留止，邪气之所客也，针石缘而去之。"正邪交争，在体表可出现异常现象。如果疾病发展，则可由表及里，从孙络、络脉、经脉……逐步深入，并出现相应的证候。《素问·缪刺论篇》说："夫邪之客于形也，必先舍于皮毛，留而不去，入舍于孙脉；留而不去，入舍于络脉；留而不去，入舍于经脉，内连五脏，散于肠胃，阴阳俱感，五脏乃伤。此邪之从皮毛而入，极于五脏之次也，如此则治其经焉。"温病学派运用"卫、气、营、血"概念来分析热性病发展过程的浅深关系，其理论依据也是以运行营卫血气的生理功能为基础。经络及其所运行的营卫血气，是有层次地抗御病邪，同时也有层次地反映证候。

2. 反映证候

脏腑病变有时也会通过经络传出体表，在体表某些部位出现压痛、结节、隆起、凹陷、充血等反应，这类反应常可用以帮助诊断有关内脏的疾病。经络反映证候，可分局部的、一经的、数经的和整体的。

一般来说，经络气血阻滞而不通畅，就会造成有关部位的疼痛或肿胀，气血郁积而化热，则出现红、肿、热、痛，这些都属经络的实证。如果气血运行不足，就会出现病变部位麻木不仁、肌肤萎软及功能减退等，这些都属经络的虚证。

如果经络的阳气（包括卫气、原气）不足，就会出现局部发凉或全身怕冷等症状，这就是《素问·疟论篇》所说的"阳虚则寒"；经络的阴气（包括营气、血液）不足而阳气亢盛，则会出现五心烦热（阴虚内热）或全身发热等症状，这就是所说的"阴虚而阳盛，阳盛则热"。可见寒热虚实的多种证候都是以经络的阴阳气血盛衰为根据的。

经络与经络之间，经络与脏腑之间，在反映证候上也是互相联系的。如《伤寒论》一书所总结的热性病的"六经传变"规律，疾病的发展由表入里，可以从太阳经传至阳明经或少阳经，也可以由三阳经传入三阴经；在经络和脏腑之间病邪也可以相传，如太阳病可出现"热结膀胱"和小肠的腑证，阳明病也有"胃家实"证等。

十二经脉、奇经八脉、络脉、经筋等各有所属病症，是各经络反映的证候，同时又是该经络穴位所能主治的适应证，两者是一致的。由此可以理解，运用针灸等治法可激发经气和经络本身抗御病邪的功能，从而疏通经脉，通行周身，调节阴阳平衡，促使人体功能活动向正常状态恢复。

（三）传导感应，调整虚实

针灸、按摩、气功等方法能防病治病，正是基于经络具有传导感应和调整虚实的作用。《灵枢·官能》篇说："审于调气，明于经隧。"即是说，运用针灸等治法要讲究"调气"，要明了经络的通路。针刺治疗必须"得气"，针刺中的"得气"现象和"行气"现象是经络传导感应现象的表现。

1. 经气与神气

与经络密切相关的气有原气、宗气、营气、卫气，行于经络则概称为"经气"。经气所表现出来的生命现象又称做"神气"，经络所属腧穴就是"神气之所游行出入"之所在。《黄庭内景经》说："泥丸、百节皆有神"，意思是脑及全身百节都有神气活动。针刺中的"得气""行气"等感觉现象说的"气"，与"神"是密切相关的，所谓"气行则神行，神行则气行"，故经络传导感应的功能又可说是"神气"的活动。

"神"与脑有关，后人称"脑为元神之府"，《灵枢·本神》篇说："心藏神，脉舍神""心怵惕思虑则伤神"。从"脉舍神"的意义来理解，经络与神气活动是直接结合在一起的。

2. 调整虚实

经络的调整虚实功能是以正常情况下的协调阴阳作为基础，针灸等治法就是通过适当的穴位和运用适量的刺激方法激发经络本身的功能，调节机体失常的功能使之趋向平衡。当疾病表现为"实"时，选取适当腧穴、采用不同针刺艾灸方式"泻"其有余，反之则"补"其不足，从而达到体内平衡。

经络调整虚实的功能，还指经络在针刺或艾灸的刺激下，可使不同的病理变化都向有利于机体恢复的方向转化。大量临床研究表明，经络对机体各个系统和器官都能发挥多方面、多环节、多途径的调整作用。例如，针刺健康人和患者的足三里时，对胃弛缓者可使收缩波加强，而对胃紧张者可使之弛缓，这种影响对患者更为明显；针刺有关经络的穴位，对亢进者有抑制作用，对抑制者有兴奋作用。临床研究还证明，不同的经络穴位具有相对的特异性。例如，针刺心经和心包经的神门、曲泽、内关等穴治疗心律失常可获得较好的疗效，心电图检查显示心律有所调整，心肌劳损也有好转；而针刺脾经的三阴交、胃经的足三里和膀胱经的昆仑等穴，则效果较差。通过 X 线钡餐检查及胃计波摄影，发现正常人胃蠕动较少者针刺足三里后胃蠕动增多，波幅增大，针刺非穴位处则变化不明显。

三、针灸治疗肺癌应用举例

【方法】取新鲜生姜，切成厚度 2~3mm 的薄片，在其上用钢针均匀刺 20~30 个小孔，将艾绒搓成艾炷进行隔姜灸。

【取穴】主穴选足三里、关元，配穴选三阴交、阴陵泉、阳陵泉、血海（图4-3-3-1~ 图4-3-3-5）。

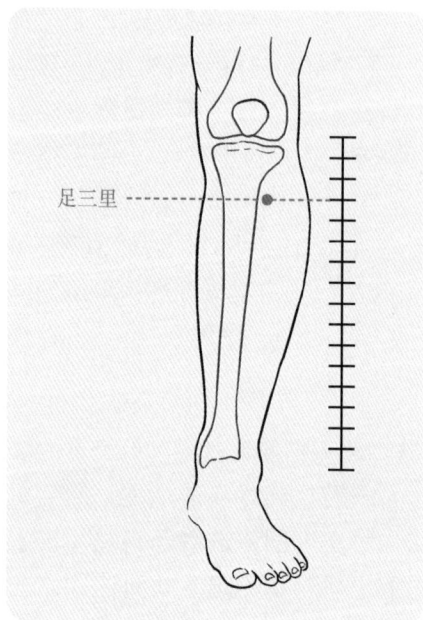

足三里

图 4-3-3-1　足三里

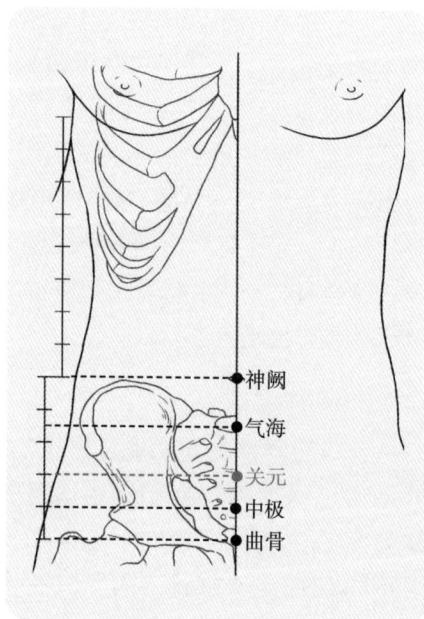

神阙
气海
关元
中极
曲骨

图 4-3-3-2　关元

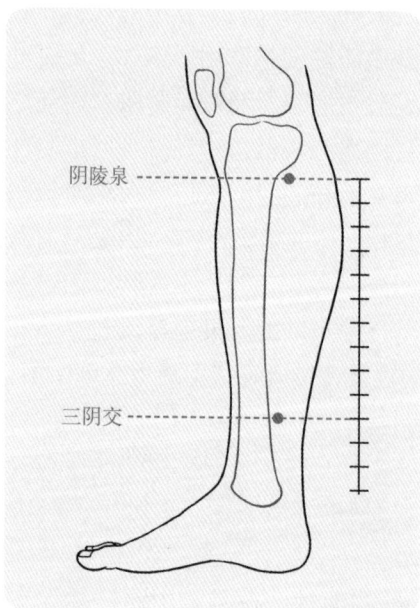

阴陵泉

三阴交

图 4-3-3-3　三阴交、阴陵泉

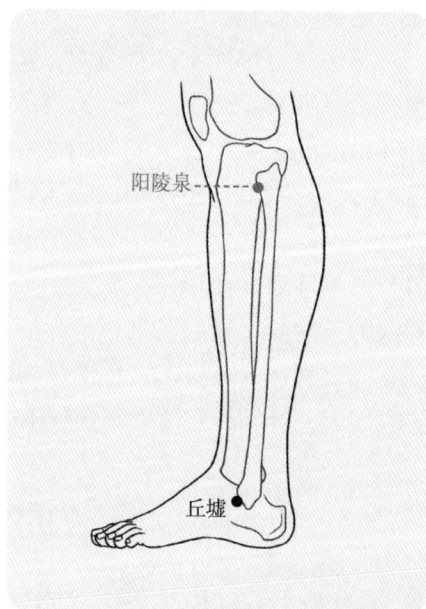

阳陵泉

丘墟

图 4-3-3-4　阳陵泉

【适应证】肺癌患者出现肺脾气虚，不能耐受化疗等症状者。

【注意事项】一次治疗时间 15min。1 周为 1 个疗程，若治疗途中，隔姜灸部位出现红肿、水疱及其他不耐受情况，需要及时停止治疗。

【出处】李航. 隔姜灸治疗肺癌化疗后免疫功能低下（肺脾气虚证）的临床观察［D］. 湖南中医药大学，2022.

扫码查阅参考文献

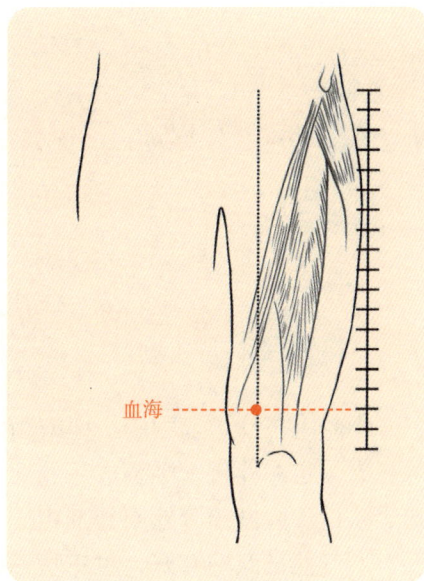

图 4-3-3-5　血海

第五章　肺癌现代中医外治法

第一节　巴布贴与肺癌外治

中药巴布剂是指中药经提取制成中药浸膏、干浸膏粉或中药细粉后，制成具有一定黏性且含中药成分的假塑性流体的外用贴膏制剂。与传统的橡胶膏、软膏、黑膏药等外用膏剂相比，巴布剂具有无残留，不污染衣物，敷贴性、透气性及保湿性好，对皮肤无刺激及致敏性，可反复揭贴等优点。巴布剂基质含水率较高，为40%~60%，与皮肤接触没有传统膏药的油腻感，能快速、持久地促进药物从贴布向皮肤释放。

癌性疼痛是大多数肿瘤患者病程中所必经的症状，很难有效控制，是影响肿瘤患者生活和生存质量的主要因素。目前，癌痛临床上多采用WHO"癌痛三阶梯"规范治疗原则，但是控制状况仍未达到满意的水平，且止痛药使用后的不良反应多、成瘾性强。中医药治疗癌痛不仅可以改善患者的癌痛症状及生活质量，而且可以减轻西医镇痛药物的不良反应，已成为当前中医肿瘤学术界研究的热点之一。中药巴布剂作为治疗恶性肿瘤的一种外治方法，具有不良反应小、疗效确切、易被广大患者接受的优势，在癌痛治疗中占有重要地位。

见肿消巴布剂（由三七、见肿消、阿魏、丁香、全蝎、细辛、延胡索等药物组成）治疗癌性疼痛，两组患者用药前NRS评分与用药后第3、7、14、28天比较，均有显著性差异。通过临床观察还发现，见肿消巴布剂可以提高止痛药物的止痛效果，且远期效果更明显，可以进一步提高癌痛患者的生活质量。中药体表直接给药发挥着中医外治法的特色与优势，经皮肤或黏膜表面吸收后药力直达病所，止痛迅速、有效，且可避免口服经消化道吸收可能出现的多环节灭活作用及一些药物内服带来的不良反应。

第二节 凝胶剂与肺癌外治

在中药凝胶剂的制备过程中，中药材性质、基质选择、pH 值及黏度等为影响制剂成型的主要因素。中药凝胶剂分为水性凝胶和油性凝胶。研究表明，水性凝胶基质特别有利于水溶性药物的释放。而油性凝胶基质涂于皮肤不易清洗，故临床上不常用油性凝胶。

有研究者探讨通络散结凝胶外用对骨癌痛的影响。应用大鼠为模型，观察大鼠的一般状况、体重、自发性疼痛评分、热痛觉、机械痛觉、患肢承重、胫骨骨密度变化。通络散结凝胶由制川乌、制草乌、细辛、天南星、姜黄、丁香、冰片按照 15∶15∶9∶9∶6∶6∶1 的比例组成。将中药研磨成粗粉，70% 乙醇回流提取 2 次，收集提取液，减压回收乙醇（50℃，0.08MPa），得药物提取浸膏。称取 4.6g 卡波普 940 均匀分散于适量蒸馏水中，溶胀过夜；将药物提取浸膏以乙醇溶解，在搅拌状态下加入卡波普 940 中；再依次加入氮酮 4g、丙二醇 20.7g、甘油 13.8g，搅拌至混合均匀，缓慢滴加三乙醇胺（用量以调节凝胶 pH 至 6.5）；调 pH 值至 6.5 左右，搅拌均匀，制得中药复方凝胶制剂。结果发现通络散结凝胶外用能显著改善骨癌痛大鼠一般状况、体重及自发性疼痛、机械痛和热痛觉、患肢承重及骨密度。

微乳凝胶结合了乳剂和凝胶的特性，在肺癌等癌性疼痛治疗中有较好的疗效。研究发现，用微乳凝胶作为天南星药物的微载体，可提高天南星的利用度，隔离外界与药物的接触，提高稳定性，并可将药效组分特异性定位于疼痛处皮肤的靶部位，发挥缓释作用，促进药物的透皮吸收，达到靶向、长效给药的目的。研究结果发现天南星总黄酮纳米凝胶给药后与空白组比较，热痛敏感时间延长。

凝胶剂在肺癌等癌性疼痛中的应用，其疗效主要取决于所选用的中药组分，基于这些中药组分开展研究可分析其镇痛机制。对七味中药组成的龙藤通络凝胶（LTTL gel）治疗癌痛进行研究，发现与空白凝胶相比，龙藤通络凝胶外用能够显著改善骨癌痛大鼠机械痛觉和热痛觉，抑制破骨细胞活性，降低外周血 ICTP 和 BAP 水平，外用安全、无明显不良反应。可能是治疗癌痛的有效药物。

凝胶剂是近年来兴起的一种比较方便易制的药物新剂型，目前上市的治疗肺癌疼痛的有蟾乌凝胶膏，在临床应用中已显示出它的优越性。

第三节　穴位埋线疗法与肺癌外治

穴位埋线治疗是一种新兴的穴位刺激疗法，是以中医整体观、辨证观为指导，以脏腑、经络、气血理论为基础，结合传统针灸和现代医疗实践，用针或者特制器械将羊肠线埋入特定穴位一定位置，治疗或者预防疾病的治疗方法。

埋线疗法是对中医学针灸疗法的继承和发扬，在埋线治疗复合信息刺激的全过程中，羊肠线可延长穴位的刺激时间，与粗针针刺过程中的进针、留针、行针、起针等合为一体，产生长效针感作用；同时还具有穴位封闭、组织放血、异物刺激等穴位刺激疗法的作用，故对疾病的预防和治疗有良好作用。穴位埋线疗法施术简单，效高价廉而广为医患所接受，对预防和治疗肺癌放化疗的不良反应，提高患者生活质量方面有广泛应用，其主要机制和临床应用如下。

一、穴位埋线疗法作用

（一）穴位封闭作用

埋线时，一般要应用麻醉剂对穴位局部皮肤进行麻醉。在局部麻醉时随麻醉剂注入一定量生理盐水，其膨胀作用在穴位周围产生机械压力，对皮部形成刺激；盐水对局部的代谢产物冲击稀释，可降低致炎、致痛介质的局部浓度；注射的麻醉药物可选择性阻断局部末梢神经及神经干冲动的传导，使患部对穴位及中枢神经产生的劣性传导受阻，让神经系统获得休息和恢复的机会，从而逐渐恢复其正常的功能。在麻醉的后期，局部所受的机械刺激和药物刺激加强，毛细血管扩张，局部的血液循环和淋巴回流加速，新陈代谢加快，其营养状况得到改善，通过神经体液调节，可让偏离正常的机体状况得到改善。

虽然局麻醉可减弱针刺对皮肤肌肉的疼痛刺激，有一系列的局部封闭作用，但穴位软组织对穿刺针刺激的反应也会相应减弱。

（二）针刺经络腧穴治疗作用

埋线作为异物刺激穴位局部区域，可达到长时间埋针的留针作用。作为一种特殊的针刺疗法，其具有针刺疗法的典型特征，主要表现为良性的双向调节作用和整体性调节作用。埋线疗法一般不会有不良反应（特殊禁忌证除外），它的双向调节作用，表现为在不同的病理状态下（偏盛偏衰）进行治疗，都有使之调整到正常功能状态的功效，即具有兴奋性和抑制性的双重效应。埋线刺激经穴局部的神经组织，可使神经末梢和中枢神经系统产生兴奋或抑制各种调节反应，进而影响体液、内分泌、免疫等，同时也产生一系列的相应反应，调节交感神经、副交感神经，使其平衡发展，最终使人体产生局部或整体的良性调节效应，使受损害或紊乱的脏腑、器官组织发挥其正常生理活动功能。这种双向调节作用，是因针刺刺激调动了机体自身的调节功能，通过正反馈和负反馈作用引起。埋线的治疗作用有其整体性，对病灶局部和全身都有调节功能。

（三）放血疗法作用

埋线时通过针刺局部穴位组织，使局部出血，可产生放血疗法的效应。放血后可改善局部病变处组织的微循环障碍，缓解血管痉挛，促进血液循环，血流速度加速，扫除病损处代谢障碍，从而改善局部组织缺氧缺血状态，随着局部代谢产物蓄积减少，这些代谢产物蓄积对机体产生的不良刺激得到缓解。从西医学观点来看，埋线放血加强了微血管的调节作用，间接地改善了微循环功能，进而改善了机体脏腑组织器官的功能。《针灸大成》曰："人之气血凝滞不通，犹水之凝滞而不通也。水之不通，决之使流于湖海，气血不通，针之使用于经脉。"疏通经络的壅滞堵塞，调整脏腑的功能紊乱，即可达到治疗目的。放血疗法通过针刺放血，通达经络，调和气血，使气滞血瘀的病理状况恢复正常，达到疏通经络、调理气血、平衡阴阳、扶正祛邪、改善脏腑功能紊乱的作用。

（四）组织疗法作用

羊肠线作为异种动物蛋白载埋入穴位，可发挥长效针感效应，经过 50 天左右的吸收过程，所产生的能量，相当于毫针治疗 50 次的功效。羊肠线埋入穴位，通过体液、体温的吸收过程，可产生理化信息，产生异性蛋白组织的良性双向调节效应，从而加速血液循环，促进营养吸收，加强新陈代谢，活跃细胞，旺盛精、气、神，提高机体免疫功能，增强体质，抵抗疾病，抗衰老。在穴位局部除了埋羊肠线外，还可以埋藏其他动物的组织及钢圈和磁块等。

二、穴位埋线疗法在肺癌治疗中的应用

由于埋线疗法可以长期穴位刺激的优势，穴位埋线防治中晚期非小细胞肺癌化疗后不良反应有较多应用，取穴多为中脘、双侧足三里、四花穴（胆俞和膈俞）。穴位埋线对中晚期非小细胞肺癌患者化疗时出现的胃肠道不良反应、肺癌疼痛等有明显的预防和治疗作用，并且能够提高机体免疫功能，提高患者生活质量。

埋线的长效穴位刺激在肺癌疼痛中有广泛应用，穴位埋线疗法对肺癌癌性疼痛的治疗中选穴多用肺俞、肾俞、膻中、足三里、阿是穴等，穴位埋线能有效治疗肺癌癌性疼痛与穴位埋线及肺癌疼痛机制有关。癌性疼痛属中医"痛证"范畴，称为"癌瘤痛"，是指瘤毒侵犯经络或瘤块阻滞经络而致机体某部位的疼痛，可分为"不通则痛"和"不荣则痛"两类，研究者认为埋线疗法的埋线位置大多为皮肤，而中医认为"肺主皮毛"，肺与皮肤之间存在特殊关系，皮毛包括皮肤、汗腺、毫毛等组织，《黄帝内经》中记载"皮毛者，肺之合也""肺气盛则皮毛致密而润泽""肺朝百脉，输精于皮毛"等，故刺激皮肤可以影响肺功能的调节。

埋线疗法的直接针刺效应还可应用于肺癌患者呼吸道症状的治疗。穴位埋线治疗肺癌患者咳嗽、气急、咳痰等，选穴多用肺俞、风门、定喘、足三里；肾虚者加肾俞。这个治疗过程中，羊肠线对人体产生特异性刺激，可增强机体的免疫功能，使肺内有关感受器产生相应的改变。

三、穴位埋线疗法治疗举例

【取穴】肺俞、肾俞、膻中、足三里、阿是穴（图 5-3-6-1~ 图 5-3-6-3）。

【操作方法】在无菌操作下将泡软后的羊肠线剪成 1cm 长的线段，持镊子将线段穿入注射针头针尖，将不锈钢毫针从注射针头的尾部穿入作为针芯。选取穴位的局部皮肤消毒，然后将注射针头刺入穴位，右手持毫针不动，左手将注射针头稍上提，有轻松感后将注射针头及毫针一同拔出，使羊肠线留于穴位内，观察有无出血。

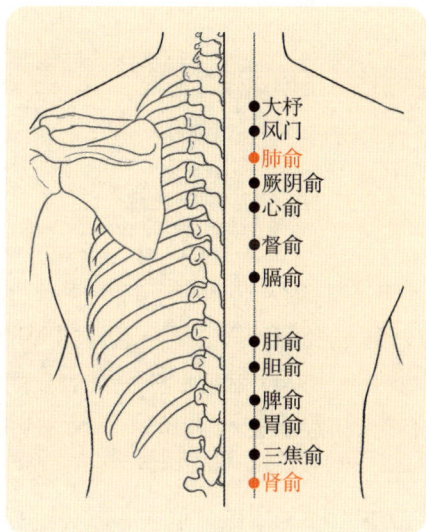

图 5-3-6-1 肺俞、肾俞

大杼
风门
肺俞
厥阴俞
心俞
督俞
膈俞
肝俞
胆俞
脾俞
胃俞
三焦俞
肾俞

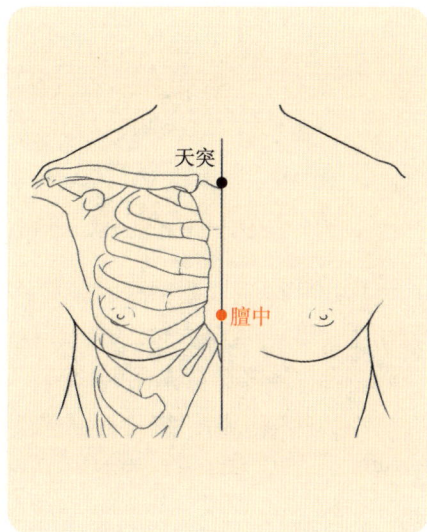

图 5-3-6-2 膻中

天突
膻中

【疗程】7 天为 1 个疗程，每个疗程埋线 1 次。

【适应证】肺癌癌痛。

【出处】魏有刚，周长萍. 穴位埋线治疗肺癌癌性疼痛的疗效观察 [J]. 解放军预防医学杂志，2016，34（S1）：297-298.

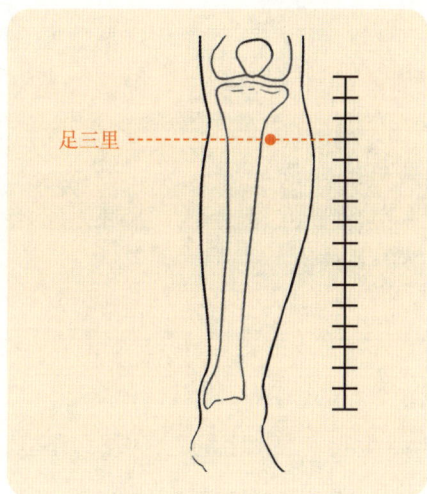

足三里

图 5-3-6-3 足三里

第四节　耳穴疗法与肺癌外治

一、耳穴疗法概述

耳穴疗法是根据中医脏腑经络理论，将耳针、药丸、药籽、谷类等置于胶布上，贴于耳部穴位，用手指按压刺激，通过经络传导，达到行气止痛、宁心安神、调整机体平衡的目的，是防治疾病的一种常用的中医外治方法。

中医理论认为"耳者，宗筋之所聚也""十二经脉上结于耳"。人体五脏六腑九窍在人体耳廓上均有相应的反射区域，耳穴分布宛如母体内倒置的胎儿，投影规律蕴藏人体的全部信息。从诺吉尔（法国）的"胚胎倒影学说"提出，到张颖清教授"生物全息律"的典型实例，耳穴疗法的疗效逐渐受到国内外的认可。

耳穴疗法在肺癌化疗后恶心、呕吐，肺癌患者的睡眠障碍，肺癌术后疲劳综合征，肺癌咳嗽，肺癌患者生活质量等诸多方面均有临床应用，疗效较好。耳穴疗法在肺癌治疗中的应用体现了中医的整体观念和辨证论治的思想，具有操作简单、经济、有效、无创、不良反应少等优点，患者乐于接受，值得临床推广。

二、耳穴治疗举例

【耳穴取穴】肝、神门、交感、皮质下、枕（图 5-4-1-1）。

【操作方法】先利用探棒找出耳穴疼痛阳性反应点，按压片刻后以压痕作为贴压标记，将粘贴有王不留行籽的耳贴对准压痕贴敷好，压实贴紧，用中等力度按压，以患者有酸麻胀痛感且能忍受为宜。每次按压 3~5min，每天按压 4~6 次。3 天后改为另一侧耳穴，双耳交替进行。

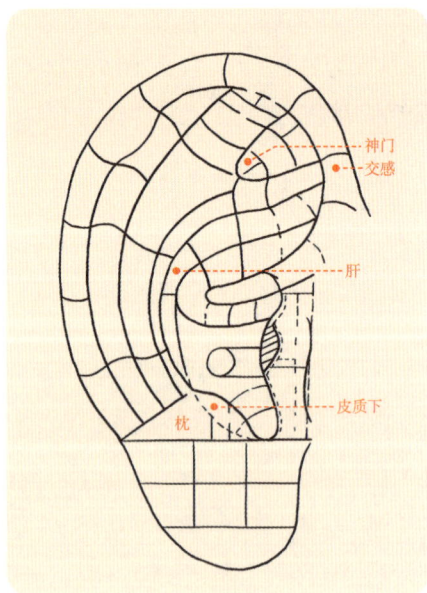

图 5-4-1-1　肝、神门、交感、皮质下、枕

【适应证】晚期肺癌患者癌因性疼痛和疲乏。

【出处】汪琼，袁亚芬，沈红芳. 耳穴手法按压对肺癌术后化疗患者肺功能、癌因性疲乏的改善研究［J］. 浙江创伤外科，2024，29（2）：350-353.

扫码查阅参考文献

第六章　肺癌现代微创外治技术

本章主要介绍可用于肺癌治疗的现代微创外治技术，这些技术也可用于其他肺癌疾病，不只局限于肺癌治疗。

第一节　呼吸内镜介入治疗技术

一、热烧灼治疗技术

（一）概述

支气管镜热烧灼技术是一种使用高频电流或激光等热源来治疗支气管内病变的方法。该技术可以用于治疗多种支气管疾病，如支气管狭窄、支气管肿瘤、支气管结核等。

相比传统的手术切除方法，支气管镜热烧灼技术具有创伤小、恢复快、疗效好等优点。同时，由于该技术不需要开刀，可以减少手术风险和降低并发症的发生率。支气管镜下的热烧灼技术种类繁多，电流（高频电刀、氩等离子体凝固术、射频）、光（激光）、电磁波（微波）都在临床有广泛应用。该技术也可以与其他治疗方法结合使用，如手术、放疗、化疗等，以达到更好的治疗效果。

（二）历史源流

支气管镜下的热烧灼治疗技术是一种介入性治疗方法，可以用于治疗多种呼吸系统疾病，如支气管肺癌、气道内良性病变等。该技术的历史渊源可以追溯到 20 世纪 50 年代。

20 世纪 50 年代，支气管镜技术开始被广泛应用于呼吸系统疾病的诊断和治疗中。当时，医生们发现，通过支气管镜可以直接观察到支气管内部的情况，并且可以进行一些治疗操作，如取出异物、止血等。在此基础上，人们开始尝试使用热烧灼技术来治疗支气管内的病变组织。

最初的热烧灼技术使用的是电烙铁等传统工具，需要在手术室内进行操作。随着技术的不断进步，支气管镜下的热烧灼治疗技术逐渐得到了改进和完善。现代支气管镜下的热烧灼治疗技术已经可以精确地控制温度和时间，减少对周围组织的损伤，提高了治疗效果和安全性。

（三）原理

1. 高频电刀

高频电刀是一种将电能转换成热能而将病变组织切除或消融的电凝切技术。利用电圈套技术，可迅速将肿瘤切除，快速改善梗阻症状，减少出血等并发症的发生。支气管镜高频电刀治疗是缓解气道腔内阻塞症状有效且价廉的方法。

2. 氩等离子体凝固术（APC）

APC 是一种新型的高频电刀，带有 APC 探头的电极电离氩气形成氩等离子体，在探头和组织之间形成非接触式电流，是一种非接触式的高频电凝切技术。氩等离子体束不仅沿探头的轴以直线方式作用于组织，也以侧喷的形式发挥作用。到达组织后，热能产生 3 条均匀的带：脱水干燥区（A）、凝固区（B）和失活区（C），从而产生治疗效果。此技术由于自身的特点及安全性，有可能取代高频电刀及激光治疗成为支气管腔内治疗的主流技术。腔内APC 是用于减轻腔内肿瘤一种很好的方法，特别是在止血方面疗效独特。

3. 微波

微波是一种波长 1mm~1m，频率 300MHz~300GHz 的高频电磁波，但它不同于激光与高频电。激光与高频电所发出的高能量从组织外集聚于组织表面的小面积中，引起局部组织发热和温度升高，是一种外部加热法。而微波治疗则是以生物组织内部本身作为热源，利用其丰富的水性成分产生不导电的热，是一种内部加热法。微波能在支气管局部产生 65~100℃高温，可有效地破坏癌组织，并防止扩散。微波温度加高时，溶酶体增多活化，可促使瘤细胞变性坏死，自我消化。高功率的微波探头可在瞬间产生 250℃以上的高温，因此可达到迅速杀死癌细胞的作用。另外，微波热效应可增加局部血液和淋巴循环，受照射组织代谢加强，使细胞内 cAMP 增加，改善营养，从而加速了组织的再生和修复能力，还可以提高组织的免疫反应能力。同时微波热凝可抑制肿瘤细胞生长。支气管镜微波热凝治疗中心型肺癌是一种良好的姑息性治疗方法，改善症状快，设备简单，操作方便安全，价格低廉，临床应用效果较为理想，有着广阔的前景。

4. 激光

经支气管镜激光治疗呼吸道病变始于 20 世纪 70 年代。临床应用的激光主要有两种，即半导体激光和 Nd：YAG 激光。在激光束直接辐照下，短时间（几毫秒）内即可使生物组织的局部温度高达 200~1000℃，使蛋白质变性、凝固坏死或气化。原则上，只要是支气管镜能看得见的气道内增生性病变造成的阻塞，用光导纤维远端能垂直对准病变组织，便于操作的部位均可应用激光治疗。

（四）适应证和禁忌证

1. 适应证

（1）气道恶性肿瘤：可用于恶性肿瘤的局部切除，有效控制肿瘤的生长和转移。

（2）气道良性肿瘤：可用于良性肿瘤的切除，如乳头状瘤、错构瘤等。

（3）气道炎性病变：可用于气道结核、真菌感染及血管炎等病变。

（4）气道纤维性狭窄：可用于松解纤维性狭窄、切除瘢痕组织等。

（5）气道异物：可用于破坏异物的形状，使其易于取出；或事先处理异物周围的肉芽组织，易于异物的取出。

（6）其他：气道的非特异性病变，如气道淀粉样变、血管瘤等。

2. 禁忌证

（1）气道严重狭窄：如果气道狭窄严重，可能会导致治疗过程中的热能较难扩散，增加治疗的难度和风险，需与硬镜铲切等结合应用。

（2）肺动脉高压：支气管镜下热烧灼可能会导致肺部压力升高，因此肺动脉高压的患者可能无法承受治疗的风险。

（3）呼吸功能不良：如果患者有呼吸功能不良的情况，进行支气管镜下热烧灼可能会导致呼吸困难、氧供不足等并发症。

（4）凝血功能障碍：凝血功能障碍可能会导致手术难度增加，出血风险增加。

（5）已放置心脏起搏器的患者应用热烧灼治疗需慎重。

总之，在决定进行支气管镜下热烧灼治疗之前，患者需要进行全面的身体检查，医生应考虑以上禁忌证等因素并做好风险评估，以制定最适合的治疗方案。

（五）操作方法和注意事项

1. 术前准备

术前检查同支气管镜前检查，如胸部 CT、心电图、凝血项、肺功能等。术前应评估是否为热烧灼的适应证 / 禁忌证，评估其可行性及安全性，评估术中风险及应急方案。向患者及家属交代病情，说明手术过程及风险，取得良好配合。准备需要的急救药品及设备。

2. 麻醉方式

根据患者病情，选择不同的麻醉方法。局部表面麻醉，在行气管镜前 30min，肌内注射安定 10mg 或苯巴比妥 100mg，以减少患者的紧张心理。用 2% 的利多卡因 5~8ml 为患者做压缩雾化吸入进行麻醉。局部麻醉一般适合于气道梗阻较轻、病变范围较小、耐受能力较强的患者，术中鼻导管或面罩吸氧。静脉监控麻醉（局部麻醉加静脉强化）又称保留自主呼吸监控性麻醉，主要用于耐受能力较差、手术持续时间较长者或高龄患者，在局部麻醉后，再静脉给予丙泊酚 2~3mg/（kg·min）、瑞芬太尼 0.06~0.12μg/（kg·min）持续泵入，可以经鼻、口或喉罩进镜，术中面罩吸氧或高频通气给氧。全凭静脉麻醉，多用于有严重的呼吸困难、不能平卧、大气道梗阻、一侧或两侧主支气管严重狭窄的患者，全麻下先插入喉罩或气管插管或硬质气管镜，保持呼吸通路，再经软性支气管镜进行治疗，术中高频通气和麻醉机给氧。在任何麻醉方式下，均手术全程监测心率、血压、血氧饱和度、呼吸频率，全麻时间超过 1h 者或有慢性阻塞性肺疾病者术中要监测血气分析。

3. 器械准备

将高频电刀电极板置于患者一侧下肢上，确保接触良好，接上电源，打开开关。根据病变组织特点调整输出功率，对于出血、瘢痕、松软组织选择小功率，对于致密组织选择较大功率，根据病变反应可以逐步提高功率，避免过大功率造成组织穿孔。根据具体病变选择不同的可弯曲支气管镜或硬质支气管镜。

激光：将光导纤维经支气管镜工作孔道插入，伸出支气管镜远端约 1cm，应用可见光定位，对准目标且距离目标至少 0.5cm，发射激光。脚踏开关由操作者控制，所用半导体激光功率为 5~30W；如使用 Nd：YAG 激光治疗，所用功率一般为 15~30W，每次照射 0.5~1s，间隔 0.1~0.5s，也可以使用连续脉冲模式。所用能量根据病灶大小而定，对较大病灶可以分次治疗。

4. 操作注意事项

（1）根据患者情况选择不同的支气管镜，组织松软选择较小功率，组织致密选择较大功率，出血、瘢痕选择较小功率。

（2）高频电刀和微波是将电极直接靠近病变组织。

（3）APC及激光探头应伸出活检孔道直至至少见到第一个标记环；距离病变3~5mm最佳，避免过近，过近容易堵塞电极。避免焦痂堵塞电极，一旦焦痂或组织堵塞电极应及时进行清理。

（4）APC、激光和微波功率控制在50W以下，每次治疗时间避免大于5s，避免损伤气管壁，造成穿孔。

（5）保持视野清晰，电极应保持在视野之内，未看清组织结构时不要盲目烧灼。

（6）咳嗽或呼吸运动时要注意电极位置。

（7）术中吸氧浓度应小于40%，避免着火。

（8）烧灼后创面均有肿胀，以及坏死物附着造成管腔狭窄，故应在术后2到3天复查气管镜进行清理。

（9）对范围较小、小量出血的病灶，可用短促的操作来止血；对范围较广、出血较多的病灶，可用扫荡式操作来止血；而对出血不止的管腔内肿瘤，还可将电极直接贴近肿瘤烧灼，并将焦痂一并取出，但需注意，焦痂不宜烧灼时间太长，以免着火。

（六）疗效评价标准

支气管镜下热烧灼是一种即时有效的治疗方法，用于缓解由于恶性或良性病变引起的中央气道阻塞。它非常适合治疗短、平、腔内阻塞和（或）出血性病变，特别是非小细胞肺癌。其他适应证包括与中央气道阻塞相关的良性疾病的治疗（例如息肉切除、支气管内支架周围肉芽组织清创、气道出血等）。

支气管镜下热烧灼不适合治疗气道外源性压迫或狭窄、气管支气管软化（激光除外）。使用高流量氧气（吸入氧气浓度＞40%）的患者不适合使用支气管镜APC。

（七）并发症及注意事项

热烧灼的并发症很少，通常少于1%，并发症可能与支气管镜检查、镇静或麻醉、电极本身有关。最常见的并发症是气道着火和气道穿孔，其他并发症包括气体栓塞、非金属支架或支气管导管的熔化、严重出血、电击、设备烧伤，极少有死亡报道。

为减少着火，在热烧灼期间应避免高流量氧气（即避免吸入氧气浓度＞40%）、限制所施加的功率（小于50W）、减少应用时间（小于3s）。此外，要保持探针尖端距任何可燃材料几厘米远。

对于气道内放置非金属（通常是硅酮）支架、气道存在非金属管道的患者，在气道内应用热烧灼有熔化风险，故烧灼时应尽量避开。虽APC较常规高频电刀、激光的烧灼浅，但仍有气道穿孔可能，对于气道壁较薄、病变较广泛的病变在烧灼前应评估气道再通的益处及气道穿孔的风险，谨慎使用。理论上较高的气流产生的火焰较长，治疗效果较好，但因肿瘤生长的形状不规则及在气管分叉处氩气可能会拐弯到不可见的区域，可能会增加穿孔风险。

功率的设置及应用的时间会影响组织破坏程度，功率越高、时间越长，组织的破坏越多。越高的功率产生的焦痂越多，容易堵塞电极造成排气困难，从而影响治疗效果。

对于有植入除颤器、起搏器等电植入装置的患者，在应用热烧灼前应与相关学科进行讨论，避免不良事件的发生。

（八）本疗法的中医认识

热烧灼治疗在中医中属于外科治疗方法，在局部使用火热之力清除病邪和病理组织，促进血液循环，加速炎症消散和组织修复，但其对人体气血、阴阳、津液的影响需要具体分析。

气：热烧灼能够扩张支气管，促进气体流通，改善呼吸困难等症状。但如果使用不当或过度，可能会导致气滞或气逆等不良反应。

血：热烧灼能够促进局部血液循环，加速组织修复和新陈代谢。但如果过度刺激或时间过长，可能会导致血液过热或出血等不良反应。

阴：热烧灼能够清热解毒，祛风散寒，但如果用于治疗阳虚内热等病情，可能会进一步耗损体内阴液，导致阴阳失衡。

津：热烧灼能够滋润燥热的组织，但如果过度使用或时间过长，可能会导致津液耗损，引起口干舌燥、便秘等症状。

因此，在进行支气管镜下的热烧灼治疗时，需要根据患者的具体情况和病情特点，合理选择治疗方法，控制火候、时间等因素，以达到最佳治疗效果并避免不良反应的发生。同时还需要结合其他中医治疗方法综合施治，以保持人体阴阳平衡和津液正常分泌。

如果在支气管镜下的热烧灼治疗过程中出现了不良反应，需要及时采取相应的处理措施，避免症状进一步恶化。

（1）气滞或气逆：可以采用调息、拍打、揉捏等手法，促进气血流通。也可以选用一些行气活血的中药进行治疗。

（2）血液过热或出血：应立即停止热烧灼治疗，采取凉血止血的方法，如用冰敷、静脉输液等。必要时需要就医进行处理。

（3）阴阳失衡：需要综合分析患者的病情和体质特点，选择合适的中医药手段进行治疗。一般建议在治疗过程中保持饮食清淡、避免过度劳累、保持心情舒畅等。

（4）津液耗损：可以采用滋阴润燥的中药进行治疗，如石斛、沙参、麦冬等。同时要保持充足的水分摄入，避免口干舌燥的症状发生。

（九）典型病例

1. 气管腺样囊性癌热烧灼治疗（图 6-1-1-1）

患者为老年女性，71 岁，主因间断咳嗽、咳痰、气短伴喘憋 5 年，加重 2 天入院。患者 5 年前无明显诱因出现咳嗽，咯少量白痰，易咯出，伴活动后喘憋，经 CT 及支气管镜检查，确诊为气管腺样囊性癌。后多次行支气管镜下介入治疗。本次入院行 CT 检查，发现气道 I 区周围占位性病变（图 6-1-1-1a），包绕气管，管腔狭窄，瘤内可见高密度影（放射性粒子）。气管镜检查示：声门瘢痕狭窄，中央气道 I、II 区新生物（混合型）（图 6-1-1-1b）。硬质气管镜下扩张、电切针切除肿瘤（视频 6-1-1-1）、二氧化碳冷冻、氩气刀（视频 6-1-1-2）等治疗后管腔明显较前增宽（图 6-1-1-1c）。

视频 6-1-1-1
电切针切除肿瘤

视频 6-1-1-2
氩气刀

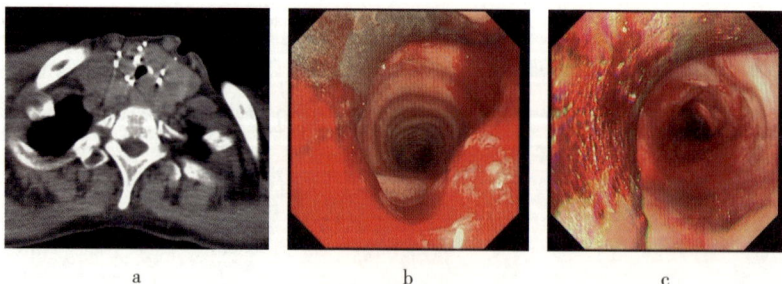

a   b   c

图 6-1-1-1　气管腺样囊性癌热烧灼治疗

2. 氩气刀治疗病例（图 6-1-1-2）

患者为老年男性，79 岁，主因肺癌术后 7 年余，间断咳嗽咳痰、痰中带血 6 年，咯血加重 5 天由急诊收入院。患者 7 年余前因咳嗽、咳痰、痰中带血诊断为肺癌，行左下肺切除术 + 淋巴结清扫，后病理示：肺非角质型鳞癌，$T_3N_0M_0$ ⅡB 期，术后诉定期随诊复查未见异常。此后间断咳嗽咳痰、痰中带血，间断门诊就诊，口服云南白药及西黄丸治疗。5 天前患者咯血重，间断咳鲜红色血痰，为求进一步治疗就诊于我科，CT 发现左主支气管完全堵塞伴肺不张（图 6-1-1-2a），住院后全麻下行气管镜下削瘤术。术中可见左主支气管开口大量白色分泌物，管腔被肉芽样组织完全堵塞（图 6-1-1-2b），予电圈套套取、氩气刀烧灼（图 6-1-1-2c）、二氧化碳冻取、活钳钳取新生物，送病理学检查为肉芽肿，治疗后管腔较前拓宽（图 6-1-1-2d），镜身勉强挤过，左上叶开口可见。第二天复查胸部 CT 见左上肺部分复张（图 6-1-1-2e）。

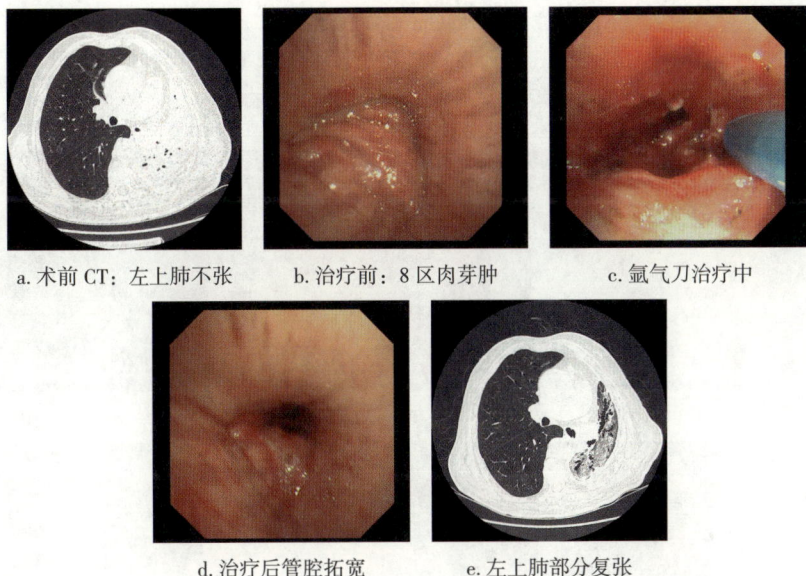

a. 术前 CT：左上肺不张　　b. 治疗前：8 区肉芽肿　　c. 氩气刀治疗中

d. 治疗后管腔拓宽　　　e. 左上肺部分复张

图 6-1-1-2　气道肉芽肿氩气刀等治疗

3. 气道淀粉样变激光治疗（图 6-1-1-3）

患者为老年女性，70 岁，主因间断憋喘 2 年余，加重 2 周，门诊以"气道淀粉样变"收治入院。患者 2 年前无明显诱因出现喘憋，进行性加重，渐不能平卧，胸部 CT 示：气管 – 支气管壁增厚（图 6-1-1-3a）。支气管镜：气管黏膜弥漫结节样隆起；隆突黏膜结节样隆起；左右支气管部分黏膜呈结节样隆起改变（图 6-1-1-3b）。病理诊断为气道淀粉样变性，刚果红（+），诊断为气管、支气管淀粉样变，未予特殊治疗。入院后全麻下行硬质气管镜治疗。气管镜可见声门下右侧壁局部隆起肿物，表面凹凸不平，内镜窄带成像术（NBI）下可见表面血管丰富迂曲，管腔狭窄约40%，予激光烧灼、电圈套治疗后管腔狭窄30%。继续进镜，中央气道Ⅰ区膜部可见新生物突出于管腔，呈混合型（管壁+管内型），NBI下可见表面血管丰富迂曲，管腔狭窄约60%，予激光烧灼（图6-1-1-3c）、二氧化碳冻取部分新生物送病理学检查，治疗后管腔狭窄约40%。继续进镜，中央气道Ⅱ~Ⅳ区管腔尚通畅，黏膜可见广泛弥漫新生物生长，表面凹凸不平，呈混合型（管壁+管内型），管腔狭窄约40%，NBI下可见表面血管丰富迂曲，于Ⅱ区予硬镜铲切、硬镜扩张、高频电切针切割、激光烧灼、二氧化碳冷冻、活检钳钳取、氩气烧灼，治疗后管腔狭窄约30%（图6-1-1-3d、图6-1-1-3e），隆突稍增宽，左、右主支气管各分支支气管管腔内可见少量黏性分泌物，予滴注2%利多卡因充分吸引清除后管腔尚通畅，可见散在新生物弥漫生长，黏膜欠光滑。术中少量出血，予氩气刀烧灼、血凝酶喷洒后血止，术后无活动性出血。术后3天、7天清理气道。患者自觉喘憋明显缓解，未诉特殊不适。

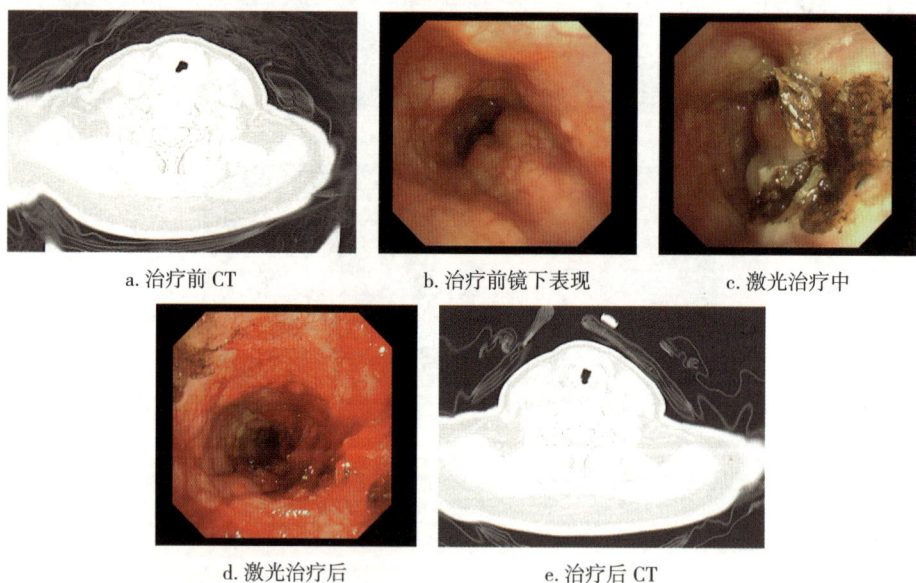

a. 治疗前CT　　b. 治疗前镜下表现　　c. 激光治疗中

d. 激光治疗后　　e. 治疗后CT

图6-1-1-3　激光治疗

（十）疗法优势

相比传统的手术治疗方法，支气管镜下热消融技术具有以下优势。

（1）微创性：支气管镜下的热烧灼治疗技术是一种微创性治疗方法，不需要开刀或进行大面积的切除，可以减少手术创伤和恢复时间。

（2）准确性：支气管镜下的热烧灼治疗技术可以直接观察到病变组织的位置和大小，并且可以精确地控制温度和时间，减少对周围正常组织的损伤。

（3）可重复性：支气管镜下的热烧灼治疗技术可以反复进行，以达到更好的治疗效果。

（4）安全性：支气管镜下的热烧灼治疗技术具有较高的安全性，因为它不需要使用大量的麻醉药物或切割工具，减少了手术风险，降低了并发症的发生率。

（5）经济性：支气管镜下的热烧灼治疗技术相对于传统的手术治疗方法来说费用较低，更加经济实惠。

二、冷冻治疗技术

（一）概述

支气管镜下冷冻是通过支气管镜将冷冻探头或冷冻剂直接喷洒到病变部位，使病变组织受到冻结和破坏，从而达到治疗的目的。

支气管镜下冷冻治疗适用于多种呼吸系统疾病，如肺癌、支气管结核、支气管扩张症等。与传统的手术切除相比，支气管镜下冷冻治疗具有创伤小、恢复快、并发症少等优点。

（二）历史源流

1852 年焦耳（J.P.Joule）和汤姆孙（W.Thomson）发现了气体自由膨胀时温度下降的现象，该现象被称为焦耳 – 汤姆孙效应（Joule–Thomson effect）。这一发现成为获得低温的主要方法之一，此后被广泛地应用到低温技术中。

1895 年，法国 Linde 和英国 Hampson 应用焦耳 – 汤姆孙效应产生持续液化气体流（air liquefiers），促进了冷冻治疗的发展，并沿用至今。1907 年 William Pusey 首先应用液化二氧化碳冷冻治疗疾病，由于液化二氧化碳易于制备，很快在皮肤病学和妇科学领域得到较广泛应用，直到今天仍是冷冻治疗中主要的制冷源之一。

1968 年在美国的 Mayo Clinic（梅奥诊所）D.R.Sanderson 和 H.B.Neel 首先开始应用冷冻治疗导致气道阻塞的腔内肿瘤，并于 1975 年在 Mayo Clin Proc

上首次报道了应用冷冻技术治疗因支气管肿瘤阻塞气道的系列病例报告，结果表明冷冻对无外科手术指征的气道内肿瘤是一种非常有价值的姑息疗法，但是该技术当时并未在世界范围内得到广泛应用。直到 20 世纪 80 年代中期，冷冻技术在欧洲又重新被重视，1985 年后冷冻技术在气道腔内肿瘤的治疗中开始得到广泛应用。

目前冷冻治疗技术已经成为气道介入治疗方法中非常重要的组成部分，其适应证及技术本身正在不断完善中。

（三）原理

经支气管镜腔内冷冻治疗设备主要采用的是节流膨胀制冷法（焦耳－汤姆孙效应）来产生低温。

（1）冻融：传统的冷冻技术也被称作"冻融治疗（cryotherapy）"。与激光、氩等离子体凝固（APC）等其他技术相比，冻融治疗具有简单易操作、安全性高等优点。但是，由于冻融技术存在延迟效应，首次冻融治疗后的 1 周内还需进行二次气管镜检查，以清除脱落下来的坏死组织，这一点导致冻融技术并不能用于那些需要即刻实现管腔再通的急性气道梗阻患者。

（2）冻切：冻切技术（cryorecanalization/cryodebridement/cryoextraction，简称冻切）是将冷冻探针插入气道病灶内或放在表面，冷冻后将探针及病灶一起取出。由于冻切技术可直接获得肿瘤组织标本，催生了"冷冻活检"的问世。

目前较常用的冷却剂有液氮、氧化亚氮和二氧化碳等，常用冷却剂的沸点见表 6-1-2-1。液氮可使探头顶端达 −196℃，温度低，冷冻病变组织迅速，但也易冻伤正常组织，故目前对支气管腔内病变提倡应用二氧化碳。二氧化碳作为制冷源可使探针顶端内部中心温度达 −80℃，而传导到病变组织的温度约 −30℃，足以破坏病变组织而对正常组织影响较小。

表 6-1-2-1　常用的冷却剂的沸点

常用的冷却剂	沸点
液氮	−196℃
液态氧	−183℃
高压氧气	−70℃
固态二氧化碳	−80℃
氧化亚氮	−80℃
氟利昂	−40℃

（四）适应证和禁忌证

1. 适应证

冷冻治疗可用于各种良性、恶性病变，出血及异物等。

（1）恶性肿瘤的姑息性切除：对于引起气道阻塞的恶性肿瘤可应用冻切的方法迅速解除气道阻塞。尤其是不能用外科治疗的情况下，冷冻可起到很好的效果。恶性肿瘤的姑息性切除可使气道阻塞得到缓解、肺功能得到改善，从而可延长患者的生命并提高其生活质量。由于冻切将导致病变组织发生撕裂伤，一般会伴随较多的出血，因此应事前予患者行病变部位的增强CT检查，以判断肿瘤的血供情况，对血供丰富的肿瘤不建议应用冻切术，否则可能导致严重的危及生命的气道出血。此外建议在全麻下进行操作较为安全。图6-1-2-1病例为鳞癌阻塞气管，患者已无外科手术指征，先经APC烧灼以减少肿瘤出血，然后经冻切方法取出肿瘤，解除了患者的气道阻塞。

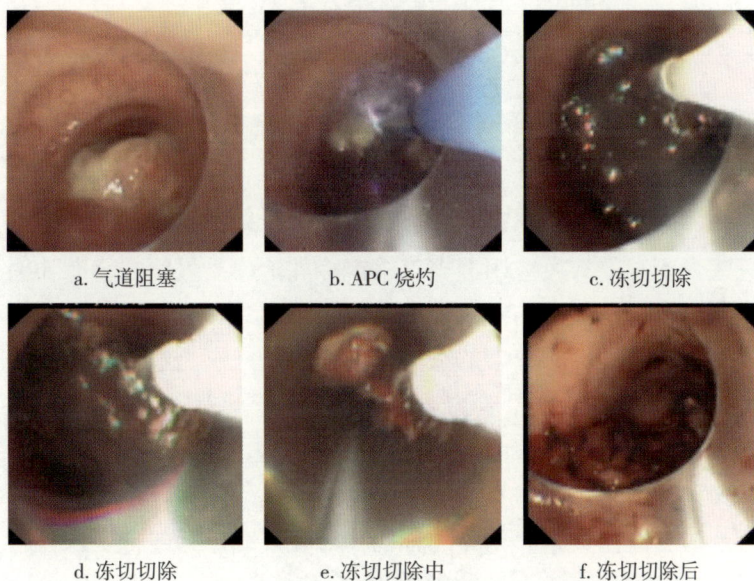

| a. 气道阻塞 | b. APC 烧灼 | c. 冻切切除 |
| d. 冻切切除 | e. 冻切切除中 | f. 冻切切除后 |

图 6-1-2-1　冷冻治疗气管恶性肿瘤

（2）良性肿瘤的切除：某些良性肿瘤如脂肪瘤、错构瘤、纤维瘤、平滑肌瘤、结核瘤及某些单发的腺瘤或乳头瘤等，如果肿瘤基底部不深，可以通过冻切法得到根治。神经纤维瘤和纤维组织细胞瘤发现时基底部往往较深，通过冻切治疗不能根治，复发率高，有指征时可行外科手术切除。鳞状细胞乳头状瘤及多形性腺瘤往往呈弥漫性分布，外科无法切除，应用冻切治疗也不能根治，但肿瘤复发时仍可应用冻切治疗以维持患者长期生存。图 6-1-2-2 是气道脂肪瘤的切除过程，脂肪瘤的切除效果很好，可以根治，很少会复发。

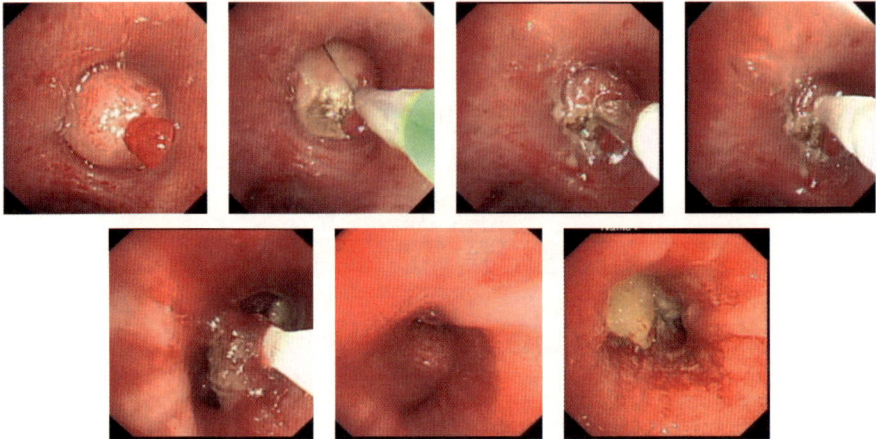

左上叶脂肪瘤，经电套圈圈取未成功，改用冷冻冻切后可见气道通畅，痰液被引出，最终将脂肪瘤全部切除，可见上叶尖、后、前各段开口。

图 6-1-2-2　气道脂肪瘤的切除过程

（3）支气管内早期肺癌的根除：支气管内早期肺癌传统的治疗方法是行外科手术切除以达到根治的目的。应用经支气管镜冷冻这样的微创治疗目前尚存争议。癌变前期及早期黏膜癌往往是偶然发现的，早期发现困难，因此目前尚无较大例数的有关应用经支气管镜冷冻治疗支气管内早期肺癌的研究报道。2001 年 Deygas 等在 Chest 上报道了一组 35 例支气管内早期肺癌患者采用经支气管镜腔内冷冻治疗的方法进行根除，一年治愈率为 91%，四年内局部复发率为 28%，疗效并不低于开胸手术。因此对于支气管内早期肺癌，经支气管镜冷冻可能是一种很有前途的治疗方法。

（4）异物的取出：通过冻结粘住异物的原理，冷冻可以取出各种各样的异物，特别擅长取出柔软、易碎的异物，如吸入的药丸或花生米，用钳子取出时会引起异物破碎。此外如血块凝结物、痰栓以及电刀切下的肿瘤组织等，应用活检钳往往难于取出，而冷冻可以轻而易举地将它们粘住取出。对于形状不规则的较硬的异物亦可通过冷冻的方法牢牢地冻住取出，如骨头、气管结石等。但对于光滑的硬物，冷冻不易将其冻住而往往不能成功取出，如牙齿等。图 6-1-2-3 是右中间段支气管结石应用冷冻取出的过程，结石较大并嵌在右中间段支气管内，应用异物钳无法抓取，遂用冷冻的方法将其粘出。

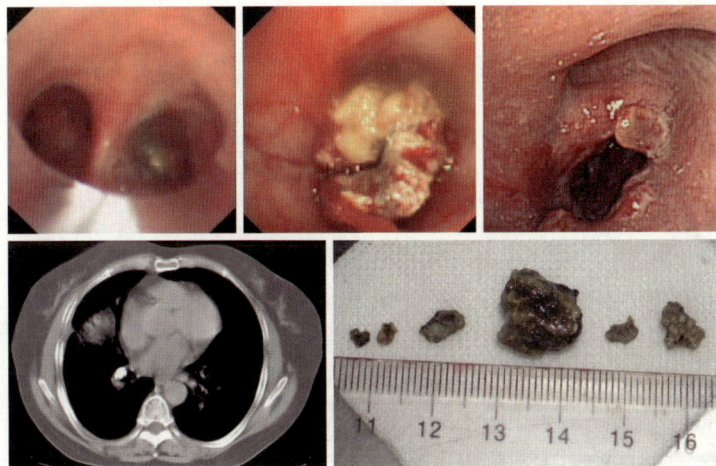

图 6-1-2-3　右中间段支气管内结石应用冷冻取出

（5）用于止血：冷冻可使微小血管闭塞，有一定的止血效果，止血率可达80%。但是只适用于少量出血，当大血管破裂时出血量较大，冷冻无法发挥效力（图6-1-2-4）。

（6）冷冻活检：经支气管冷冻活检分为经支气管腔内冷冻活检（endobronchial cryobiopsy，EBCB）和经支气管冷冻肺活检（transbronchial cryobiopsy，TBCB），前者针对支气管

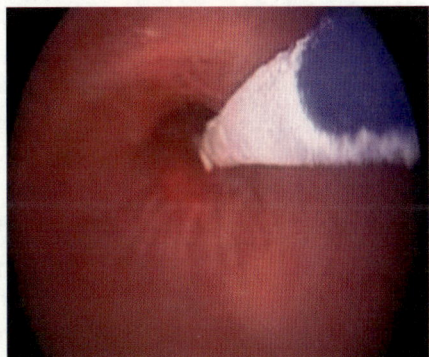

图 6-1-2-4　冷冻止血

镜下可见的病变，主要位于气管和支气管腔内，后者则针对支气管镜下不可见的外周肺病变。

经支气管腔内冷冻活检（EBCB）：2008年，Hetzel等首次提出了"冷冻活检（cryobiopsy）"的概念。以往，介入医生多选用活检钳进行活检取样，通过这种方式取得的标本体积较小，再加上活检钳在活检过程中会碾压组织，在不同程度上造成了组织的破坏。和活检钳活检相比，冷冻活检获得的标本体积大，并且避免了活检钳的碾压，相关试验证明，冷冻活检在有效性和安全性方面均优于活检钳活检。

2008年，Hetzel等为12例气道梗阻的患者施行冻切治疗后，首次对取下的肿瘤组织标本进行了分析。结果显示，冷冻活检得到的标本体积更大，平均直径达到了6.7mm（4.2~13mm），标本的质量也更高，标本内部组织破坏少

（75% 的标本完好区域超过了 75%）。免疫组织化学染色的结果证明，冷冻活检不破坏细胞核内部及细胞表面的分子标志物，这一点在小细胞肺癌的诊断方面具有特殊意义。

图 6-1-2-5 所示左主支气管病变被厚厚的分泌物覆盖，屡次活检钳活检未获结果，经冷冻去除厚厚的分泌物，病变暴露后再次冻切获取组织，诊断鳞癌。

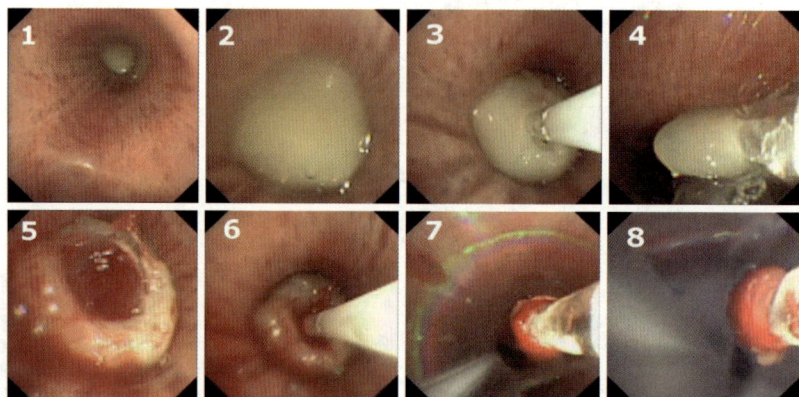

左主支气管病变被分泌物覆盖（图1、图2），予冷冻冻取厚厚的分泌物（图3、图4），病变暴露后再次冻切获取组织（图5~图8）。

图 6-1-2-5　冷冻冻取分泌物

经支气管冷冻肺活检（TBCB）：2009 年 Hetzel 等选取了 41 位影像学疑诊弥漫性肺疾病的患者作为研究对象，利用冷冻探头进行了肺组织活检，进一步拓宽了冷冻活检的适应证。他们首先使用传统的活检钳进行肺组织活检，之后在荧光支气管镜的引导下用冷冻探针进行活检取样，对通过这两种活检方式获得的标本分别进行了组织学检查及体积测量。组织学检查的结果显示，冷冻活检取得的所有标本都包含肺组织，并且未见肺泡压缩和组织结构的破坏。数字形态测量仪的测量结果表明，冷冻探针所获组织标本的平均表面积为 $15.11mm^2$，而传统活检方法所获标本的平均表面积仅为 $5.82mm^2$，两者之间存在统计学差异（$P < 0.01$），从而证明了冷冻活检的优势。

随后，又有多篇报道支持了上述结论。Franke 等人以猪为研究对象进行了类似的研究。结果显示，较之活检钳活检，冷冻活检能取得更大的标本，标本体积与冷冻时间成正比，标本质量也更高。尽管冷冻活检后局部留有更大的创口，但出血的频率并未增加，出血时间也未延长。结论认为冷冻活检是一种安全有效的新型活检方法，通过这种方法取得的标本对于疾病诊断而言有重要的意义。

2010 年，Schumann 等再次对冷冻活检技术进行了报道。他们选取 296 例患者作为研究对象，前 55 例患者分别使用活检钳和冷冻活检取样，之后的患者只行冷冻活检。对比研究显示，冷冻活检的诊断效能更高（89.1%），与活检钳活检相比，差异有统计学意义（89.1% vs 65.5%，$P < 0.05$）。在样本体积及质量方面，冷冻活检也有明显优势（$P < 0.0001$）。就安全性而言，在全部 296 例患者中，少量出血 11 例（3.7%），中量出血 3 例（1.0%），严重出血 1 例（0.3%）。结论认为，冷冻活检安全性高，并能提高气道内肿瘤性疾病的诊断效能，可在常规条件下开展。

为了进一步分析影响冷冻活检标本大小的因素，Franke 等进行了一系列的动物试验，并在 2010 年发表了他们的研究成果。该研究主要从 3 个方面进行了分析：第一，通过使用不同直径的冷冻探针进行肺活检，分析探头直径与标本大小的关系；第二，使用相同直径的冷冻探头分别从肺脏、肝脏和胃黏膜取样，分析不同组织结构对标本大小的影响；第三，冷冻过程中向探针施加大小不同的作用力，分析作用力与标本大小之间的关系。标本大小是从重量和直径两方面评价的。结果显示，探头直径越大，作用时间越长，所获标本体积越大。使用相同直径的探头分别从肺脏、肝脏和胃黏膜取活检时，三种来源的标本在直径上并没有显著差异，而重量不同，表现为肺脏＜肝脏＜胃黏膜。在冷冻过程中，用力按压探头有助于获取更大的标本。但即便是使用直径最小的冷冻探头也能获得比活检钳活检更大的标本。

近十年来，国外应用经支气管冷冻技术对支气管腔内病变、间质性肺病（ILD）、肺外周病灶、肺移植术后的监测等方面进行了系统的应用和研究。报道文献数量近几年增加迅速，2017 年发表了近 70 篇，2018 年初发表了"经支气管冷冻肺活检用于诊断弥漫性实质性肺疾病的专家共识"，2018 年 9 月美国胸科学会（American thorax society，ATS）等多学会联合发布的特发性肺纤维化（idiopathic pulmonary fibrosis，IPF）诊断指南也特别关注了 TBCB。我国 2010 年开展 EBCB 技术，2016 年进行了 TBCB，近 2 年来冷冻活检技术逐渐引起了介入呼吸病学领域的关注，发展迅速，已开展了 TBCB 对间质性肺疾病诊断价值的前瞻性研究、气源压力变化对冷冻效能的影响、冷冻肺活检对 ILD 诊断有效性和安全性前瞻性多中心真实世界研究。2019 年中华医学会呼吸病学分会介入呼吸病学学组及中国医生协会呼吸医生分会介入呼吸病学工作委员会在中华结核和呼吸杂志上发表了我国的经支气管冷冻活检技术临床应用专家共识。

2. 禁忌证

目前冷冻治疗的禁忌证主要有以下 2 个。

（1）重度气管软化或外压所致狭窄、无腔内病变。

（2）肿瘤含血量丰富，冷冻后易致危及生命的大出血。

过去认为如果主气道狭窄过于严重，患者濒临呼吸衰竭，因冷冻疗法具有延迟效应，应列为其禁忌证。但现在由于冻切法的应用，冷冻治疗亦可应用于此类患者。如下面病例，图 6-1-2-6 所示。

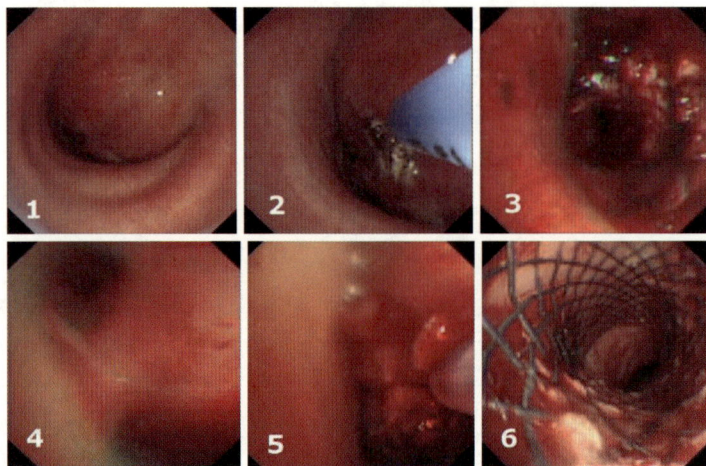

气管下段肿瘤几乎完全阻塞气道，仅留有一狭窄缝隙（图1）；APC 无法短时间烧通气道、电套圈亦无法套住肿瘤（图2）；患者氧合无法维持，遂立即给予冻切，大块肿瘤组织被冻切下来后，打出一条通道（图3）；气管通过后可见隆突（图4）；然后配合电套圈圈离肿瘤组织（图5）；由于该肿瘤合并外压，最后放入支架，气道完全通畅（图6）。

图 6-1-2-6　冻切肿瘤组织

（五）操作方法和注意事项

冷冻治疗常使用硬质支气管镜在全麻下进行操作。硬质支气管镜管道口径很粗，操作起来非常方便，可选用各种硬质冷冻探针进行冷冻治疗。硬镜下冷冻治疗还有一个优点，由于硬镜金属管道的保护作用，在进行冻切操作时，拔出冷冻探头的过程中不会粘连到正常的气管及声门等结构从而造成意外的损伤。

经支气管镜对气管或支气管腔内病变实施冷冻治疗的方法有以下 2 种。

1. 冻融法

冻融法是传统的冷冻方法。将冷冻探针直接插入病变组织，穿透病变组织深度2~3mm。如果病变组织坚硬致密，探针不能直接插入，可将探针抵住病变组织。冷冻探针由踩动脚踏板配合开始，探针末端在4mm范围内出现一个冰球，松开脚踏板即开始解冻过程。每个冷冻/解冻循环应该持续大约1min。在第一冷冻部位给予3次冷冻/解冻循环。然后在第一冷冻部位周边5~6mm处再给予3次冷冻/解冻循环，以使两个冷冻部位互有重叠，以后以此类推，如图6-1-2-7所示。

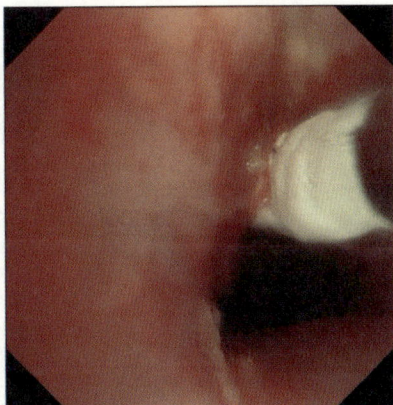

图6-1-2-7 气道瘢痕的冻融治疗

采用速冻缓融的方法，可以使癌细胞达到最大限度的坏死，应用冷冻坏死的原理，使狭窄或阻塞部分组织坏死、脱落，从而达到支气管通畅、解除呼吸困难及消除阻塞性肺炎的目的。冻融法引起的组织坏死脱落往往在冷冻治疗数天后发生，并且由于冷冻后组织有一定的水肿，气道狭窄可能会发生暂时性的加重，所以此方法不适用于急性重度气道阻塞。

2. 冻切法

冻切法是将冷冻探针直接插入病变组织内部，深度依病变大小而定。冷冻5~30s后，在拔出探针的同时摘除粘在探针上的病变组织，如图6-1-2-8

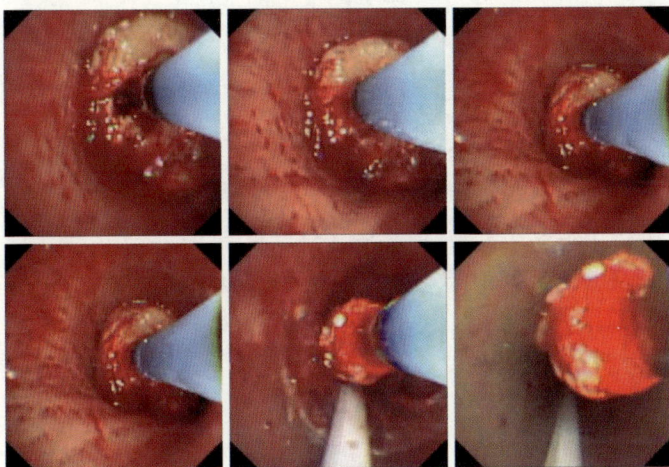

图6-1-2-8 冻切法

所示。此方法适用于较疏松的病变组织，当病变组织坚硬致密、探针不能直接插入时不适用此方法；也可将致密病变组织先用电刀切割后再插入冷冻探针实施冻切术。此外由于冷冻探针在摘除病变组织时会发生病变组织的撕裂伤，冻切法一般会伴随较多的出血，病变组织含血量多时亦不适合应用此方法，否则可能导致严重的危及生命的气道出血。由于此方法伴随出血较多，一般建议在全麻下进行操作，较为安全。

2004 年，Hetzel 等首先对气道内冷冻切除技术进行了报道。他们为 60 例患者实施了冻切治疗。结果证明，有 37 例（61%）患者即刻实现了管腔的完全再通，另有 13 例患者（22%）实现了部分再通（即虽有残余肿瘤组织阻塞气道，但直径 6mm 的气管镜能轻松通过狭窄部位），总成功率达到了 83%。在安全性方面，Hetzel 等在文中提到大部分患者只表现为自限性的少量出血，有 6 例患者出血量较多（100~300ml），但经 APC 处理后都能迅速止血。由此认为，冻切技术能够迅速有效地处理气道梗阻性疾病，并且安全性高，价格低廉。

随后，Franke 等在 2005 年发表了一篇个案报道，证明冻切技术可用于切除支气管内的脂肪瘤。2009 年，Schumann 等利用冻切技术治疗了 1 例复合型狭窄，该患者因淋巴瘤浸润造成了气管和支气管的严重狭窄，经冻切治疗后气管及支气管均获得了再通。

虽然上述研究成果在一定程度上证明了冻切技术的有效性及安全性，但由于样本数较少，大多数学者对此项技术仍持怀疑态度。直至 2009 年，Schumann 等的一项研究成果改变了人们对冻切技术的看法。Schumann 等对 225 例曾接受冻切治疗的患者进行了回顾。在这 225 例患者中，绝大多数操作是经软质气管镜完成的，只有少数病例使用了硬质气管镜（n=31，13.8%）。结果证明，225 例患者中有 205 例（91.1%）成功实现了管腔再通。部分病例由于病变过于复杂而联合了其他技术。其中 11 例（4.9%）患者放置了气道支架，37 例（16.4%）患者使用了氩等离子体凝固技术（APC）。在安全性方面，225 例患者中，少量出血 9 例（4.0%，经冰盐水或去甲肾上腺素处理后可制止），中量出血 18 例（8.0%，经 APC 处理可制止），没有严重出血的报道。由此认为，使用新型的冷冻探头能迅速使阻塞气道再通，即刻缓解患者症状，是一项安全高效的新技术。

冻切法可很快切除较大的病变组织，可反复多次操作直到管腔完全通畅或病变组织大部分切除。因此不同于冻融法，冻切法适用于急性重度气道阻塞的治疗。气管支气管内冻切治疗对于迅速控制和缓解气管支气管内肿瘤患者的临床症状和改善生存质量是一种十分简便而有效的方法。

（六）疗效评价标准

支气管镜下的冷冻疗效评价标准主要包括以下几个方面。

（1）症状改善：冷冻治疗后，患者的症状是否有所改善，如咳嗽、咳痰、呼吸困难等。

（2）影像学改善：通过胸部 X 线、CT 等影像学检查，观察冷冻治疗后病变区域的变化，如病变缩小、消失等。

（3）病理学改善：通过支气管镜下活检或刷片检查，观察冷冻治疗后病变组织的病理学变化，如细胞坏死、炎症减轻等。

（4）功能改善：通过肺功能检查，观察冷冻治疗后患者肺功能的改善情况，如通气功能、弥散功能等。

（5）并发症：评估冷冻治疗的安全性，观察是否出现并发症，如出血、感染等。

综合以上几个方面的评价，可以全面评估支气管镜下冷冻治疗的疗效。需要注意的是，疗效评价应根据患者的具体情况进行个体化评估，并结合其他治疗方法进行综合判断。

（七）并发症及注意事项

经支气管镜腔内冷冻治疗的并发症很少，可有水肿、出血等并发症，未见文献报道严重出血及穿孔等并发症的发生。有报道冷冻治疗后部分病例可有轻度发热，极少患者发生心律失常，但这在通常的支气管镜检查中也可发生。

（1）出血：冷冻治疗可能导致支气管黏膜或周围组织的出血，尤其是在治疗较大的病变或深度较深的情况下。

（2）感染：冷冻治疗可能引起支气管黏膜的损伤，从而增加感染的风险。因此，在治疗前应进行充分的消毒和预防感染的措施。

（3）气道狭窄：冷冻治疗可能导致气道狭窄，尤其是在治疗较大的病变或深度较深的情况下。因此，在治疗前应评估气道狭窄的风险，并采取相应的预防措施。

（4）反应性气道炎症：冷冻治疗可能引起气道炎症反应，导致气道痉挛和加重症状。因此，在治疗后应密切观察患者的病情变化，并及时采取相应的处理措施。

在进行支气管镜下的冷冻治疗时，需要注意以下几点：①确保操作者具备足够的经验和技术水平；②在治疗前进行充分的准备工作，包括患者的身体状况评估、设备的选择和准备等；③对富血管的肿瘤，一定先栓塞，再冻切；④气管狭窄超过 50% 的肿瘤，不要直接冻融；冻切后气道狭窄不超过 30% 再冻融；⑤在治疗过程中严格遵守操作规范和安全要求；⑥在治疗后密切观察患者的病情变化，并及时采取相应的处理措施。

（八）疗法优势

冷冻治疗与热烧灼治疗相比具有以下优点。

（1）更容易控制深度，穿孔危险性最小。

（2）不损伤软骨。

（3）没有高频电效应，可用于装有起搏器的患者。

（4）无失火危险。

（5）不损伤支架（硅酮、塑料及金属等），可用于支架内良、恶性组织增生的治疗。

此外有研究表明：在冷冻治疗后接着进行化学治疗是比较有效的。除了被破坏的肿瘤细胞增加了放化疗的敏感性外，在冷冻治疗后，抗癌药物可迅速集聚在肿瘤部位。一些研究显示，化疗药物的浓度在冷冻区域和相邻的低温区是比较高的，对肿瘤的破坏作用超过了单用化疗或冷冻的效果，肿瘤的组织学类型并不影响此效应。也有研究提示，冷冻治疗和放射治疗具有协同作用，放射治疗在冷冻治疗后 2 周开始实施。冷冻恶性肿瘤还可有效地刺激肿瘤细胞的自动免疫，增加机体抗肿瘤免疫力。

经支气管镜腔内冷冻治疗体现了一些优势：微创、操作简便易行、安全有效、并发症少、费用低。对于良性瘢痕性病变，冷冻与热烧灼技术比较，对气道黏膜刺激性小，瘢痕肉芽复发相对慢、程度轻，此外冷冻不破坏软骨，因而引起继发气道软化的并发症发生率低。对于恶性肿瘤，冷冻治疗后肿瘤再生要比热烧灼治疗后缓慢，长远结果看起来更好，对此还需要长期研究去证实。

三、气道内支架置入术

（一）概述

气道内支架置入是治疗气道狭窄的重要手段，可迅速重建气道，缓解患者呼吸困难等症状。根据材质，气道支架可分为金属支架和非金属支架两种（表6-1-3-1）。

表 6-1-3-1　气道支架的种类

金属支架	非金属支架
镍钛记忆合金螺旋丝支架	Dumon 硅酮支架
Ultraflex 针织样支架	Y-Dumon 支架
Wallstent 网状支架（直筒型）	Polyflex 塑料支架
Palmaz 网状不锈钢支架	
Gianturco-Z 型不锈钢支架（裸支架）	
Dynamic 动力型（Y形）（被膜支架）	
Aero 不锈钢支架	

1. Gianturco 支架

Gianturco 支架及其改进型（Gianturco stent and modifications）是由直径0.41~0.46mm 的不锈钢丝 316L 或 3J21 等材料 Z 型弯曲形成单节骨架，两节或两节以上骨架连接成而成，又称为 Z 型支架（图6-1-3-1）。支架直径15~25mm，长度规格不一。该支架的优点是支撑力强，释放时无长度变化，对分泌物排出影响小，带支架放疗时散射线少。缺点是较短的支架不易定位，组织易向裸支架内生长，对气道瘘无效，不可回收。该支架硬度较大，机械性刺激强，不适感较明显，现已较少应用。

Gianturco 改进型被膜支架已由国内公司生产，骨架丝径

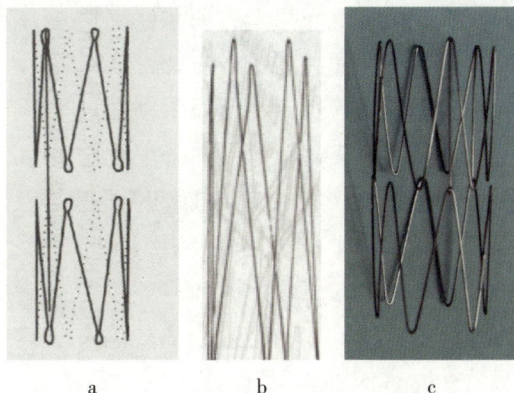

图 6-1-3-1　Gianturco 裸支架

0.4~0.5mm，支架直径 10~24mm，长度 12~100mm。根据需要，可制成直筒形、L 形和 Y 形分叉支架（图6-1-3-2），可用于隆突部的瘘或癌肿的内支撑治疗。有的产品于支架的下端或相应于气管支气管分叉处部分不被膜，或仅将支架面向增生部位的一侧被膜，以有利于引流和通气，即为部分被膜支架。

该支架的优点是支撑力强、释放时无长度变化、可阻挡肿瘤及肉芽组织向支架腔内生长，可回收，带支架放疗时散射线少，可以用于气管瘘。亦可在支架膜上定制粒子袋，成为放射性粒子支架。缺点是对分泌物的排出有一定的影响，支架较长、直径较小或患者没有咳嗽功能时，痰液可能在支架内黏附而增加气道阻力。全被膜支架如放置在气管树的分叉处，会阻塞支架侧面的支气管分支，故叶支气管以下使用受限。

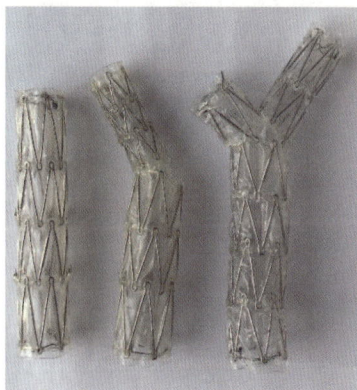

直筒形（左）；L形（中）；Y形（右）

图 6-1-3-2 Gianturco 改进型被膜支架

2.Wallstent 支架

用于气管的 Wallstent 支架是由 1 根或多根直径 0.2~0.3mm 的镍钛记忆合金丝网格状编织而成的圆管，直径 6~20mm，长度规格不一，在 20~110mm 之间。国内有多家公司生产。该支架的优点是具有形状记忆功能，放置时可压缩变细，支架纵向延长后易于进入人体，在体温下恢复记忆的形状，顺应性较好，对分泌物排出影响较小。缺点是支架放置时长度有变化，不利于准确定位；组织可向支架内生长，对气管瘘无效；支撑力较弱，带支架放疗时散射线多；置入气管 2 周后不易再回收。目前根据需要又制成裸支架、半被膜支架和被膜支架（图 6-1-3-3）。

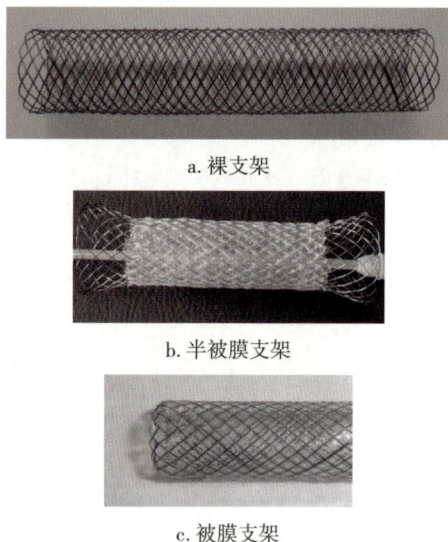

a. 裸支架

b. 半被膜支架

c. 被膜支架

图 6-1-3-3 Wallstent 支架

国内韩新巍等设计了气管内主支架部分被膜、主支气管内分支支架全被膜的分支状镍钛温度记忆合金内支架，又分为 Y、L、子弹头等形状，能有效封堵胸腔胃 – 气道瘘和治疗主支气管良恶性狭窄，操作简单、安全、近期疗效可靠（图 6-1-3-4）。

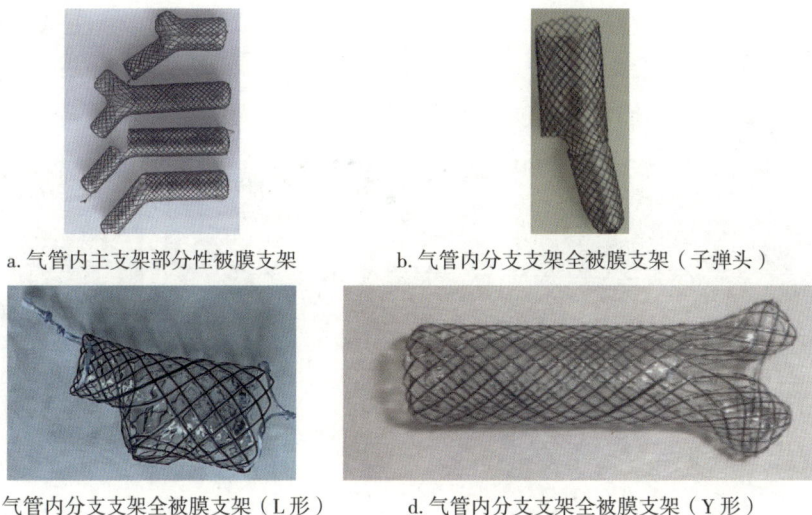

a. 气管内主支架部分性被膜支架   b. 气管内分支支架全被膜支架（子弹头）

c. 气管内分支支架全被膜支架（L形）   d. 气管内分支支架全被膜支架（Y形）

图 6-1-3-4　特殊用途的支架

3.Ultraflex 支架

Ultraflex 支架是以直径 0.16~0.2mm 的镍钛记忆合金丝针织样编织而成的圆管。该支架的优点是具有形状记忆功能，质地较柔软，纵向顺应性好，后期扩张力强。缺点是组织可向裸支架内生长，刚释放时支撑力较弱，对气管瘘无效；支架结构密集，带支架放疗时散射线多，支架一旦部分释放，回收和再定位困难。目前 Ultraflex 支架只有一种直支架，尚无分叉支架。目前根据需要又制成被膜支架和裸支架（图 6-1-3-5）。

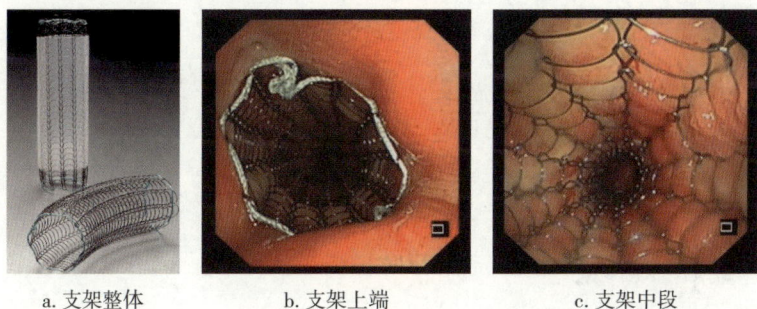

a. 支架整体   b. 支架上端   c. 支架中段

图 6-1-3-5　Ultraflex 支架

4. 动力型支架

动力型（Dynamic）支架由德国专家 Freitag 最先设计，由硅胶和金属丝制成。其横断面呈马蹄形，结构类似人的气管，前部的硅胶内有金属丝，后部则由较薄的硅胶单独构成（图6-1-3-6），类似气管的膜部，可形成与气管类似的空气动力学作用，便于气管分泌物的排泄。在患者呼吸或咳嗽时，支架随气管的扩张而扩张，可使患者较为舒畅。

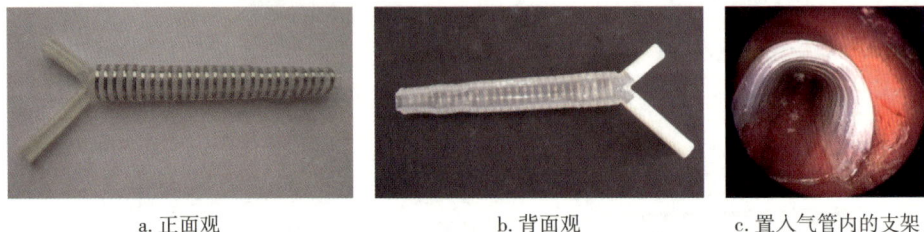

a. 正面观　　　　　　　　　b. 背面观　　　　　　　　　c. 置入气管内的支架

图 6-1-3-6　动力型（Dynamic）支架

5.Aero 气管 – 支气管支架

Aero 支架是由美国公司生产的，是一种全被膜、激光切割的气管 – 支气管自膨式不锈钢金属支架，具有可弯曲通过导丝的直接可视化推送系统，可提供一致的、可靠的结果。还有一系列微型支架（图6-1-3-7）。

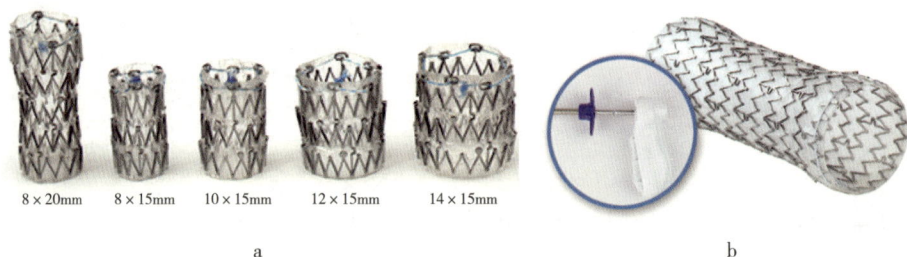

8×20mm　　8×15mm　　10×15mm　　12×15mm　　14×15mm

a　　　　　　　　　　　　　　　　　　　b

图 6-1-3-7　微型被膜支架

Aero 气管 – 支气管支架的特点：激光切割镍钛支架是为气道特殊解剖异常而设计，几何形状的支架在真实动态膨胀时提供了一致的径向力，聚氨酯膜减少了肉芽组织形成和内向增生，防滑倒刺减少了支架移位，特殊制造的光滑的亲水性腔内涂层有助于预防黏液栓形成，近端缝合结的包绳设计有利于重新定位和支架置入后立即取出。

6. 涂层支架

涂层支架是将药物直接或者通过适当的载体涂布于支架表面，使支架成为一个局部药物缓慢释放系统，置入气管后，药物持续释放既可以增加治疗药物的局部浓度及作用时间，又可以避免全身用药带来的不良反应，可达到减少支架置入后再狭窄的目的。目前用于制备涂层的药物有丝裂霉素 C

（MMC，化疗药）、紫杉醇（化疗药）、西罗莫司（大环内酯类抗生素，具有抗真菌作用及免疫抑制作用），能明显减少支架内再狭窄的发生率，被认为是解决支架再狭窄的有效且最有前景的治疗方法，但现在大多数仍限于实验阶段。

实验设计以镍钛合金气管支架为平台，用聚乳酸/乙醇酸共聚物（PLGA）作为载药材料，制作携带有 MMC、紫杉醇、西罗莫司的气管药物支架，可较好地抑制肉芽组织增生和胶原纤维沉积，减小气管狭窄程度。

7. 硅酮支架

根据用途不同，硅酮支架可分为 2 种。

（1）蒙哥马利安全 T 管（Montgomery-safe-T-tube），体外分支，多种设计。

1986 年，某公司改进蒙哥马利 T 管为"安全 T 管"（图 6-1-3-8）。安全 T 管设计独特，具环形及凹槽，植入级硅胶"不受限"，表面高度抛光，防止结痂及粘连；锥形接头提供舒适性并帮助防止肉芽组织增生；不同长度可定制，可长期保留。

（2）Dumon 支架（图 6-1-3-9）：有透明白色支架及不透射线 2 种。

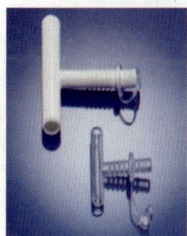
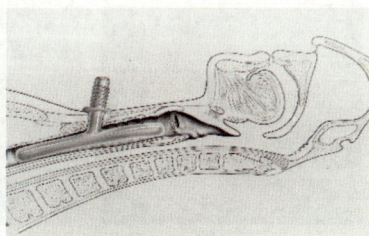

a. 安全 T 管　　　　　　b. 放置方式

图 6-1-3-8　安全 T 管

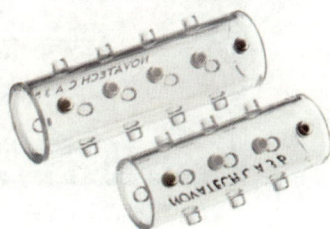

图 6-1-3-9　Dumon 支架

每个支架上都带有生产商及批次号，可移除。支架两端斜边设计，可防止损伤及肉芽生成，也有利于黏膜纤毛清除功能。支架外部有防滑钉，可将支气管固定于环状软骨之间，防止其迁移；支架内侧的硅酮层，具有抗黏附作用，可降低阻塞风险。

Dumon 支架分为以下几种类型：TD、TF、BD、BB、CB、ST、Y 形支架。

TD 支架：直的气管支架，壁厚 1.5mm，直径 11~18mm，长度 20~110mm。

TF 支架：直的气管支架，壁厚 1.0mm，直径 13mm/14mm/16mm，可增加气流（管腔大），促进黏膜纤毛清理。

BD 支气管支架：壁厚 1.0mm，直径 9~12mm，长度 20~70mm。

Y形支架（图6-1-3-10）：可定制，常用的4套直径（mm）设计有14-10-10、15-12-12、16-13-13、18-14-14。长度110-50-50mm。

Y形支架有3排凸起，后壁无防滑钉设计，以避免气管－食管壁损伤，适用最长可达110mm的气管分支。分支的角度根据解剖学定义生产，长度及直径均符合要求。

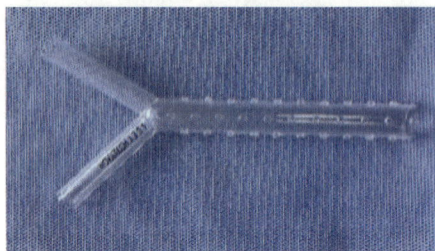

图6-1-3-10　Y形支架

沙漏状支架（图6-1-3-11）：由法国圣·艾蒂安大学Vergnon教授合作研发，用于复杂的良性气管狭窄，如插管术后气管狭窄、气管造口术后狭窄。气管进行激光手术或扩张之后易嵌入，这种支架设计用来内部挤压复原后防止滑脱，远端和近端支架的直径尺寸符合正常气管的大小，中端部分略窄，能在保证足够气管内腔的同时降低气管狭窄处的损失。

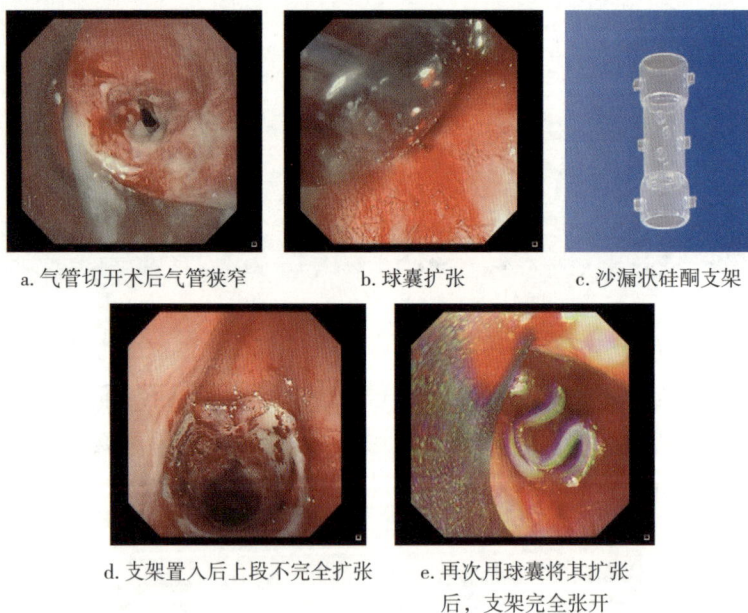

a. 气管切开术后气管狭窄　　b. 球囊扩张　　c. 沙漏状硅酮支架

d. 支架置入后上段不完全扩张　　e. 再次用球囊将其扩张后，支架完全张开

图6-1-3-11　气管切开术后气管狭窄置入沙漏状支架

直径（mm）/长度（mm）如下（可定制）：16-14-16/15-20-15，15-13-15/15-20-15，14-12-14/15-20-15，12-10-12/15-20-15。

底座设计隆突－支气管支架（CB，图6-1-3-12）：壁厚1.0mm，可以在靠近隆突的气管狭窄处使用，无须 Y 形支架。

Oki 支架（图6-1-3-13）：由日本名古屋的 Dr.Oki 合作研发，设计用来支持右上叶支气管及中间支气管部分。作为常规支架，Oki 支架有着特定的直径及长度组合，也可定制不同直径及长度的 Oki 支架。外径 13-9-10mm，长度 40-17-35mm。

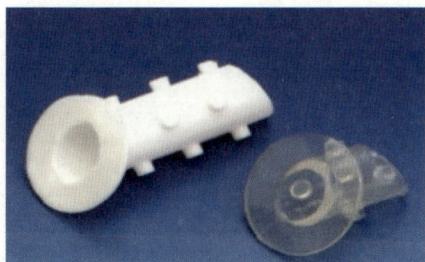

图 6-1-3-12　隆突支架

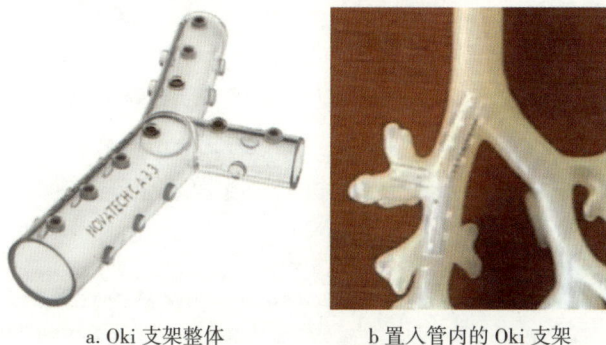

a. Oki 支架整体　　　　b 置入管内的 Oki 支架

图 6-1-3-13　Oki 支架

近年来，随着计算机辅助设计和制造技术的发展，气道支架的设计和制造过程也得到了极大的改善。医生可以通过计算机模拟来优化气道支架的结构和形状，以达到最佳的治疗效果。

总之，气道支架的发展经历了从金属材料到硅胶材料的转变，以及从手工制造到计算机辅助设计的进步。这些技术的不断革新和完善，为气道支架的应用提供了更加安全、有效、精准的支持。

（二）历史源流

最早于 1962 年哈佛医学院及麻省总医院眼耳科的威廉·蒙哥马利（Montgonery）医生发明了 T 形硅橡胶支架，用于气管狭窄的治疗。1986 年 Wallstentace 首先报道了 Gianturco 金属支架在动物及患者气道内的应用。1987 年法国著名支气管镜专家 Jean-François Dumon 医生又发明了硅酮支架，1989 年获得专利，并由法国公司生产，命名为 Dumon 硅酮支架，可提供多种规格的支架，可长期置入，长达 12 年之后仍具备良好的生物相容性及耐受性。

1992 年 Nashef 等报道将金属支架用于良性气管支气管狭窄的治疗。1993 年，我国刘阳、孙玉鹤等报道使用镍钛记忆合金螺旋丝支架治疗气管癌性狭窄及气管手术后吻合口狭窄获得成功。1994 年 Kishi 等报道将涤纶织物被覆的 Z 型支架（dacron mesh covered Z-stent）用于治疗恶性气管狭窄。1999 年及 2001 年葛荣、吴雄等报道将被覆 Z 型气管支架和气管隆突支架应用于临床治疗气管狭窄及气管瘘取得较好效果。2000 年刘巍等报告将美国 Ultraflex 支架应用于气管狭窄的治疗。目前气管支架的临床应用已日渐增多，被膜金属支架还广泛应用于封闭气道瘘。

（三）原理

气道支架的原理是将具有一定张力和弹力的支撑物（即气道支架）置入气道内，将狭窄或塌陷的气道撑开，从而维持气道通畅，或堵住破裂的瘘口。根据气管、支气管不同部位的解剖特点和病变情况，选择对应型号的支架，并可根据气道的收缩性、不规则性和狭窄程度，进行适当调整。

（四）适应证和禁忌证

1. 适应证（图 6-1-3-14）

（1）结构性气道狭窄：①恶性气管狭窄：原发气道肿瘤、继发性气道肿瘤（图 6-1-3-14a、b）；②良性气管狭窄：创伤后或炎症后形成瘢痕的气管狭窄（图 6-1-3-14c、d）、外科术后气管吻合口狭窄、气道外压性狭窄（图 6-1-3-14e）。

（2）功能性气道狭窄：如气管软化症、复发性多软骨炎（图 6-1-3-14f）、其他原因引起的气道塌陷。

（3）气道食道瘘（图 6-1-3-14g、h）及某些部位的肺叶或肺段支气管胸膜瘘等。

2. 禁忌证

（1）气道出血。

（2）大气道狭窄合并多发小气道狭窄、阻塞；严重气胸、纵隔皮下气肿；狭窄远端肺不张。

（3）心肺功能严重损害者。

（4）肿瘤累及声门引起声门及声门下狭窄、支架规格与病灶情况不符等应为相对禁忌证。

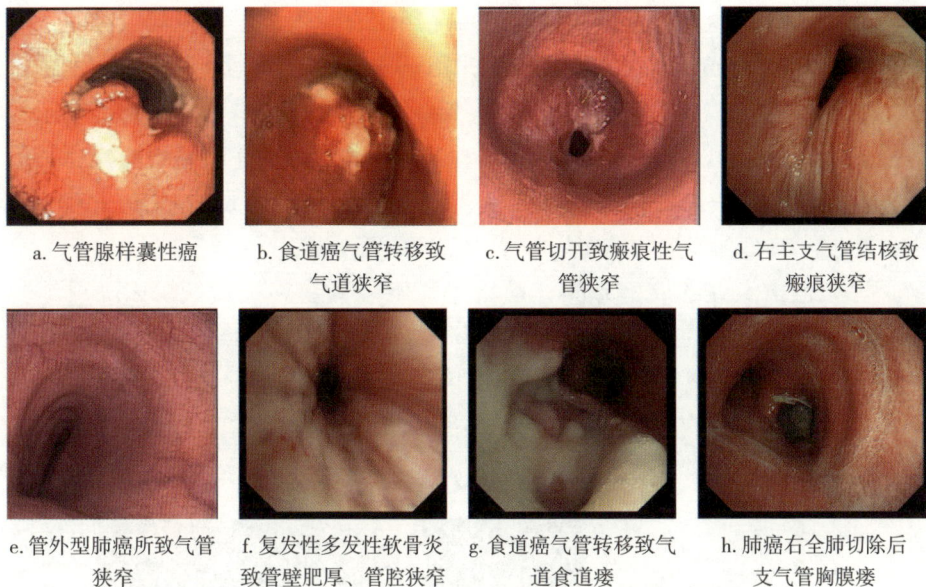

a. 气管腺样囊性癌　　b. 食道癌气管转移致　　c. 气管切开致瘢痕性气　　d. 右主支气管结核致
　　　　　　　　　　　　　气道狭窄　　　　　　　　管狭窄　　　　　　　　　瘢痕狭窄

e. 管外型肺癌所致气管　　f. 复发性多发性软骨炎　　g. 食道癌气管转移致气　　h. 肺癌右全肺切除后
　　　狭窄　　　　　　　致管壁肥厚、管腔狭窄　　　道食道瘘　　　　　　　支气管胸膜瘘

图 6-1-3-14　气管内支架的适应证

（五）操作方法和注意事项

1. 术前准备

（1）签署知情同意书：向患者和家属交代病情，说明手术过程，做好患者工作，以获得良好的配合。因气道狭窄是呼吸病重症，气管支架术是高风险手术，术前谈话和签字尤为重要，应向家属充分讲清楚手术风险、可能产生的并发症及其后果，取得完全理解和配合后方可进行手术。

术前禁食 4~6h，紧张焦虑患者可肌内注射安定 5~10mg。地塞米松 5~10mg 静脉注射，有良好的解痉、预防气管黏膜水肿及抗过敏作用。

（2）准备急救设备：包括氧气、吸痰器、抢救药品、心电监护仪等。

（3）常用药品器械准备：4% 去甲肾上腺素盐水溶液 100ml，并用之冲洗消毒后的器械，液状石蜡，2% 利多卡因 15ml，常用敷料，5~6F 单弯导管、导丝等。

（4）体位：患者仰卧或侧卧于手术床上，去掉义齿，置牙托，头尽可能后仰，经鼻导管吸氧。

（5）麻醉：麻醉的质量直接影响气管支架术的进行，可采用局部麻醉、静脉监控麻醉和全凭静脉麻醉。

［局麻］局部注射法：常用经鼻孔和咽喉部注射 1% 利多卡因 3~4 次，鼻

甲肥大者可同时滴入麻黄素。当镜前端至声门、隆嵴及左右主支气管时各注入 2% 利多卡因 2ml（个别病灶处追注 1~2ml）作黏膜表面麻醉。临床实践证明，此麻醉方法效果比较确切，麻醉作用可持续 30min 以上，不良反应少，是目前临床最常用的方法。经支气管镜注入利多卡因时，应尽可能减少其用量，以避免心律失常等并发症，推荐最大剂量不超过 6~7mg/kg。对于老年患者、肝功能或心功能损害的患者，使用时应适当减量。

为加强声门处的麻醉效果，可采用长麻醉管在声门及气管内喷淋给药（图 6-1-3-15），以使声门及气管内麻醉较彻底，也可避免注药时引起的刺激性咳嗽和感染。在梨状隐窝的黏膜下有喉返神经的内支经过，将其局部麻醉，可产生声带以上喉的局部麻醉效果，在气管镜检查时是重要的麻醉部位。滴药法操作简单、局麻效果好、用药量少，是一种实用的局麻方法。

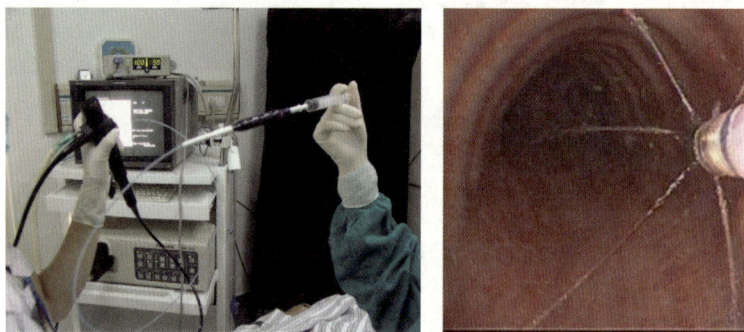

a. 长麻醉管　　　　　　　　　　　b. 气管内喷淋给药

图 6-1-3-15　改进的局部麻醉方法

［MAC 技术即监控麻醉（monitored anesthesia care，MAC）］MAC 是指麻醉医生参与麻醉患者的监测和（或）对接受支气管镜操作的患者使用镇静—镇痛药物，以解除患者焦虑及恐惧情绪，减轻疼痛和其他伤害性刺激，提高围术期的安全性和舒适性，又称为无痛支气管镜检查术（局部麻醉 + 静脉镇静镇痛麻醉法），适用于危重或不能配合的老幼及精神障碍患者、需介入治疗的患者，以及操作时间较长的患者。

给药方法：在充分表面局麻的基础上，联合静脉神经安定镇痛药（需有麻醉师参与），需根据患者神志、呼吸、血压等情况个体化给药，同时给予面罩高流量吸氧。

［全凭静脉麻醉法］全凭静脉麻醉法需要气管插管、喉罩或硬质气管镜来建立人工气道，给予患者实施机械通气。常用于复杂、疑难或危重气道内病变的处理，如各种原因引起的严重气道狭窄、气道内肿瘤的冷冻或烧灼治疗、

难取的异物、大量分泌物所致的急性呼吸衰竭、意识障碍或精神极度紧张不能自控等、气管支架置入术、硬质镜操作等。

给药方法：患者自主体位，诱导前吸入纯氧 5min。给予诱导药物：咪达唑仑 2~3mg，舒芬太尼 5~10μg，异丙酚 1~2mg/kg 或依托咪酯 0.1~0.2mg/kg，罗库溴铵 0.6~0.9mg/kg。诱导后，垫肩，置入喉罩或气管导管或硬质气管镜。术中维持用药丙泊酚 4~6mg/（kg·h），瑞芬太尼 0.1~0.2μg/（kg·h），术中间断追加舒芬太尼。治疗结束前 30min，静脉给予地塞米松 10mg 或甲泼尼龙 80mg。治疗结束前 5min 停用所有镇静、镇痛药。若患者长时间不能苏醒，则需加用拮抗药。

2. 支架种类和规格的选择

应根据胸部 CT、气管镜等检查，了解病变形态、长度、气管的内径等，以选择支架种类和规格。

（1）支架种类选择：①良性气道狭窄：患者主要放置可回收支架（被膜金属支架或硅酮支架），近期内即予取出，慎用 Wallstent 裸支架或 Ultraflex 裸支架；②恶性病变：如生存期较长的患者首选放置硅酮支架或被膜金属支架，生存期较短的患者可用 Ultraflex 或 Wallstent 支架，慎用 Gianturco 支架；③气管软化：永久性支架可选用 Z 型被膜支架或 Ultraflex 支架，代替气管软骨，但要充分考虑支架长期使用后有无损坏的可能；临时性支架采用 Wallstent 支架，3~6 个月后取出，必要时可再置入。Wallstent 支架膜易破碎，丝易断裂，不宜长期放置；④气管、支气管瘘患者：使用被膜金属支架或硅酮支架。

（2）支架规格选择：①Ultraflex 支架和 Wallstent 支架：直径大于正常气管内径（气管横径和矢状径的平均值）10%~20% 或等于气管的前后径，长度大于病变段 20mm，使用 Wallstent 支架时也可等于病变段长度；②Gianturco 支架、Z 型被膜支架、硅酮支架：直径小于正常气管内径 5%~10% 或小于气管的前后径 1mm，长度大于病变段 40mm。封闭气管瘘时支架直径等于正常段气管矢状径，长度可适当加长。

（3）支架形状的选择：根据中央型气道的八分区方法，病变距离隆突较近时（如Ⅱ、Ⅲ、Ⅳ、Ⅴ、Ⅶ区）可设计成分叉形支架（Y 或 L 形）；对瘘口位于Ⅶ、Ⅷ区的可定制小 Y 支架。位于Ⅴ、Ⅵ区可设计成 Oki 支架。

3. 放置方法

（1）网状支架的放置方法：镍钛记忆合金支架和 Ultraflex 支架均有特殊

的推送器，这些市售的支架出厂时已将支架压缩在输送器内导引头的后方或压缩后用尼龙线固定，按说明书放置即可。若放置不成功，需将支架取出，返回厂家重新安装，或作废重新购置，但需事前与厂家协商好，否则会增加患者经济负担，引起不必要的纠纷。

（2）Z型被膜金属支架的放置方法：以国内公司生产的Z型被膜气管支架为例简述放置方法。

Z型被膜支架输送器由带有导引头（输送鞘内芯）的支架输送鞘、装有支架的内管和支架后方的顶推管组成，故又称为三套管放置法（图6-1-3-16a、b）。

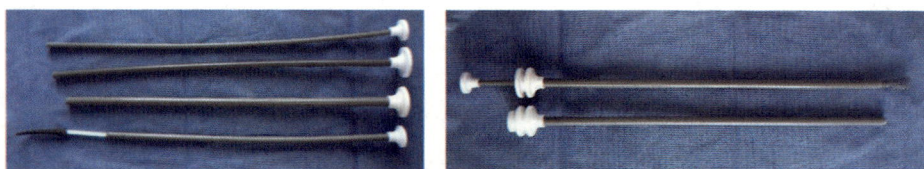

a. 顶推管，支架内管，支架输送鞘，导引头
（输送鞘内芯）

b. 装有支架的输送鞘

图6-1-3-16　Z型被膜支架输送器

在X线电视监视下操作，主要用于Y形支架的放置。患者取仰卧位，尽量使患者的头后仰并固定好，先将单弯导管或前端弯成90°的导引头置于声门上，向气管内插入导丝，进入左主支气管。将带导引头的气管支架输送鞘涂少许润滑油，经导丝引导送入左主支气管，撤去固定插销，抽出输送鞘内芯，保留鞘管维持呼吸通畅，将已装有支架的内管送进鞘管内，注意内管把手上的定位孔方向。在X线监视下先将分叉的长臂释放在左支气管内，短臂释放在气管内，然后下推支架，短臂则自动进入右支气管内。放置支架后，抽出顶推管及内管，观察患者呼吸困难是否缓解和支架位置是否准确，如支架位置正确而患者呼吸困难并不缓解则要分析原因，必要时需取出支架。如支架位置偏低，可提拉鞘管上方的调整尼龙线，使支架上移，定位准确后剪断和抽出尼龙线，退出鞘管即可。如支架位置偏高，则需将支架拉出体外重新放置。

气管镜结合定位尺放置支架（主要适用于气管内放置支架），先用气管镜测量病变段下缘至门齿的距离S，将带有支架和顶推管的内管插入鞘管内，将定位尺预先调整至鞘管刻度上的S点至顶推管后缘把手的长度，经支气管镜活检孔送入导丝进入气管狭窄段，沿导丝送入支架输送鞘，使输送鞘长度标尺的S点平门齿，固定鞘管，退出内芯，插入带有支架和顶推管的内管，将定位尺前缘顶住门齿，后端紧靠顶退管把手，卡在鞘管上，后退鞘管，支架即释放在气管内（图 6-1-3-17）。

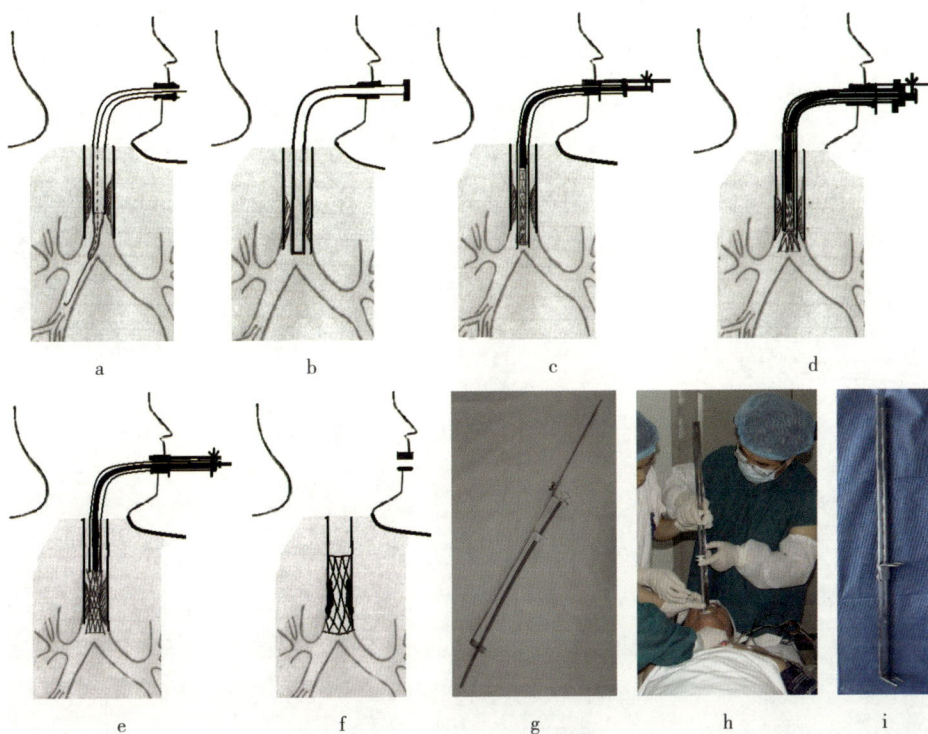

a. 气管镜测量气管病变上缘距门齿距离，并插入导丝，然后沿导丝插入气管支架输送器；b. 退出输送鞘内芯，沿输送鞘插入气管镜，观察输送鞘插入的深度并观察气管病变下端的情况；c. 插入带有支架和顶推管的内管，将定位尺前缘顶住门齿，并调整好卡尺的距离，固定顶推管的内管；d. 后退鞘管，支架即释放在气管内；e. 拔出顶推管及内管，再次沿输送鞘插入气管镜，观察支架的释放情况；f. 如支架释放良好，即退出输送鞘；g. 气管支架置入术辅助定位尺示意图；h. 气管支架置入术辅助定位尺；i. 定位尺

图 6-1-3-17　定位尺辅助气管支架置入术

（3）硅酮支架——蒙哥马利安全 T 管的放置：T 管置入操作相对简便和安全，大部分病例可以在全身麻醉和镇静下通过气管造口处置入。如已有气管造口，可直接放置 T 管。如无造口，需先行气管切开（切开方式同普通气管切开），然后用弯钳夹住 T 形管的长臂下端，通过气管造口插到气管下端，再夹住 T 形管的短臂插到气管造口的上方，必要时可通过硬质镜活检钳将 T 形管上臂拉直。

插入过程中麻醉师无法控制患者呼吸，不能通气，因此，操作要快，尽快将 T 管放置到位，建立气道，控制呼吸。

T 管的选择与支架不同，但也要根据不同形状、直径和长度来选择。在放置 T 管之前，需要评估声门的功能、气管狭窄的长度及患者气管直径大小。T 管的管径不能太大，否则会摩擦气道壁，或在管的两端形成肉芽组织；管径太小则不能维持正常的呼吸，也不宜气管镜下清理。Carretta 等指出 T 管的长度需要超出气管狭窄两端至少 3mm，且近端支应在声门下至少 5mm，以降低声带、声门下水肿，减少肉芽肿的形成。

放置过程中应避免把 T 管的长、短支放反，否则长支会穿过声门。T 管较软，放置过程中易扭结，需及时调整位置。

（4）硅酮支架——Dumon 支架的放置（视频 6-1-3-1）：根据放置硅酮支架的规格不同，需采用不同的支架推送装置，主要有以下 3 种（表 6-1-3-3）。

视频 6-1-3-1
硅酮支架放置

表 6-1-3-3　不同标识的支架推送装置

颜色	引导管长度（cm）	引导管外直径（mm）	适用支架外直径范围（mm）
蓝色	32	12.75	14~20
红色	42	12.75	14~20
绿色	42	10.75	11~13

推送前，需将支架压缩在一特定的装置内（图 6-1-3-18）

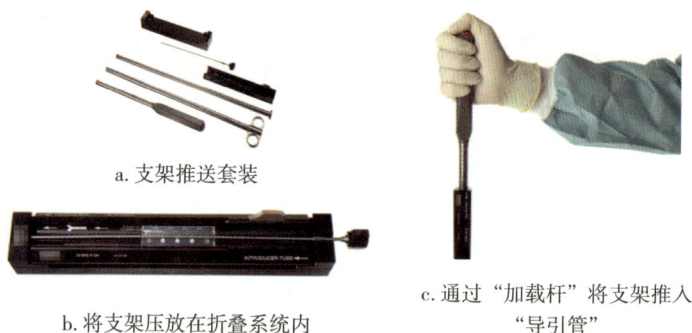

a. 支架推送套装

b. 将支架压放在折叠系统内

c. 通过"加载杆"将支架推入"导引管"

图 6-1-3-18　硅酮支架的推送过程

（六）疗效评价标准

气道支架治疗气道狭窄的近期疗效立竿见影，绝大多数患者在支架置入后其主观症状如呼吸困难、喘鸣可立即得到改善，90% 卧床不起患者可于手术后下地活动；需机械辅助通气者可立即脱离呼吸机，在置入后 2 周内，主观症状可得到持续改善。具体疗效评价标准如下。

（1）呼吸困难症状缓解，面部发绀改善，痰液能够咳出，原端坐呼吸者能够平卧。患者由烦躁转为平静。

（2）血氧分压升高，二氧化碳分压下降，肺部呼吸音增强，喘鸣音消失，肺功能检查有不同程度的改善。

（3）摄片检查显示支架于 24~48h 扩展到位。

（4）支架用于封闭支气管胸膜瘘时，平静呼吸时负压瓶内无气体逸出，咳嗽时有少量气体逸出。

（5）支架用于封闭气管食管瘘时，饮水时呛咳症状明显好转。

（七）并发症及处理

金属内支架引起的并发症分为围术期和远期两种，与支架材料及形状等有关，也与治疗的疾病有关（表 6-1-3-4）。

表 6-1-3-4　不同类型金属支架并发症比较

并发症	裸支架	被膜支架	直筒形	分叉形	良性病	恶性病
支架移位	+	++	++++	±	+++	+
分泌物潴留	+	++++	+	+++	++	++
黏膜炎症反应	+	+++	+	+	+++	+
窒息	+	+++	+	++	++	++
肉芽肿或肿瘤增生	++++	++	++	++	++++	+
支架断裂	++++	+	+	±	+++	+
支架疲劳	++++	++	++	±	+++	+

（1）窒息：反复器械操作易引起气管支气管及声门水肿，加重呼吸道狭窄，甚至窒息死亡。缩短手术时间、避免反复操作、尽可能使手术一次成功是减少该并发症的关键。

（2）出血：对症处理，注意体位引流，避免引起窒息。术前气管内给予 4% 去甲肾上腺素溶液可减少出血的可能性。

（3）支架靠声门或隆突引起失声或阻挡支气管通气：选择 Wallstent 支架前须充分考虑病变段对支架的压迫导致支架延长的长度，避免选择支架过长造成上述情况。

（4）支架移位：Wallstent 支架放置初期尚可向上调准或取出重放，但需注意避免支架网格拉动肿瘤组织时引起出血；Z 型被膜支架可在支气管镜或电视透视下使用支架回收器进行调整或取出重新放置。

（5）管壁破裂：气管支气管破裂引起纵隔、皮下气肿或气胸，为严重并发症。可以粗针头插入皮下排气，必要时可取出支架。

（6）分泌物潴留：支架会阻挡气道黏膜纤毛运动，影响排痰，易致分泌物潴留。所以支架术后应定期行支气管镜检查，协助气道管理，同时每天要定时雾化吸入，稀释痰液，使分泌物易排出。

目前尚无成熟的判断气道支架致分泌物潴留程度的标准，为便于比较，根据作者的经验，划分标准如下（图6-1-3-19）。

（＋）：支架表面或支架后悬挂少量稀薄分泌物，管腔无堵塞，易在气管镜下清除（图6-1-3-19a）。

（＋＋）：支架表面或支架后黏附较多分泌物，堵塞管腔1/3以下，影响通气，但易在气管镜下清除（图6-1-3-19b）。

（＋＋＋）：支架表面或支架后吸附较多黏稠分泌物，堵塞管腔1/3及以上，影响通气，且难以在气管镜下直接吸出，需冻取黏稠的分泌物（图6-1-3-19c）。

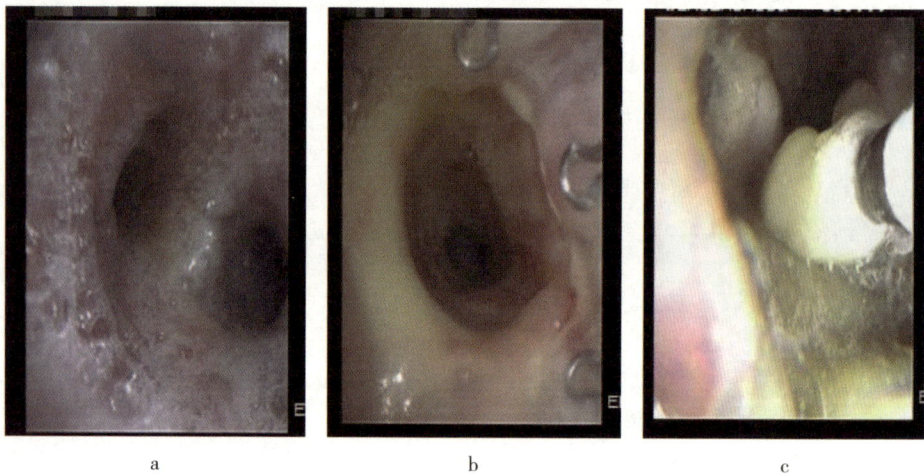

a   b   c

图6-1-3-19　气道内分泌物潴留的严重程度

（7）气道黏膜炎症反应：可分为3级（图6-1-3-20）。

（＋）：支架两端的黏膜轻度充血、水肿，有少量白色分泌物附着（图6-1-3-20a）。

（＋＋）：支架两端的黏膜轻度糜烂，距支架末端3mm以内的黏膜上有白色分泌物附着，支架边缘可见（图6-1-3-20b）。

（＋＋＋）：支架两端的黏膜糜烂，距支架末端3mm以外的黏膜上有白色分泌物附着，或将支架边缘覆盖，或黏膜呈砂砾样改变（图 6-1-3-20c）。

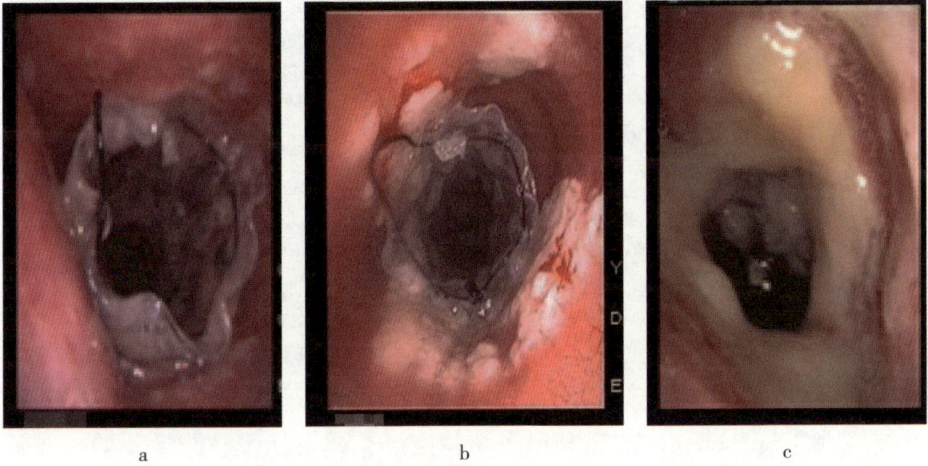

a　　　　　　　　　b　　　　　　　　　c

图 6-1-3-20　气道黏膜炎症反应的程度

（8）肉芽肿或肿瘤阻塞的程度：可分为 4 级（图 6-1-3-21）。

（+）：支架内肉芽肿使管腔直径缩窄 25% 以内（图 6-1-3-21a）

（++）：支架上端肉芽肿使管腔直径缩窄 25%~50%（图 6-1-3-21b）

（+++）：支架内肉芽肿使管腔直径缩窄 50%~75%（图 6-1-3-21c）

（++++）：支架末端肿瘤组织使管腔直径缩窄 75% 以上（图 6-1-3-21d）。

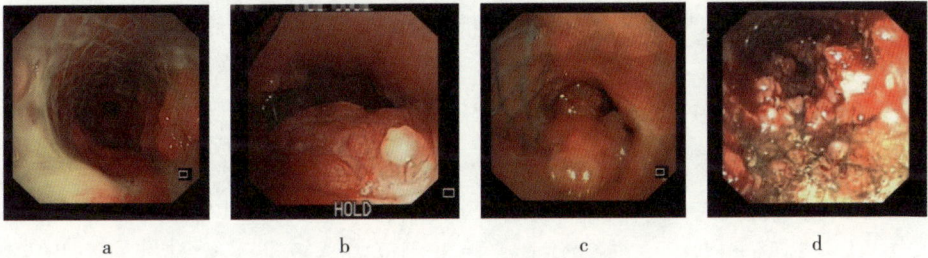

a　　　　　b　　　　　c　　　　　d

图 6-1-3-21　肉芽肿或肿瘤阻塞的程度

近年来为了预防肿瘤复发和肉芽肿形成，将 ^{125}I 粒子装入支架内的袋中（图 6-1-3-22），既对狭窄的部位起支撑作用，又对附近的肿瘤进行近距离放疗，可谓一举两得，放射性粒子（^{125}I）支架发挥着越来越重要的作用。

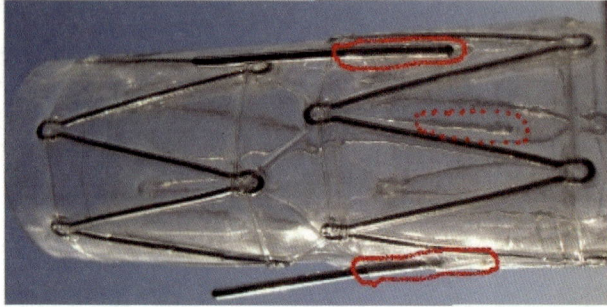

图 6-1-3-22　放射性粒子（^{125}I）支架（将 ^{125}I 粒子装在膜特制的口袋中）

（9）支架相关呼吸道感染（SARTI）：SARTI 是支架置入后的常见并发症，直接影响疾病诊治的结局，其防治已成为临床医生迫切需要解决的难题。但因为 SARTI 的诊断需满足多个特定条件，且获取病原学证据比较困难，国内外尚缺少这方面的大样本临床研究。张洁莉等曾总结煤炭总医院收治的 103 例置入气管支架的患者，SARTI 的发生率为 27.2%（28/103）。不同支架类型患者（不锈钢、镍钛记忆合金和硅酮）、不同支架形状患者（直筒型、L 形和 Y 形）的 SARTI 发生率相似；SARTI 的病原学主要为金黄色葡萄球菌（14/28）和铜绿假单胞菌（10/28）。发生金黄色葡萄球菌、铜绿假单胞菌和白色念珠菌感染的中位时间分别为 7 天（4~60 天）、53 天（15~67 天）和 63 天（28~90 天）。Logistic 回归模型结果显示，女性是减少 SARTI 发生的保护因素（OR=0.178，P=0.011），而年龄 > 50 岁是增加风险的危险因素（OR=3.91，P=0.036）。作者还观察到，SARTI 患者应用利奈唑胺后 MRSA 的清除率 71.43%。治疗后患者症状明显改善：体温从 38.2℃降至 36.4℃，气促评分从 1.00 ± 0.16 降至 0.50 ± 0.13（P=0.046）。白细胞计数和 CRP 明显改善，白细胞计数从 10.8 × 10^9/L 降至 7.55 × 10^9/L（P=0.003）；CRP 从 23.48mg/L 降至 5.07mg/L（P=0.001）。未观察到严重不良反应。所以，利奈唑胺片剂治疗气道支架相关肺部耐甲氧西林金黄色葡萄球菌（MRSA）感染，用药方便，疗效明显，不良反应少，可作为此类疾病的首选药物之一。

（10）支架被压扁、折断或损坏：与金属丝的直径与质量有关，一般应取出或更换支架，无法取出时可套接支架。

　　支架是一种异物，没有人是最适合放支架的。目前缺少前瞻性的对比研究，也很难判断哪种型号的支架更好。无论是良性病变，还是恶性肿瘤，支架都应该取放自如。因此，灵活掌握支架取出的指征非常必要，包括：肉芽肿或肿瘤引起气道严重阻塞、结构断裂、支架移位、SARTI、黏膜撕裂引起出血、支架任务完成。

根据支架有无被膜，取出的难易程度不同。被膜支架取出简单，裸支架取出较难。

Z 型被膜支架的回收可在 X 线透视下或支气管镜下操作。

气管镜下回收支架方法：经口将气管镜置入气管，经内镜的活检孔置入回收钩，进入支架上口内，上提回收钩，将支架上口的回收线收入活检孔内，使支架上口聚拢后随内镜一起退出体外（图 6-1-3-23）。

裸支架取出比较困难，置入 1 个月后一般不易取出，强行取出后支架一般不完整，需耐心地用激光将网丝打断，一根根取出（图 6-1-3-24）。如有硬质镜，最好先用镜鞘前段将裸支架从粘连的黏膜上基本剥离，再用硬质异物钳将其取出。

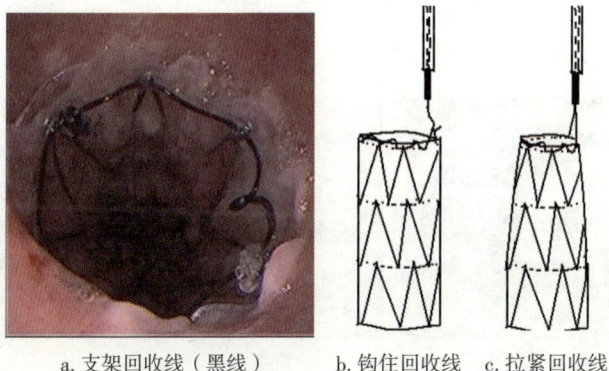

a. 支架回收线（黑线）　　b. 钩住回收线　　c. 拉紧回收线

图 6-1-3-23　气管镜下回收支架

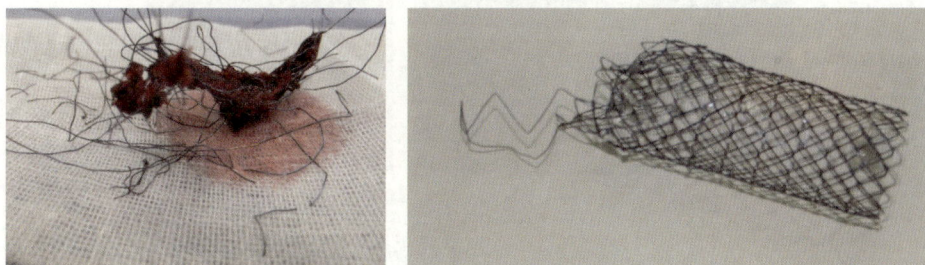

a. 置入支架半年，取出后已断裂　　　　b. 置入支架 1 个月，取出后已变形

图 6-1-3-24　气道内长期放置裸支架取出后支架破坏

气管支架术只是一种对症治疗，术后肿瘤、结核、炎性增生等均可向支架网眼内生长，即使是 Z 型被膜支架，肿瘤亦会向支架两端生长，最终长入支架上口或下口引起再狭窄。故支架术后应进行病因治疗，以控制或延缓病

情发展。

有学者曾使用丝径 0.3mm、不同口径的 Wallstent 支架做动物（山羊）试验，发现支架口径大于山羊气管内径 10%~20% 时，2 个月后支架大部分被上皮组织所覆盖；支架口径大于山羊气管内径 40%~50% 时，支架的镍钛合金丝会慢性切割气管黏膜及软骨，2 个月后大部分支架已穿透气管软骨，位于气管外膜层，支架两端气管组织增生狭窄。这说明支架的直径选择与气管组织增生狭窄有关，提示我们须选用与气管的内径相匹配的支架，以达到较长久的内支撑效果。

气道支架置入后只是起到支撑作用，暂时缓解症状。对肿瘤患者，随后还需结合放疗、化疗等综合治疗方法，待肿瘤缩小后，还需将支架取出（图 6-1-3-25）。既往认为恶性气道肿瘤没必要将支架取出，这种观念是错误的，一定要放置被膜支架；放置裸支架也是不对的，肿瘤会很快从支架网眼中长出，引起再狭窄。

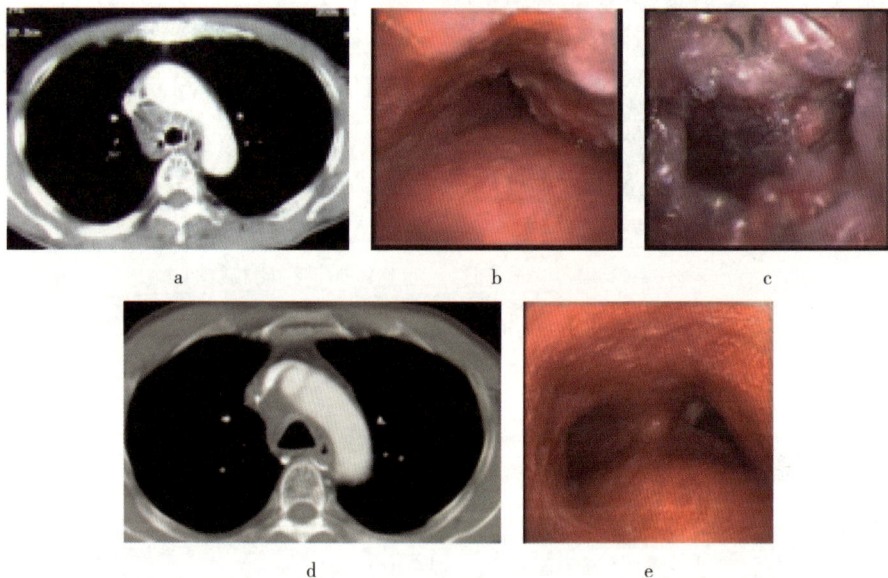

a. 治疗前纵隔内可见肿块，已放置气管内支架；b. 镜下见黏膜粗糙不平，有肿瘤生长，管腔狭窄；c. 气管内放置 Y 形被膜内支架；d. 治疗 4 个月后纵隔内肿瘤消失，内支架已取出；e. 支架取出后黏膜光滑，管腔正常。

图 6-1-3-25　肺癌治疗好转后取出支架

（八）典型病例

本例涉及气道金属、硅酮支架、直支架、分叉支架置入。

患者，女，51岁，因气管腺样囊性癌及气管食管瘘行气道支架置入术。2008年患者因喘憋外院就诊，行气管镜检查及镜下活检，术后病理提示气管腺样囊性癌。2008年4月行气管内支架（半覆膜网状）置入术。术后肉芽反复生长，于同年11月再次行气管支架置入术。2009年1月外院放疗28次。2009年9月因反复胸闷气短且反复气管镜治疗效果不佳，遂取出原气管支架（图6-1-3-26）。

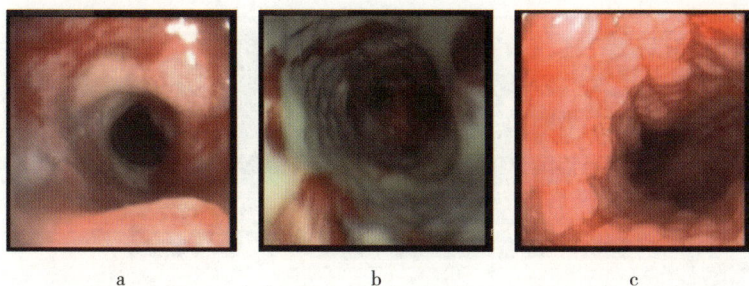

a. 支架上端肉芽组织增生，已完全包埋支架，管腔狭窄约50%；b. 气管中段可见覆膜金属支架，表面被覆较多白色分泌物；c. 气管下段可见砂砾样上皮组织，未见金属支架（支架上皮化）。

图6-1-3-26 气道金属支架置入术后1年

2011年1月因喘憋明显加重再次放置气管直筒Z型覆膜支架（图6-1-3-27）。定期复查支架。

2014年8月发现气管壁全程管壁增厚伴外压型狭窄，遂取出原直筒覆膜支架（图6-1-3-28a、b），次月成功置入L形金属网状覆膜支架（图6-1-3-28c）。2014年12月因喘息加重、咳痰无力，于原L形支架上方摆放直筒覆膜支架1枚（图6-1-3-28d、e）。

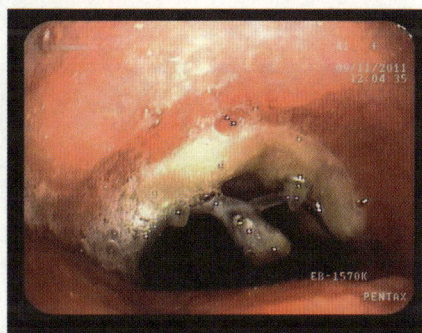

图6-1-3-27 气管内更换为Z型直筒状覆膜金属支架，支架上端有白色分泌物覆着

2015年初因呛咳发现食管气管瘘，予空肠营养饮食。同年6月发现支架移位，Ⅲ区可见瘘口，遂取出原L形支架，放置Y形气管硅酮支架充分覆盖瘘口及支撑气道（图6-1-3-29a、b、c），1周后发现硅酮支架上端仍狭窄，遂于Y形支架上方置入直筒硅酮支架1枚（图6-1-3-29d、e）。针对左主支气管远端管腔狭窄明显问题，予局部削瘤+球囊扩张治疗（图6-1-3-29f、g、h、i）。

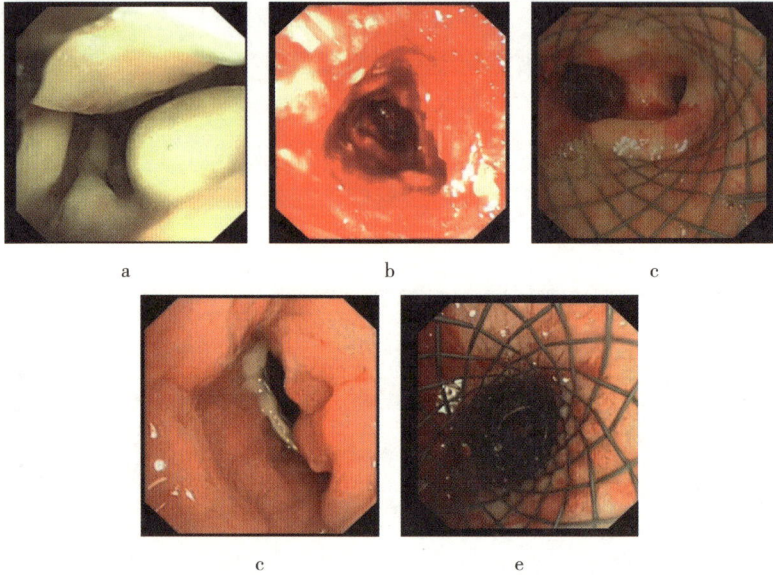

a.气管壁全程管壁增厚伴支架膜凸起，呈外压型狭窄；b.将气道内支架取出；c.气道内更换为 L 形覆膜金属支架；d.金属支架置入后 4 个月支架上端肉芽组织增生，管腔狭窄约 70%；e.在原支架上端摆置直筒形金属支架，管腔狭窄缓解。

图 6-1-3-28　气道内更换支架

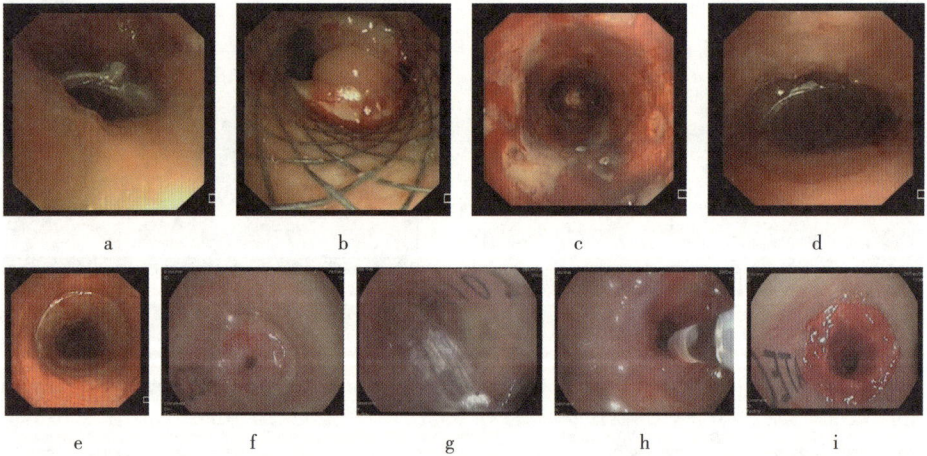

a.金属支架上缘嵌入管壁，管腔狭窄；b. L 形支架下移，右主支气管开口被挡，有肉芽组织增生；c.置入 Y 形硅酮支架；d.硅酮支架上缘嵌入气管膜部，管腔狭窄；e.在 Y 形硅酮支架上缘摆置直筒形硅酮支架；f.硅酮支架左主支气管分支下缘肉芽组织增生，管腔狭窄；g.用球囊扩张导管扩张左主支气管狭窄部位；h.冻融肉芽组织；i.经处理后，左主支气管管腔较前扩大。

图 6-1-3-29　支架处理

2017 年 3 月发现左主支气管支架末端管腔过于狭窄（＞80%），遂于左

主支气管置入小 Y 形金属覆膜支架 1 枚（左主
11mm×18mm/ 上 8mm×6mm/ 下 8mm×6mm），
两分支置入左上及左下支气管内（图 6-1-3-30）。
后间断复查气管镜。

2020 年 7 月发现原支架较短，无法完全支
撑气道，遂取出原左主小 Y 形金属覆膜支架，
更换为小 Y 形网状金属覆膜支架 1 枚（左主
10mm×35mm/ 上 8mm×6mm/ 下 8mm×6mm），
2021 年 1 月因肉芽生长堵塞管腔再次取出
左主小 Y 形支架。同年 2 月因发现左下支气
管塌陷明显，再次置入原 Y 形金属覆膜支架

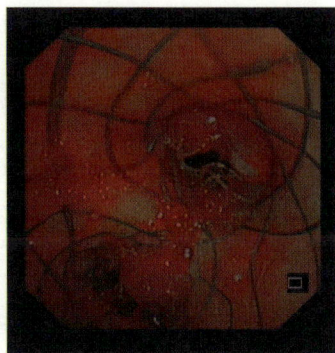

图 6-1-3-30 左主支气管内
小 Y 形支架

（图 6-1-3-31a、b）。后间断气管镜清理治疗。2022 年 3 月因主气道直筒支
架位置下移，上提直筒支架后支架释放困难，血氧无法维持，遂完整取出直
筒支架，置入直筒金属覆膜支架（16~50mm）1 枚（图 6-1-3-31c、d）。经
复查发现金属覆膜支架下移明显，遂再次于 3 月 16 日更换回原直筒硅酮支架
（15~45mm），支架位置良好，释放满意。患者苏醒困难，转入 ICU 继续治疗。
后因感染加重，呼吸循环衰竭临床死亡。患者带支架生存 14 年。

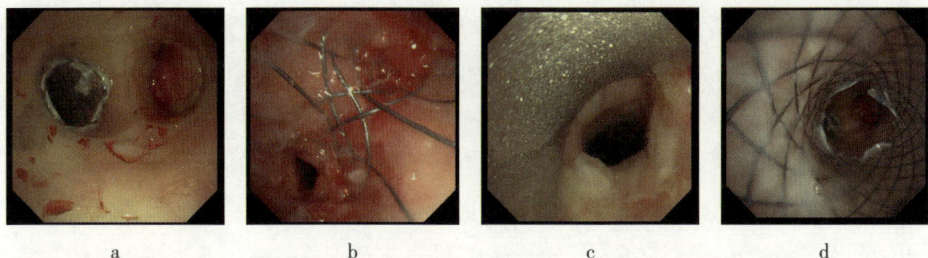

a. 左主支气管内置入小 Y 形金属支架；b. 左主支气管内小 Y 形金属支架两分支置入左上、左下叶
支气管内；c. 气管硅酮支架上端肉芽组织增生，管腔狭窄；d. 气管内置入直筒形金属支架。

图 6-1-3-31 气道内硅酮支架联合金属支架置入

（九）疗法优势

（1）置入支架可有效缓解症状，如气道狭窄引发呼吸困难，置入支架后，
症状很快恢复。

（2）支架置入术对良性和恶性气道病变均有效。

（3）支架有多种大小不同的型号，适用于各种气管狭窄和气道瘘的封堵。

（4）分叉支架能够维持置入位置而不移动。

（5）对气道瘘的患者能帮助控制感染和促进瘘的愈合。

（6）不阻塞气道引流。

四、硬质支气管镜

（一）概述

硬质支气管镜（简称硬质镜）的现代价值在于可以作为介入通道允许可弯曲支气管镜及其他器械进入气道内，在直视下进行各种介入操作。同时，硬质镜也可作为一种介入工具，直接进行治疗。因此，硬质镜是现代介入肺病学的主要工具，是呼吸科医生应当掌握的一项技术。

（二）历史源流

医学内窥镜至今已有 200 多年历史，其发展经历了硬质内窥镜、可弯曲内窥镜（纤维内窥镜和电子内窥镜），以及软硬镜结合的时代。

硬质支气管镜（rigid bronchoscopy，RB）：1897 年德国科学家 Killian 首先报道用硬质食道镜从气管内取出骨性异物，开创了硬质窥镜插入气管和支气管进行内窥镜操作的历史。Killian 医生一生致力于气道内镜结构的改善和操作技术的提高，并提出了气管、支气管树图谱，在历史上确立了"气道内镜之父"的地位。另一个对气道内镜的发展做出巨大贡献的是美国医生 Chevaliar Jackson。1968 年他的儿子小 Jackson 对 RB 进行改进并制订出规范化操作规程。至 20 世纪 60 年代，各国均以 RB 为主进行下呼吸道疾病的诊断与治疗。

可弯曲支气管镜：20 世纪 70 年代中期，日本学者池田发明了可弯曲纤维支气管镜。随着电子技术的发展，一种新的可弯曲式支气管镜——电子支气管镜应运而生。目前，日本、德国及我国已有多家公司生产出了性能优良的产品。

软硬镜结合：自 20 世纪 90 年代支气管镜介入治疗技术兴起，电视 RB 又逐渐受到许多医生的重视，在德国 RB 已占气管镜检查的 80% 以上，且随着电子技术的发展，RB 的图像更加清晰，也便于保存。硬质镜能保持气道通畅，并且在操作端有侧孔与呼吸机相连，故硬质镜亦称"通气支气管镜"。

硬质镜的现代价值在于可作为介入通道允许软性支气管镜及其他器械进入气道内，大大拓宽了其应用范围，可在直视下进行支架释放、激光消融、氩等离子体凝固术（APC）、取异物和冷冻等操作。因此，硬质镜是现代介入肺病学的主要工具，现已发展成为一项成熟的技术。

（三）原理

电视 RB 可分三部分：镜鞘、影像系统（摄像系统主机、摄像头、监视器等）、冷光源。

镜鞘为一空心不锈钢管，管径均一，管壁厚 2mm。成人硬质镜可分几个规格，直径 8.5~14mm，长度 33~43cm，远端是斜面，以便通过声门和气道狭窄区域，同时也利于铲切气道壁上的肿瘤，支气管镜远端 1/3 镜体的管壁上带有侧孔，便于镜体进入一侧主支气管时对侧气道保持通气。

硬质镜的操作端有多个接口，包括呼吸机接口、光源接口、吸引管和激光纤维接口（图 6-1-4-1）。开口的近端可被封闭或开放，以利于观察目镜和其他设施通过。

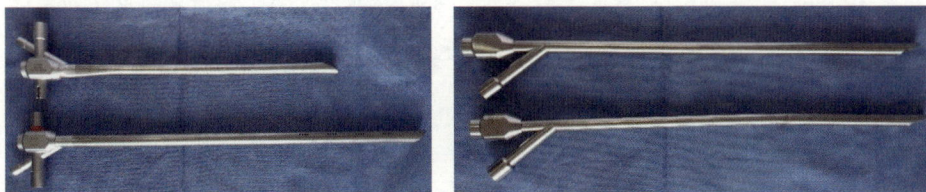

| a. 硬质镜为一空心不锈钢管 | b. 改良的国产镜鞘 |

图 6-1-4-1　硬质镜镜鞘构造

观察目镜长 50cm，外径 4.5mm，接光源后可通过镜鞘做窥视检查。光源为冷光源。同时，还配备活检钳、光学活检钳、异物钳等。

现代硬质镜的光导系统是通过目镜连接的光源，能提供较清晰的视野，直接观察咽喉乃至气道。同时目镜也可连接到电视系统，便于集体观察和存储图像。其他设施如活检钳、吸引管也可通过操作孔工作（图 6-1-4-2）。

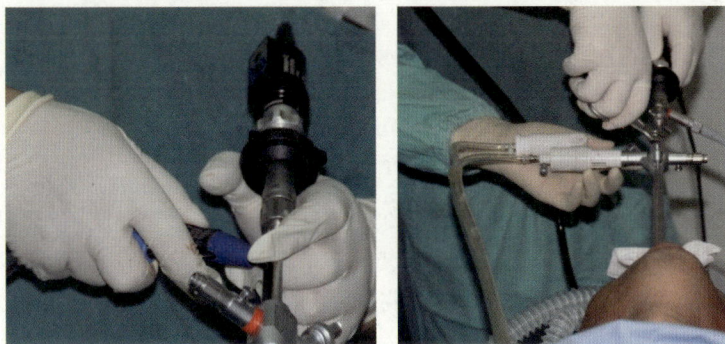

| a. 硬质 APC 电极通过后孔操作 | b 光学活检钳通过后孔操作 |

图 6-1-4-2　硬质镜操作孔

（四）适应证和禁忌证

1. 适应证

（1）诊断方面：①大气道管内或管壁良恶性病变；②气道外病变组织的活检；③儿童的气管镜检查；④支气管镜导航。

（2）治疗方面：①气道异物；②气道腔内病灶的热消融治疗，如激光、微波、氩等离子体凝固术（APC）等；③气道腔内病灶的腔内冷冻治疗；④气道大出血；⑤内支架置入术；⑥球囊导管扩张；⑦放/化疗粒子植入；⑧支气管镜导航治疗。

2. 禁忌证

RB 的禁忌证极少。由于硬质镜多在全麻下操作，其禁忌证与全麻大致相同。但最首要的禁忌是未经过正规训练和没有操作经验的内镜医生、麻醉师或工作组。

（1）不稳定的血流动力学。

（2）致死性心律失常。

（3）难以纠正的低氧血症。

（4）颈椎关节活动过度或受限。硬质镜操作期间患者颈部的活动度加大会导致生命危险。

（5）颌骨和面部创伤，或任何限制上下颌骨活动的疾病，以致影响镜体不能进入气道。

（6）喉部狭窄或阻塞性喉癌影响镜体通过。可先行气管切开，经气管套管进行硬质镜检查。

（五）操作方法和注意事项

1. 术前准备

术前评估及宣教：术前评估患者的 RB 的风险、能否耐受全麻过程及其获益性（是否必须要做 RB）。要进行标准的术前评估和麻醉评估，如血常规、心电图、血氧饱和度、血气分析、肺功能、胸部 X 线和 CT 等。根据患者的一般情况、年龄、现病史及医院的要求选择相关的检查，并仔细检查口腔、牙齿、颌骨及颈的活动度。

术前宣教被认为是围术期不可或缺的一部分。内镜和麻醉医生在术前应分别与患者和家属谈话，不仅要通过合适的沟通方式缓解患者的焦虑情绪，还要为患者制定术前镇静镇痛药物和饮食方案，并签署知情同意书（家属也必须签字，操作时也必须在手术室外等候）。

根据全麻要求，禁食固体食物和禁饮时间分别缩短为 6h 和 2h，并且在术前 2h 口服 400ml 碳水化合物，有助于减轻患者术前饥饿感，降低术中胰岛素抵抗，促进术后快速康复。这比传统的术前禁食 12h 至少缩短了 6h 的时间，也就是至少减轻了患者 6h 的饥饿感。

术前应提前建立输液通道，应用多功能心电血压监护仪进行无创血压、心电、呼吸、血氧饱和度监测。应用 BIS（脑电双频指数）检测脑电活动，便于术中准确用药。

2. 麻醉方法——全凭静脉麻醉法

RB 需在全凭静脉麻醉下进行。操作在手术室进行（图 6-1-4-3）。患者平卧手术床上，肩背部底下放一垫子，以使头后仰，便于硬质镜插入。全程必须由麻醉师进行麻醉。

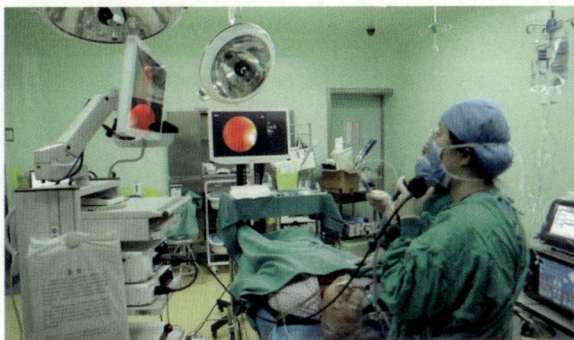

图 6-1-4-3　硬质镜检查在手术室进行，严密监护

麻醉前面罩吸氧，预氧合 5~10min。术前诱导药物依次为：咪达唑仑 2~3mg、舒芬太尼 5~10μg、丙泊酚 1~1.5mg/kg 或依托咪酯 0.1~0.15mg/kg、琥珀胆碱 1.5~2mg/kg。随即给予肌松剂阿曲库铵 0.5mg/kg，待肌颤消失、下颌肌肉松弛后即可插入硬质镜。全身麻醉后，应注意保护患者的眼睛和牙齿。术中维持用药：丙泊酚 4~6mg/（kg·h）、雷米芬太尼 0.1~0.2μg/（kg·h），间断追加舒芬太尼。治疗结束前 30min，静脉给予地塞米松 10mg 或甲泼尼龙 80mg。

（六）疗效评价标准

根据用途不同，RB 的疗效评价标准各异。

RB 用于诊断，可明确气道壁及气道外病变的性质，可辅助气道黏膜活检及超声支气管镜（EBUS）等，能更精准地取得足够的组织标本，用于病理或免疫组化检查等。

RB 用于治疗的疗效评价标准：①患者的症状改善；②患者的呼吸道通畅度提高；③患者的肺功能恢复；④辅助了气道周围或肺内病变的治疗。

（七）并发症及注意事项

RB 的并发症极少，与术前用药、麻醉用药、镜体插入气道和气道内活检等操作有关。但是，这些少见的并发症可通过充分的术前准备、高效安全的麻醉药品及完善的监测技术来预防和避免。

（1）心律失常：操作期间因低氧血症所致的心律失常和心肌缺血是最危险的并发症。术中应保证充分的氧供，严禁发生窒息等，以免引起严重缺氧，继发严重心律失常。

（2）口腔损伤：口唇压伤、牙齿脱落、牙龈、喉及声带的擦伤也偶有发生，术中注意保护，仔细操作，一般可避免。还可能术中发生喉痉挛、术后发生喉水肿等，应认真做好麻醉工作，严密监测这些并发症的发生。

（3）气道损伤：气道扩张或肿瘤组织处理过程中有可能伤及气道壁，引起咯血，严重者会造成支气管破裂穿孔，引起气胸及纵隔气肿等。

（八）典型病例

患者，男，22 岁，因间断咳嗽、呼吸困难 5 月余，加重 1 周于 2019 年 1 月入院治疗。

现病史：2018 年 8 月患者无明显诱因出现刺激性干咳、喘憋，伴周身乏力，就诊于当地医院，考虑"过敏性哮喘"，予激素药物吸入对症治疗 4 天后，喘憋症状有所缓解。2018 年 8 月 20 日夜间突发喘憋，不能平卧，胸部 CT 检查示：纵隔气管旁肿物，气管受压明显，立即予氧气吸入、平喘祛痰等对症处理，上述症状无减轻，即行气管内 Y 形硅酮支架置入术，以解除气管狭窄，同时留取病理检查标本。术后患者喘憋明显缓解，但咳嗽症状加重，痰量明显增大，黏稠不易咳出。术后病理回报：符合间变性大细胞淋巴瘤，ALK 阳性。行胸部 CT 检查示：气管前间隙软组织肿块，包绕气管，并部分突出于右主支气管内，至右肺过度充气、纵隔左偏，气管支架起始处稍高密度影，考虑痰栓；右肺上叶、下叶感染性病变，纵隔气肿。随后行多周期化疗，化疗结束后复查气管镜及肺部 CT 提示气管内肿物及纵隔淋巴结较前明显缩小。于 2018 年 10

月 11 日全麻下经口插入硬镜，可见一 Y 形硅酮支架，支架位置及释放良好，予硬镜将支架取出，原支架覆盖处可见肉芽增生，予套圈器套取肉芽组织，并予肉芽增生处予二氧化碳多点冻融治疗，术中出血（图 6-1-4-4）。

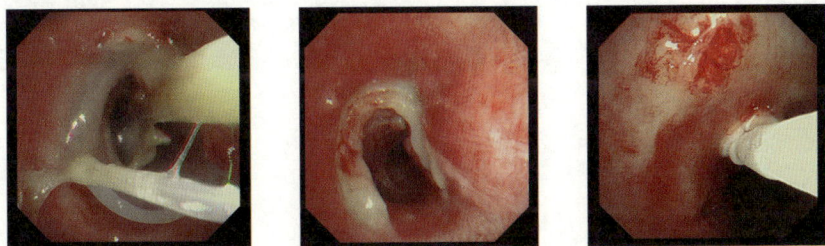

a. 气道内可见硅酮支架　　b. 支架取出后可见肉芽组织增生　　c. 局部冻融

图 6-1-4-4　2018 年 10 月 11 日硬质镜

2018 年 11 月 1 日患者再次呼吸急促，胸部 CT 提示支气管近右主支气管开口处小突起，声门下气管狭窄，不除外淋巴瘤复发，给予 CHOP-E 方案（环磷酰胺 0.6g 1d，盐酸表柔比星 60mg 1d，硫酸长春地辛 4mg 1d，地塞米松磷酸钠注射液 12mg 1~5d，依托泊苷注射液 0.1g 1~5d）化疗，患者自觉症状较前好转。2018 年 11 月 8 日患者再次出现喘憋，复查气管镜提示中央型气道 I 区（声门下 0.5cm）可见不规则形狭窄，为瘢痕及肉芽增生型（图 6-1-4-5a），管腔狭窄 70%，狭窄长度约 2cm，镜身（外径 5.9mm）不能通过，给予电套圈及冻取（图 6-1-4-5b）肉芽组织，并行球囊扩张（型号：15~55mm，4.5bar 60sec 1 次，6.0bar 60sec 1 次）、二氧化碳多点冻融治疗（图 6-1-4-5c），管腔较前明显增宽，狭窄约 30%。予活检钳钳取瘢痕及肉芽处黏膜，送检 ROSE（标本快速现场评估技术）及病理学检查，ROSE 未见异型细胞。中央气道 II 区管腔通畅，黏膜光滑，中央气道 III 区右侧可见坏死物附着。

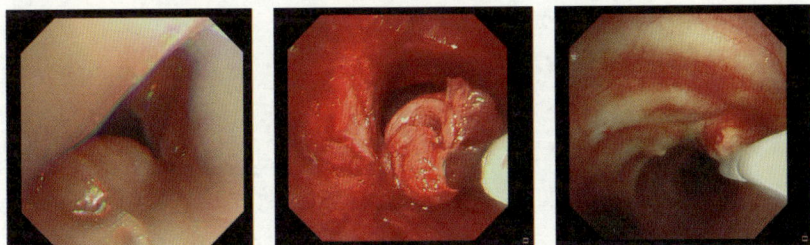

a. 气道 I 区可见肉芽肿　　b. 冻取肉芽组织　　c. 局部冻融

图 6-1-4-5　2018 年 11 月 8 日气管镜

此后，中央型气道 I 区多次发生不规则形狭窄，为瘢痕及肉芽增生型，多次给予硬镜铲切及低温等离子射频消融治疗（视频6-1-4-1）、电切瘢痕及肉芽组织（视频6-1-4-2），同时局部予二氧化碳冷冻、局部给予曲安奈德40mg黏膜下注射，治疗后声门下狭窄约20%，隆突增宽，左主支气管原支架下缘可见瘢痕狭窄约10%，予激光切割狭窄环并予二氧化碳多点冻融，病情渐趋稳定，后出院随访。

视频 6-1-4-1
硬镜铲切及低温等
离子射频消融治疗

频 6-1-4-2
电切瘢痕及
肉芽组织

（九）疗法优势

硬质支气管镜的优势为：既可用于通气，又能用于诊断，又可用于治疗。

（1）具有维持气道通畅的能力，可通过硬镜扩张、置入支架、铲切病变组织等迅速打通气道，维持呼吸。

（2）可处理大咯血。

（3）可作为呼吸介入的通道，利于各种介入设备的出入，缩短介入治疗时间。

（4）可用于大块活检标本的获取，既可铲切或冻取获取气道内的标本，又便于冻取肺组织获得足够大的标本。

五、光动力疗法

（一）概述

光动力治疗（photodynamic therapy，PDT）是一种光激发的化学疗法，光敏剂吸收光子的能量跃迁到激发态，受激发的光敏剂将能量传递给氧，产生一些氧化活性分子（radical oxygen species，ROS）。氧化活性分子通过氧化作用来攻击细胞结构，这种损伤可能是细胞膜或蛋白的氧化损伤，当氧化损伤的积累超过一定的阈值时，细胞便开始死亡。光敏剂注入患者体内后，会在肿瘤组织中形成相对较高的蓄积，尤其高分布于肿瘤组织的新生血管内皮上，光动力作用还可引起血管损伤及由此导致的病变组织局部缺血缺氧，在PDT的临床治疗机制中起着关键性的作用，并决定着PDT的选择性杀伤特性。这种光敏剂选择性在肿瘤组织蓄积和选择性针对病变组织照光一起构成了光动力疗法治疗肿瘤的双靶向性（药物靶向性富积和光照靶向性激活）。20世纪70年代末PDT逐渐成为一项治疗肿瘤的新技术，并被美国、英国、法国、德国、日本等不少国家批准。

（二）历史源流

德国科学家 Herman Tappeiner 的一个博士在 1900 年就已经发现了光动力效应。他当时使用一种叫"光化学反应"的方法，将某些物质暴露在光线下，观察其产生的荧光现象。这种现象后来被称为"光动力效应"，成为了现代光动力治疗的基础，并为后来光动力技术的研究和应用提供了重要的启示。

基础研究阶段（20 世纪初至 60 年代初期）：德国某公司在 20 世纪 60 年代初期进行了一些基础研究和实验，以验证光动力效应的可行性和有效性。他们使用了一种叫"光敏剂"的药物，将其注射到小鼠体内，然后用激光照射小鼠皮肤，观察是否能够诱导免疫细胞释放特定的蛋白质。这些实验结果表明，光动力治疗可以有效地杀死癌细胞，并且对正常细胞的损伤很小。基于这些实验结果，该公司开始进一步研究和发展光动力治疗技术，并最终成功地将其应用于临床实践中。

初期临床研究阶段（至 20 世纪 70 年代中期）：科学家们开始对光动力反应进行更深入的研究，探索其机制和生物学效应。他们发现，光动力反应可以激活特定的酶活性，促进细胞生长、分裂和修复等生物学过程。

临床应用研究阶段（至 20 世纪 80 年代末期）：随着光动力技术的不断发展和成熟，科学家们开始将其应用于各种疾病的治疗中。例如，将荧光素标记的化疗药物直接照射到肿瘤细胞上，以实现定向杀灭肿瘤细胞的目的。此外，光动力反应还可以用于治疗皮肤病、支气管炎、鼻窦炎等疾病。

临床推广应用阶段（21 世纪初期至今）：随着光动力技术的不断进步和研究的深入，越来越多的临床试验证实了光动力治疗的有效性和安全性。目前，光动力治疗已经成为一种广泛应用的治疗方法，尤其在呼吸系统疾病的治疗中具有独特的优势。未来，随着技术的不断进步和研究的深入，相信光动力治疗将会在更多的领域得到应用和发展。

（三）原理

PDT 的作用基础是光动力效应，是一种有氧分子参与的伴随生物效应的光敏化反应。

光动力治疗的机制是光敏剂被细胞或组织吸收后，以特定波长激光照射下产生氧化活性分子（ROS），包括单线态氧（$^1O_2$）、超氧阴离子自由基（$O_2^- \cdot$）、羟基自由基（$HO \cdot$）、过氧化氢（H_2O_2）、脂质过氧化中间产物（$LO \cdot$、$LOO \cdot$、$LOOH \cdot$）等，它们具有很强的细胞毒性，目前认为光敏反应生成的 ROS 是靶体损伤的主要杀手。不同光敏剂的光物理和光化学特性差异很大，但产生光敏效应的途径相似。

Ⅰ型机制（也称自由基机制）：光敏剂直接与底物或溶剂发生抽氢反应或电子转移，生产自由基或自由基离子。其中带负电荷的自由基与 O_2 发生电子转移作用，产生 O_2^-，进一步反应生成 HO^- 等；碳中心的自由基可能会与氧反应生成过氧化自由基，进一步触发链式反应导致大范围氧化性损伤。

Ⅱ型机制（也称单重态氧机制）：光敏剂三重激发态直接与氧发生能量传递反应，生成 $^1O_2$，它具有高反应活性和高氧化性，能高效氧化生物分子，如不饱和脂肪酸、蛋白质、核酸和线粒体膜等，诱导肿瘤细胞死亡。上述两种机制可同时出现，两者杀灭肿瘤作用大小取决于光敏剂的性质、底物、介质性质、氧浓度及底物与光敏剂的结合程度。两种过程相互作用，相互促进，有些活性物质还可相互转化。

在光动力效应作用下，可发生如下反应。

（1）PDT 对肿瘤细胞有直接杀伤作用，在 PDT 治疗肿瘤时，有的以直接杀伤肿瘤为主，有的可导致癌细胞凋亡。

（2）PDT 的光敏反应可造成微血管破坏，激活血小板及炎性细胞，导致炎性因子释放，引起血管收缩、血细胞滞留凝集、血流停滞造成组织水肿、缺血、缺氧，从而杀伤肿瘤。

（3）间质是肿瘤细胞生长的"瘤床"，对物质扩散、运输和新生血管形成具有重要作用，间质中光敏剂含量很高，PDT 对间质的破坏对防止肿瘤的残留或复发很重要。

（4）PDT 的作用可引起肿瘤处炎症反应（如淋巴细胞、白细胞和巨噬细胞浸润）、炎症时组织感染和损伤外在反应，发炎过程与治疗部位的免疫反应程度密切相关。

（四）适应证和禁忌证

1. 适应证

（1）早期病变的治疗：此类患者经过光动力治疗后，有望达到根治目的，包括：①早期中央型肺癌；②原发性气管恶性肿瘤。

需满足条件：需经 CT、超声支气管镜（EBUS）、光学相干断层成像技术（OCT）、窄波光支气管镜（NBI）或荧光支气管镜（AFB）确认。若病理证实为恶性肿瘤，且病变累及黏膜、黏膜下层，未累及软骨，病变厚度75%，严禁直接行光动力治疗。

（2）姑息性治疗：①原发或转移性气管恶性肿瘤，管腔堵塞＜50%；②原发或转移性支气管恶性肿瘤；③多源发中央型肺癌；④肺癌手术后残端局部复发；⑤中央型肺癌放疗后局部复发。

需满足条件：肿瘤呈管内型或管内＋管壁型，以管外型为主的混合性病变不建议行腔道PDT。

2. 禁忌证

（1）血卟啉症及其他因光而恶化的疾病。

（2）已知对卟啉类或对任何赋形剂过敏者。

（3）正在用光敏剂进行治疗中。

（4）计划在30天内行外科手术治疗者。

（5）存在眼科疾病，需在30天内使用灯光检查者。

（6）严重的心肺功能不全、肝肾功能不全，不能耐受支气管镜下治疗者。

（7）明显的凝血功能障碍。

（8）肿瘤已侵犯大血管、气管食管肿瘤贯通性浸润。

（9）食管气管瘘、气管纵隔瘘、支气管胸膜瘘、支气管管壁结构被破坏。

（10）气管肿瘤致管腔重度狭窄者（＞75%），严禁直接行光动力治疗。

（11）孕妇慎用：卟吩姆钠被认为是怀孕风险C级（毒性，无致畸）的药物，具有非透析性。

（五）操作方法和注意事项

1. 术前准备

（1）病房要求：病房的门窗必须用黑色遮光布，采用小功率黄炽灯照明或使用台灯。

（2）对患者进行避光宣教：告知其避光的时间及程度。给药第1周时患者的皮肤和眼睛对光线十分敏感，此时需严格避光，避免直接暴露在阳光下的一切可能。需留在暗室内，暗室内可使用一个60W以下的黄炽灯泡的台灯，可以观看电视，安全距离至少2m，并需戴黑色眼镜，最好不要使用电脑或手机。

第2周患者眼睛对明亮的光线仍十分敏感，仍需继续佩戴墨镜；皮肤对光线也是敏感的，仍需避免直接暴露于阳光下。但本周光敏药物处于代谢过程中，应逐渐增加室内的光线照射的亮度，直至恢复至正常的室内照明状态。本周仍需避免使用手机或电脑，观看电视需保持安全距离。

第 3~4 周患者皮肤对光线还有一定的敏感性，需避免强烈阳光直射和室内强光照明。患者可以在夜晚外出活动。如必须白天去户外，建议其阴天出行，或避开上午 10 点至下午 2 点光线最强时段。患者需戴上墨镜（＜4% 透光率）、手套、宽边帽，穿长袖衬衫、长裤和袜子。此期间建议患者要避免明亮的光线如阅读灯的照射，尽管普通室内光线不是有害的，但天窗直接照射的光线也应该避免，需要挂窗帘或躲避在阴影内。

30 天后，建议患者进行光敏感试验，把患者的手放在一个有直径 2cm 的洞的纸袋内，暴露在阳光下照射 10min；如果在 24h 内出现肿胀、发红或水疱，则患者应继续避光直到 2 周之后，再进行重新测试；如果在 24h 之内没有任何反应发生，患者可逐渐恢复接触阳光。可尝试第一天暴露于光照下 15min，如没问题，可逐步增加暴露时间。初期建议避开阳光最强时段（上午 10 点至下午 2点）。至少 3 个月不要进行日光浴或使用太阳灯、日光浴床，还需避免眼部检查。

（3）患者注射光敏剂后需及时戴墨镜、入住暗房，医生应密切注意观察病情变化。

（4）患者注射光敏剂 40~50h 后做 PDT。

（5）医务人员在操作过程中需佩戴防护眼镜。

2. 操作过程及技巧

（1）进行气管镜下光动力治疗的步骤：首先通过可弯曲支气管镜评估需治疗的肿瘤长度，确定照射范围，并制定相应的治疗计划。然后，在致敏阶段中静脉注射光敏剂，2~3 天后（肿瘤组织与周围正常组织中药物浓度差最佳时）可使用点光谱学进行血药浓度水平检测，也可直接进行光纤照射。应用波长为 630nm、能量密度为 200J/cm^2 的光纤照射可缓解支气管肺癌的梗阻症状，并对支气管黏膜病变进行治疗。此后第 2、3 天光动力照射前，需先清理治疗部位表面的坏死物。根据残存病变的情况决定是否行第三次照射，如在注射药物后的 96~120h 内重复照射，则无须再注射光敏剂。对于气管及主支气管处病变建议先将大块的肿瘤削除，针对肿瘤的残根进行光动力治疗，可获得更优的疗效。

（2）照射剂量：照射功率密度一般为 100~250mW/cm^2，能量密度为 100~500J/cm^2，视肿瘤的类型、大小、部位等具体情况而定。

照射深度的估计：据报道支气管癌照射剂量为 495J/cm^2（330mW，30min），照射后切除肿瘤，发现肿瘤组织深度在 3cm 以内有明显的退行性变化，正常组织无此改变。据此认为 630nm 的红光对肿瘤的杀伤深度为 3cm。

照射前需清除肿瘤表面污物，以免影响疗效。

光动力疗法是一种局部治疗方法，对肿瘤的杀伤效果在很大程度上取决于病变区的照光剂量是否充分。由于光进入组织后会因组织的吸收和散射而衰减，所以无论采用哪种光照方式，一次照射的杀伤深度和范围都是有限的，必要时应重复进行，间隔时间根据肿瘤大小和范围而定，一般为 2 个月左右。

（3）操作技巧：在气管镜引导下将柱状光纤送入需要照射的病变区。当肿瘤相对平整时可将光纤放置于肿瘤的一侧，对于巨大及腔内型的瘤体可将光纤插入瘤体内。柱状光纤通常用于中央型气道梗阻的患者，一般根据所需治疗肿瘤的长度选择不同治疗长度的光纤。应恰当分布光纤，避免过多照射非肿瘤组织，同时避免肿瘤组织重复照射。因此，在光动力照射前，需要在气管镜下评估肿瘤的长度，选择合适长度的光纤对肿瘤进行照射是尤为重要的。目前常用的光源为半导体激光器，它所发射的激光是一种非热能的激光，不会引起气道内着火。

（4）工作人员注意事项：①光动力仪产生的 4 级激光对眼睛有危害，应避免眼睛或皮肤暴露于光束，所有激光使用的区域必须给予保护措施。特别是当激光系统工作的时候，所有的人一定要带护眼镜。不要注视正在定位的光束或直接通过光学设备观察激光射线。室内避免放置金属和玻璃等反射材料。必须注意在手术室门上贴上明显标志，防止未戴防护眼罩的人员进入治疗室。保护眼镜应该使用适用于半导体激光波长范围 630nm、光密度大于 4 的专用护眼镜，普通墨镜对眼睛保护是不适当的；②应确保防护套消毒，避免光纤污染。消毒防护套由 PTFE 材料制成，可反复使用和用普通消毒液消毒，推荐消毒方法为 121℃的高温高压蒸汽消毒，光纤不可高温高压消毒，但可用普通消毒液消毒；③不要使用可燃或易爆、可能被激光点燃的麻醉气体，避免在设备操作场所使用其他的可燃或挥发气体物质；④使用者应该在操作激光设备之前通读并且彻底熟悉机器的操作手册。

（六）疗效评价标准

呼吸道肿瘤光动力治疗疗效评价标准（2019 年版）如下。

1. 近期疗效（PDT 治疗后 1 个月）

完全缓解（CR）：气管支气管腔内癌变完全消除，黏膜活检病理未见肿瘤细胞。

部分缓解（PR）：气管支气管腔内癌变的长度 × 厚度的乘积较治疗前缩小 ≥ 30%，黏膜活检病理仍有肿瘤细胞。

疾病稳定（SD）：既无缓解，也无进展，黏膜活检病理仍有肿瘤细胞。

疾病进展（PD）：癌变范围超过原病灶区，活检有肿瘤细胞。

2. 远期疗效

总生存期（OS）：从治疗开始到因任何原因引起死亡的时间。

无进展生存时间（PFS）：从治疗开始到肿瘤进展或死亡的时间。

疾病控制时间（duration of controlling disease）：从治疗开始到疾病进展时的这段时间。

治疗前后应定期复查评估，每 3 个月复查 1 次，均需行胸部 CT 平扫 + 增强、支气管镜检查、取组织活检作为客观评价依据。

（七）并发症及处理

1. 常见并发症

（1）光敏反应：发生率为 5%~28%。临床表现主要为皮肤过度晒伤样改变，如充血、红肿、辣痛，少数出现皮疹，多为红斑、丘疹，伴瘙痒或灼痛，重者可能出现脱皮、水疱。后期可能出现色素沉着。对患者进行避光教育是整个治疗的一部分，告知患者使用保护性的服装及注意事项是十分重要的。一旦发生光敏反应，在皮肤最初出现麻刺感或红斑时，应立即躲避阳光，用冷水湿敷发热红肿的部位，此后需避免阳光直射 2 周。对于出现皮疹者，可口服抗过敏药物，局部涂抹含激素类的药膏。对于明显肿胀、出现水疱者，为严重的光毒性反应，需静脉使用激素类药物，口服抗过敏药，避免接触阳光（图 6-1-5-1）。

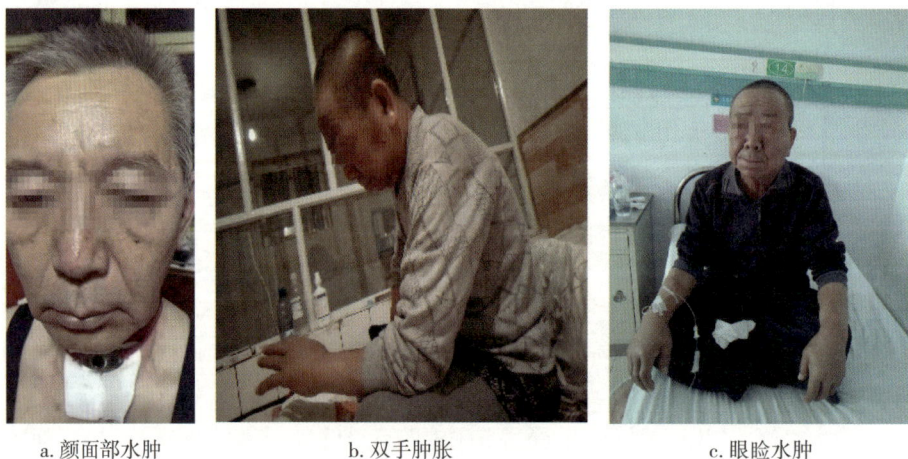

a. 颜面部水肿　　　　b. 双手肿胀　　　　c. 眼睑水肿

图 6-1-5-1　光敏反应

（2）咳嗽：发生率为15%~34%。以刺激性咳嗽为主，常伴有咳痰费力，为少量白色黏痰。进行照射后可以常规给予口服止咳祛痰药物如氨溴索、乙酰半胱氨酸等，对于咳嗽较剧的患者，给予中枢镇咳药物如阿橘片、磷酸可待因片口服，辅以中药止咳化痰药物苏黄止咳胶囊、十味龙胆花胶囊等。夜间因咳嗽不能入睡者，可根据病情加用镇静药物。

（3）呼吸困难：发生率为18%~32%。PDT的光敏反应可造成气道黏膜水肿、血管收缩、大块肿瘤组织坏死脱落堵塞管腔，导致段支气管、叶支气管堵塞，严重时可引起全肺不张、气管狭窄，引发呼吸困难。一旦发生应及时行气管镜下治疗，清理坏死物，维持管腔通畅。对于中央气道（气管、主支气管）肿瘤堵塞＞50%者，应先削瘤，待管腔狭窄＜50%，再行PDT。每次照射前应先将上次照射后形成的坏死物清除后再予后续PDT。PDT照射结束2~3天、1周后应再行气管镜，镜下清理坏死物。清理时可应用活检钳钳取或二氧化碳冷冻冻取坏死物，若出现出血，则是清理过深、累及肿瘤组织，可停止清理。患者喘憋明显时可给予解痉平喘药物，监测血气变化，如有条件应立即行气管镜下清理坏死物；如不行，必要时可行气管插管。

（4）发热：一般体温在37~38℃。因PDT后肿瘤细胞死亡、裂解，细胞内毒素释放入血，出现肿瘤坏死吸收热。此外也可为肿瘤表面坏死物形成堵塞气管支气管管腔，或大块肿瘤组织坏死后脱落堵塞支气管管腔，导致分泌物引流不畅，细菌快速繁殖，引发下呼吸道感染所致。可对症退热、抗感染等治疗，必要时行气管镜下清理坏死物。

（5）咯血：以血丝痰为主，可能是在清理坏死物时损伤正常组织，或对于结构较为松散的肿瘤组织照射后组织坏死脱落，肿瘤创面过大，渗血所致。可对症给予止血药物或是气管镜下氩气刀烧灼止血。

常见并发症相对比较轻微，患者能耐受，对症处理后症状很快可以消失。

2. 严重并发症

（1）急性黏膜水肿：光照后炎性因子释放，引起血管收缩、血细胞滞留凝集、血流停滞造成组织水肿。临床表现为突发呼吸困难、口唇发绀、喉鸣、大汗、不能平卧、血氧饱和度进行性下降；心率增快，血压升高，严重时可出现窒息死亡。多发生于病变位于中央气道Ⅰ区邻近声门处者，为光照后声门水肿所致。对于此类患者可术后连用3天激素，如静脉注射甲泼尼龙40mg，每日1次；术后气切包备于床旁，一旦出现呼吸困难、血氧饱和度进行性下降，立即在气管镜引导下行气管插管，插管困难时立即行气管切开。

（2）穿孔：当气管、支气管、食管、胃肠道等空腔脏器的恶性肿瘤进行PDT 时，如肿瘤侵及空腔脏器的管壁的全层，照射后肿瘤组织坏死形成，随着坏死物的脱落，较易形成穿孔。当病变累及邻近脏器（如食道）则出现食管气管/支气管瘘。当表现为咳嗽、咳痰突然加重，痰中带血量明显增多，伴有进食饮水呛咳时，需高度怀疑穿孔的可能，尽快行胸部 CT、上消化道造影及气管镜检查明确。一旦明确有食管气管瘘，可考虑放置气管覆膜支架封堵瘘口。在瘘口未封堵成功前禁止经口进食水，需放置肠内营养管或空肠造瘘，营养支持治疗。

（3）瘢痕狭窄：PDT 治疗后肿瘤组织坏死脱落，局部黏膜纤维化形成瘢痕，瘢痕组织收缩导致管腔狭窄，病变累及黏膜下肌层，照射时总能量过大可增加发生概率。临床表现：早期可无症状，后期随时管腔狭窄的加重，逐步出现咳嗽、咳痰费力，活动后气短，进行性加重。行气管镜检查可见 PDT 治疗后中央气道内的肿瘤消失，局部黏膜形成瘢痕，管腔狭窄。因肿瘤组织已消失，此为良性病变，可选用球囊扩张、气管内支架置入等治疗，维持管腔通畅。

（4）致死性大咯血：肿瘤侵及邻近大血管，肿瘤组织经 PDT 后出现坏死，随着坏死组织脱落，形成支气管动脉瘘，导致致死性大咯血发生。一旦出现应立即行气管插管，并建立静脉通路，患侧卧位，给予药物止血、气管镜下球囊压迫止血、支气管动脉栓塞止血等治疗，必要时可行外科干预。

（八）典型病例

患者，男，58 岁，于 2017 年年初出现咳嗽，后就诊于北京胸科医院，完善胸部 CT 提示右肺下叶不张，气管镜检查示右肺下叶支气管开口处新生物，病理提示鳞癌，于 2017 年 6 月 14 日全麻下行"胸腔镜下右中下叶切除 + 纵隔淋巴结清扫术"，术后病理示右肺中下叶角化型鳞癌，侵犯支气管，大小约 4.8cm×2cm×1.2cm，未见淋巴结转移，分期 $T_{2b}N_0M_0$ ⅡA 期。患者术后恢复良好，于 2017 年 7 月 21 日、9 月 5 日、10 月 14 日、12 月 12 日行 4 周期多西他赛 + 洛铂方案化疗治疗。后患者间断口服中药汤剂治疗。2020 年 2 月患者咳嗽咳痰、喘憋加重，伴有咯血，就诊于当地医院，给予对症支持治疗 10 天（具体药物不能详述），效差。后完善支气管镜检查示：隆突处可见新生物浸润样生长，累及左右主支气管管口，右主支气管管口呈缝隙样狭窄，新生物表面可见新鲜血附着，触之易出血。支气管镜活检病理示：中分化鳞癌。为进一步诊治收来我科，入院诊断：原发性右肺下叶中央型鳞癌

（$cT_4N_3M_{1a}$ⅣVa 期）；右肺癌根治术后；多西他赛＋洛铂方案化疗 4 周期后；纵隔淋巴结转移；咯血。

患者此次入院系肺癌复发并侵及大气道，胸部 CT 及气管镜下见肿瘤复发侵及隆突及左右主支气管，并伴有纵隔淋巴结转移。治疗上没有外科手术指征，当务之急是气管镜下介入治疗（CO_2 冷冻冻取＋电圈套器套取＋氩气刀烧灼肿物）进行削瘤，以恢复气道功能。但打通气道后如何进一步控制肿瘤生长是新的治疗目标，局部光动力治疗结合全身化疗成为优选方案。

光动力疗法具有靶向性准、创伤性小、可与其他手段协同治疗、不良反应少等优点，尤其对晚期肿瘤不能接受手术治疗的患者，光动力治疗是一种能有效减轻痛苦、提高生活质量、延长生命的治疗手段。根据此患者在光动力治疗前、治疗中、治疗后主症及舌脉变化，进行辨证分型，依证遣方选药，具体如下。

[光动力治疗前]肺癌的基本病机是在正气亏虚的基础上形成了"痰瘀郁毒"。此患者肺部恶性肿瘤晚期，癌毒日久耗伤人体气血津液，加之刚行气管镜下微创手术治疗不久，中医认为手术耗气伤血，患者诉偶咳痰，痰白质黏，不易咳出，活动后气促乏力；舌暗，尖红，苔薄白腻中有细裂纹，脉沉细。因此辨证为气阴两虚、痰瘀阻肺，治以益气养阴化痰为主，方药以八珍汤合四妙勇安丸加减。处方：党参 10g，茯苓 12g，炒白术 10g，生地黄 15g，当归 10g，赤芍 10g，川芎 10g，金银花 15g，玄参 12g，陈皮 10g，清半夏 10g，炙甘草 6g。

[光动力治疗中]患者口干，咳嗽，咳白痰，无痰中夹血，有口气，纳可寐安，大便干；舌暗红，中裂，苔黄腻，脉滑。"痞坚之下，必有伏阳"，患者癌毒郁久，光动力治疗杀死癌组织的同时，增加了郁热的强度，患者本身存在正气不足，痰饮伏肺，致使热郁阴中。辨证为饮停胸胁、气机受阻、瘀血内停阻络，治以升阳散火，方用保元汤加减。处方：黄芪 15g，党参 10，炙甘草 6g，当归 10，生石膏 20g，黄芩 10g，黄连 10g，升麻 6g，北柴胡 10g，金银花 15g，焦槟榔 15g，玄参 12g。

[光动力治疗后]患者间断咳嗽、咳痰，痰白、质黏量少，无胸痛、胸闷及喘憋，无心悸、头晕，食欲一般，睡眠良好，大便每天 1 次，小便可，起夜 1 次；舌暗，苔白腻，脉弦。辨证为痰瘀互阻、气阴不足，治以益气养阴、活血化瘀、调整脾胃为主，酌用祛邪散结药物。处方：黄芪 15g，党参 10g，白花蛇舌草 30g，当归 10g，陈皮 6g，醋青皮 6g，麦冬 15g，醋五味子 6g，麸炒苍术 6g，麸炒白术 10g，炒神曲 10g，葛根 10g，黄柏 6g，泽泻 10g，升

麻 6g，甘草 6g。

肺癌的中医药治疗是一个长期的过程，坚持中医药扶正祛邪治疗，根据患者的病情、分期、治疗手段不同，精准辨证施治，对改善患者症状、提高生活质量、防止肿瘤复发具有重要的意义。

（九）疗法优势

（1）选择性杀伤病变细胞：光动力治疗可以精确地定位到病变组织，只对病变细胞产生杀伤作用，而对正常细胞几乎没有任何损伤。因此，相比于传统的手术、放疗等治疗方法，光动力治疗具有更高的选择性和针对性。

（2）无创伤性：光动力治疗不需要切开皮肤或穿刺进入体内，因此不会对患者造成任何创伤。这种无创的治疗方式对于一些患有严重疾病或无法耐受手术治疗的患者来说尤为重要。

（3）治疗效果显著：光动力治疗可以有效地杀死癌细胞、缩小肿瘤体积、减轻疼痛等症状，从而提高患者的生活质量。同时，由于光动力治疗具有高度的选择性和针对性，在一些难治性疾病的治疗中也取得了良好的效果。

（4）可重复使用：一些光敏剂可以在体内反复使用多次，每次治疗后可以维持数周至数月不等，这使得光动力治疗成为了一种经济实惠、可持续的治疗方法。

总之，光动力治疗具有选择性好、无创伤性、治疗效果显著、可重复使用等优点，因此在肿瘤治疗、疼痛缓解等领域得到了广泛的应用和发展。

六、内镜下药物注射

（一）概述

气管镜下药物注射（transbronchial needle injection，TBNI）是指通过气管镜下专用注射针将各种药物注射入肺实质或气管黏膜内，用于治疗疾病或明确诊断。随着治疗药物的不断增加，气管镜下药物注射逐步发展成为一种新的治疗方法。经气管镜下局部注射化疗药物等，可明显提高瘤体内的药物浓度，有效控制肿瘤生长，从而解除呼吸道阻塞，延长管腔通畅时间，缓解呼吸困难。对肿瘤所致的阻塞性肺不张和阻塞性肺炎，可有效改善通气，减轻痛苦，提高生活质量，延长寿命。气管镜下瘤内注射化疗药物也被称为对手术无法切除的中央型肺癌的姑息性治疗手段。

（二）历史源流

1893 年肿瘤外科威廉·科力教授将化脓性链球菌直接注射入肿瘤内，肿瘤出现缩小，这是世界第一例瘤内注射药物治疗肿瘤的报道。之后人们陆续开始采用这个方法进行肿瘤的治疗，但因为适用的病例有限、疗效不确定等因素，该项技术未能推广。

1967 年日本池田教授发明了可弯曲支气管镜后，可以更好地进入叶段支气管。自此医生们开始尝试应用注射针通过支气管镜活检通道向肿瘤内注射化疗药物，促进肿瘤细胞坏死，如卡介苗、无水乙醇、5- 氟尿嘧啶、丝裂霉素、博来霉素、米托蒽醌、铂类、紫杉醇等，并取得了一定疗效，不良反应极少，证实该项技术是安全可行的。

（三）原理

化疗是治疗肺癌的重要方法之一，常用的给药方法是口服、静脉全身化疗或经动脉局部化疗。近年，随着气管镜治疗技术的发展，镜下药物注射也成为肺癌化疗的重要方法。癌细胞对药物的反应率除与药物构型、剂型及剂量等因素有关外，还直接取决于药物与癌细胞直接接触的浓度和持续时间。口服或静脉途径给药，循环血中药物浓度很快达到峰值，半衰期短，肿瘤局部药物浓度相对低，所以很难达到有效的治疗效果，这是临床上中晚期肺癌全身静脉化疗效果欠佳的原因之一。

直接向肿瘤内注射化疗药物可使肿瘤内的药物浓度高于静脉注射时肿瘤内药物浓度的 10~30 倍，并可持续更长的时间。有体外试验研究显示，应用注射针向猪的气管管壁黏膜内注射紫杉醇，局部的药物浓度比全身治疗时全身药物浓度多存在 28 天。如使用脂质体或载药微球的药物载体可进一步延长局部药物浓度。Vitor Mori 报道通过超声支气管镜下向 1 位复发性肺癌患者的瘤体内均匀注射顺铂 8mg，每次间隔 18min，共注射 5 次，之后于末次注射后 5、15、30、60、120min 取静脉血测定顺铂浓度，在 30min 时血液中药物浓度最高，接近 1mg/L。因此提出顺铂进入肿瘤内后，随着瘤体内药物浓度增高，异常血管结构破坏，药物扩散至间质液中，随后透过毛细血管管壁进入血液，经间质液进入淋巴结，最终经胸导管及锁骨下静脉进入体循环。瘤体内药物浓度较高，而全身药物浓度较低，可明显减轻药物所致的不良反应。研究中也显示瘤内药物注射可能是唯一的靶向引流淋巴结方式，证实了肺癌淋巴结转移途径。同时在这篇文章中作者发现多次单独注射所需的顺铂剂量比单次注射所需的剂量要少，且多次注射可使瘤体内药物浓度更均匀，通过计算模型模拟出了 6 次注射需要的顺铂剂量最少、最佳的注射位置（图 6-1-6-1）。

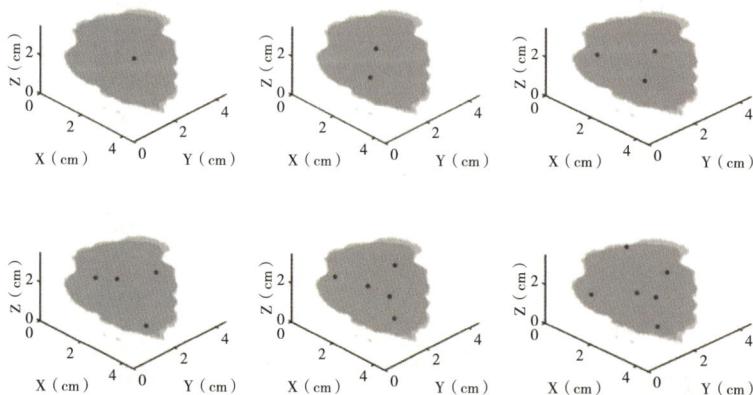

图 6-1-6-1　通过三维重建形式显示瘤体内注射 1~6 次顺铂的最佳注射部位

（四）适应证和禁忌证

1. 适应证

（1）原发性气管癌如腺样囊性癌、鳞癌等。

（2）原发性及继发性肺癌，累及中央气道、叶段支气管，呈管内型、管壁型、管外型、混合型。

（3）转移性纵隔恶性淋巴结。

2. 禁忌证

（1）存在支气管镜检查的禁忌证。

（2）对气管及隆突部位肿瘤，若肿瘤阻塞管腔超过 3/4 则列为治疗禁忌。

（3）病变区域管壁结构破坏、恶性瘘（食管气管 / 支气管瘘、气管支气管纵隔瘘）。

（4）凝血功能异常。

（5）严重的肝肾功能衰竭。

（6）恶性心律失常、心功能不全。

（7）骨髓抑制（Ⅱ度及以上）。

（五）操作方法和注意事项

1. 器械准备

（1）支气管镜专用注射针/针形注射管：针尖规格有21G、23G、25G，针长4mm、5mm、6mm，建议选择21G、4mm。

（2）超声支气管镜专用活检穿刺针：19G、20G、21G、22G。

2. 术前准备

（1）实验室检查：血常规、血凝、肝肾功能、电解质、心肌酶等。

（2）辅助检查：心电图、超声心动图、胸部CT平扫+增强。

（3）签署知情同意书。

3. 药物

（1）化疗药物：阿霉素、博来霉素、米托蒽醌、丝裂霉素、顺铂、卡铂、氟尿嘧啶、甲氨蝶呤等。一般应用化疗药物1~2支，溶于2~4ml生理盐水中，每次注射0.3~0.5ml。阿霉素、博来霉素、米托蒽醌的不良反应较大，已逐渐被淘汰。局部注射丝裂霉素后，患者会因刺激性强咳嗽较剧烈，目前极少应用。顺铂、卡铂因为抗癌谱广，价廉，对支气管黏膜及肺组织损伤小，而被广泛应用。

（2）分子靶向药物：P53基因、重组人血管内皮抑制素注射液等。根据病灶大小选用1~2支药物，每次注射0.5ml，可与化疗药物同时注射。治疗后主要是高热、乏力、四肢酸痛等类流感样症状。

（3）生物制剂：白介素-2（IL-2）、重组人肿瘤坏死因子α（TNF-α）。有人报道27例非小细胞肺癌患者采用瘤体内注射TNF-α和IL-2联合全身化疗，结果发现治疗组近期有效率均高于对照组，且不良反应轻，患者耐受性好。这为肺癌的治疗提供了较好的尝试。

（4）有机溶剂：无水乙醇。刘新发等报道40例晚期气管管壁型或管内型肺癌，给予气管镜下多点瘤内注射99.5%无水乙醇0.5~1ml，分3~5点注射。有效率达90%。有报道称无水乙醇瘤内注射联合氩气刀治疗气管黏膜相关性淋巴瘤及气管大细胞癌取得了很好的疗效。治疗过程中最主要的是避免无水乙醇的外漏，一旦外漏主要表现为剧烈咳嗽及气管黏膜糜烂。

因瘤体内药物注射不良反应小，常常多药联合使用。王洪武教授团队报道应用顺铂+重组人血管内皮抑制素治疗恶性中心气道阻塞共319例患者，其中 206 例患者接受药物注射，113 例未接受药物注射。治疗 1 周后患者的呼吸困难、气道狭窄程度、生活质量及肺功能均较治疗前明显改善。随访 2 个月，注射组的气道通畅率（75.2%）高于非注射组（17.7%），气道再狭窄的发生率（22.5%）低于非注射组（81.1%）。因此可认为，顺铂联合重组人血管内皮抑制素支气管镜下瘤内注射治疗恶性中心气道狭窄是安全有效的。

有文献报道将顺铂溶于不同浓度的乙醇注射至荷瘤裸鼠的瘤体内，观察到顺铂加入 5% 乙醇中可以最好地缩小肿瘤和延缓肿瘤生长，乙醇与顺铂联合对肿瘤血管生成有明显的抑制作用。该项研究为控制肿瘤生长提供了一种新的药物联合方法。

4. 操作流程

（1）患者术前禁食水 6h。

（2）麻醉方式：可选局麻、安定镇痛、全凭静脉麻醉。建议在安定镇痛、全凭静脉麻醉下进行，患者舒适度高，术中可避免因剧烈咳嗽、患者躁动造成气道黏膜损伤、瘤体出血、气管镜损伤等。

（3）建议治疗开始时静脉给予地塞米松 10mg 或托烷司琼 5mg，以防止术后恶心、呕吐。

（4）术中进行心电监护、鼻导管吸氧或内镜面罩下吸氧或呼吸机通气。

（5）如肿瘤堵塞主气管、双侧主支气管、叶支气管需要进行肿瘤减瘤术，建议在硬质气管镜下进行；如只需要进行药物注射，可直接在可弯曲支气管镜（软镜）下进行。

全麻后经口插入硬质气管镜，接高频呼吸机，经硬质气管镜进可弯曲支气管镜，到达病变区域，如肿瘤堵塞 > 50%，先予电套圈器套扎、二氧化碳冻取、激光消融、硬镜铲切等方法进行减瘤治疗，治疗后针对残存肿瘤进行瘤内注射药物。也可麻醉下经鼻或口进软镜，软镜过声门至病变区域处。

先将顺铂推入注射针内，排出注射针管内空气，一般需要 1ml 左右。在支气管镜直视下将专用注射针送入活检孔道，将注射针鞘管伸出 2~3cm，嘱助手出针，逐步后退鞘管至可看到针头，此法可避免因支气管镜前端角度过大，针头自鞘管侧面伸出扎伤镜身。将针头刺入瘤体内，对于较硬的瘤体可嘱助手固定软镜镜身，便于刺入。刺入深度为 3~4mm，注射毕将针头退回鞘管内，至下一个注射点重复上述步骤。一般注射点为 4~6 个，6 点最优。

每个部位每种药物注射 0.3~0.5ml，速度 1ml/min，药物浓度：顺铂 10mg+0.9% 氯化钠 3ml。国外多使用 1mg/ml，但考虑 10mg/10ml 液体量太大，无法注入，我们最初使用 5mg/ml，又因顺铂粉剂难溶，后改为以上浓度。建议使用 1ml 注射器或 2.5ml 注射器，可保证推液速度，避免因瘤体较硬、推注困难导致液体喷洒，伤及操作者及助手。注射部位的选择：如瘤体较小或因生长位置无法多点注射，单次注射尽量选择肿瘤中部，注射量可 1~2ml；多点注射多注射肿瘤中部，具体部位见图 6-1-6-1。

最后，将针管内残存的药物喷洒于肿瘤表面，并将病变远端支气管内流入的药物吸引清除。检查针头退回鞘管内，再将注射针自活检孔道内取出。

给药剂量方案较多。有文献报道根据肿瘤的体积计算，按照体积 =0.5× 最大直径（cm）× 最大宽度（cm）× 最大深度（cm），顺铂 1mg/cm^3（联合全身化疗），4~5mg/cm^3（不联合全身化疗），考虑到药物损失，用药剂量可以两倍。我们的经验：病变长度 < 2cm，顺铂 10mg+ 恩度 15mg；病变长度 > 2cm，顺铂 20mg+ 恩度 15mg。多数文献报道中建议顺铂的总剂量不超过 40mg，少数文献中提到建议用药剂量为全身剂量的 70%。顺铂用量最高的报道为 100mg，治疗后患者出现轻度骨髓抑制。

治疗频率：若不联合全身化疗，建议每周治疗 1 次，4 次为 1 个疗程。疗程结束后 1 周复查气管镜。对左右主支气管均有病变者，治疗应分别进行，并选择较重一侧先治疗。联合化疗方案 1：第 1 周全身化疗，从第 2 周开始联合支气管镜下药物注射，每周 1 次，共 3 次；方案 2：第 1~3 周每周进行 1 次支气管镜下药物注射，第 4 周行全身化疗。

（6）针对肺门、纵隔转移淋巴结、气道旁肿瘤（管外型）可在超声支气管镜引导下进行瘤体内注射。

麻醉下经口进超声支气管镜，到达病变区域处，向超声探头处水囊内注入 1~3ml 生理盐水充盈水囊，水囊抵住病变区域，开启超声探及肿瘤。建议寻找肿瘤的最深处或中心区为注射点，将超声支气管镜专用活检穿刺针送入活检孔道并固定，在超声实时引导下伸出针鞘，根据病灶长度调整进针长度。先穿刺至瘤体最远端，退出针芯，连接注射器，缓慢注入药物（顺铂 10mg/3ml+ 重组人血管内皮抑制素 15mg/3ml）各 0.5ml，退针 0.5cm，重复注药，再退针 0.5cm 重复操作直至进针 0.5cm 处，注药毕直接退出穿刺针。再超声引导下寻找下一个注射点，重复上述步骤。一般注射 6 个位点。不联合全身化疗的情况下，每次顺铂总量不超过 40mg，每周 1 次，连续 4 周，进行复查评效及随访。

（六）疗效评价标准

本项治疗主要用于气道腔内病变，RESIST标准不适用。本处引用光动力治疗呼吸道肿瘤的疗效评价标准。

1. 近期疗效（治疗后1个月）

显效：腔内瘤体直径缩小50%以上。

有效：腔内瘤体直径缩小25%~50%。

无效：治疗结束后瘤体未见缩小。

2. 远期疗效

总生存期（OS）：从治疗开始到因任何原因引起死亡的时间。

无进展生存时间（PFS）：从治疗开始到肿瘤进展或死亡的时间。

疗效评价：有报道临床本疗法有效率及气管镜下疗效均为90%左右，明显优于全身化疗组。是对全身化疗效果不佳或不能耐受大剂量持久化疗者，控制原发病灶较为理想的手段之一。

对于气道旁肿瘤及纵隔淋巴结转移灶疗效评价，仍按照RESIST标准进行。

（七）并发症及注意事项

本疗法最主要的风险是局部出血、感染、气胸、咳嗽。此外就是注射针上所输注的药物在治疗过程中溢出，对周围正常黏膜、肺组织造成损伤，故治疗过程中需要及时吸引清除下溢药物，对症处理即可。

如瘤内注射后，肿瘤组织大块肿胀坏死堵塞气道，则可继发肺不张或肺部感染，严重时出现肺脓肿。此时需尽快经气管镜清除坏死组织，并局部灌洗结合抗感染治疗，可很快好转。

曾有报道对复发性肺癌气管镜下瘤内注射基因药物后出现心包填塞、金黄色葡萄球菌感染的化脓性心包炎的并发症，此种并发症虽然很少见，但仍需要我们警惕，考虑可能是注射针穿透管壁，将气管内分泌物携带入心包内所致。

少数患者出现骨髓抑制，因单次使用化疗药物量大或联合全身化疗所致，给予对症治疗即可。使用顺铂的患者如单次用量大，或是给药间隔过近，极少数患者会出现肾功能不全，与药物相关，应暂停治疗直至肾功能恢复。如单次给予顺铂超过30mg，建议术后给予水化。

此外，操作者还需注意对支气管镜的损伤，在注射针的使用过程中一定要确保针鞘在镜身外再出针，且要确认针头已退回针鞘内再自活检孔道内退出穿刺针。

（八）典型病例

患者，男，74 岁，2019 年 10 月因咳嗽、咳痰、喘憋在外院就诊，行胸部 CT 示右肺下叶占位，行"右肺上叶部分切除 + 右肺下叶切除术"，术后病理为鳞状细胞癌，淋巴结未见转移。

术后辅助化疗：紫杉醇 + 洛铂 1 周期，紫杉醇 3 周期；定期复查未见复发。2021 年 5 月出现咳嗽、咯血丝痰，喘憋，行胸部 CT 示右肺下叶残端及右中间段支气管腔内病变，外院行气管镜下可见右中间段支气管被肿瘤完全堵塞，活检病理为非小细胞肺癌。2021 年 6 月于我科住院，2021 年 6 月 30 日行硬镜 + 支气管镜下治疗，术中可见右主支气管被肿瘤完全堵塞，应用电套圈器套扎、二氧化碳冷冻冻取将肿物基本清除，可见肿瘤残根位于右下叶手术残端处。2021 年 6 月 30 日右主支气管被肿瘤完全堵塞（图 6-1-6-2a），治疗后可见肿瘤残根位于右下叶手术残端处（图 6-1-6-2b），给予局部瘤内注射恩度 15mg+ 顺铂 10mg（图 6-1-6-2c），每周 1 次，连续治疗 4 周。治疗后肿瘤局部可见坏死物（图 6-1-6-2d），2021 年 9 月 15 日复查气管镜可见右下叶支气管残端处瘢痕狭窄，未见肿瘤生长（图 6-1-6-2e）。后续患者进行免疫治疗（PD1 抑制剂）。

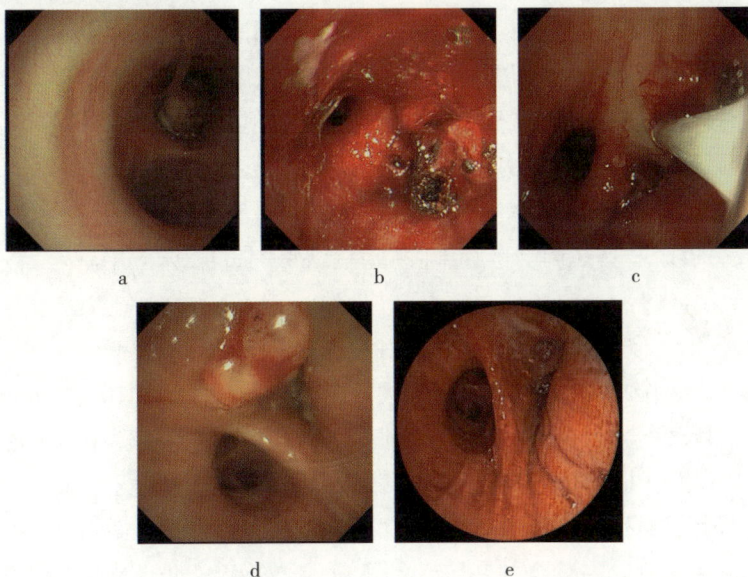

a. 右主支气管开口被肿瘤完全堵塞；b. 治疗后右中叶开口及右下叶手术残端；c. 右下叶手术残端处药物注射；d. 右下叶手术残端处可见坏死物；e. 右下叶手术残端处瘢痕形成

图 6-1-6-2　右下肺鳞癌术后右中间段、右主支气管受累

（九）疗法优势

气管镜下药物注射操作简单、危险性小，与常规气管镜相比不会更多地增加患者痛苦，特别是中央型肺癌疗效确切，无须特殊的设备，具有气管镜操作技术的单位均可施行。且治疗上相对于手术的治疗费用低，并发症少，疗效确切。未来随着针对肿瘤治疗的药物不断发展，医生尝试不断将新的药物应用于瘤体内注射，可获得更好的疗效。此外此技术不止针对肿瘤治疗，还可通过注射不同的药物应用于结核、真菌感染及呼吸道瘘的治疗中，应用范围广泛。经气管镜直视下瘤体内药物注射可与 APC、冷冻、球囊扩张、支架等多种方法联合介入治疗气管支气管腔内病变，是一项很有前景的微创治疗手段。

七、导航引导下的消融技术

（一）概述

导航支气管镜引导下肺结节消融术在国际医学领域目前仍处于开创阶段，该技术的成功开展，标志着一种新的肺癌疗法可有效应用于临床，对于既往无法进行手术切除的患者，又多了一种安全、精准和可靠的选择。近年来随着柔性消融器械的研发，以及新型消融治疗方法的应用，支气管镜引导下的消融治疗技术正逐渐走向成熟，目前已在国内外多个研究中心开展，包括射频消融、微波消融、光动力疗法，初步研究结果显示了其具有良好的安全性和有效性。近年来，热蒸汽消融因其可取得类似于支气管镜下肺节段性切除术的效果，展示了其在周围型肺部肿瘤消融治疗中的临床应用潜力。

（二）历史源流

经支气管射频消融是目前研究结果较多的一项技术，2010 年 Tanabe 等首先将支气管镜联合 CT 引导下水冷射频消融治疗应用于临床，对 10 名 $T_1N_0M_0$ 期 NSCLC（非小细胞肺癌）患者先行射频消融再行标准肺切除术，组织病理学评估提示消融面积和电极长度、时间有关。后续 Koizumi 等扩大病例样本量，对 20 名原发、高龄合并心肺功能不全等合并症的 $T_{1\sim2a}N_0M_0$ 期 NSCLC 患者进行经支气管射频消融治疗，长期随访疗效评估显示局部控制率为 82.6%，中位无进展生存期达 35 个月，5 年总生存率 61.5%，说明本技术可作为早期周围型肺癌一种可行的局部治疗手段。为了更好适应病灶形状和扩大消融范围，Xie 等设计了一款伞形射频消融针，同时将虚拟导航和电磁导航技术首先应用到射频消融治疗中。

孙加源教授于 2016 年将经支气管微波消融应用于临床中，后逐渐在国内普及推广。Lau 等在 2018 年联合 ENB（电磁导航支气管镜）和 CBCT（锥形束计算机断层扫描）技术应用经支气管微波消融治疗转移性肺部肿瘤，可在术中更好的确认消融针的位置，观察消融范围，进而提高消融治疗的成功率和准确性。香港中文大学威尔斯亲王医院团队对 25 名患者平均直径 15.1mm 的 30 例肺结节进行了 ENB 和 CBCT 引导下的微波消融，技术成功率为 100%，在 12 个月的中位随访时间中，未发现病灶进展；在并发症方面，主要包括疼痛（13.3%）、需要引流的气胸（6.67%）、消融后反应（6.67%）、胸腔积液（3.33%）和咯血（3.33%），以上结果初步表明了经支气管微波消融的安全性和有效性。Jiang 等则第一次将经支气管微波消融和电视辅助胸腔镜手术在一次麻醉中用于同步治疗两肺多原发肺癌中，显示了该技术的可行性。Bao 等同样证实对于不可手术的早期肺癌以及不可同时切除的多原发肺癌患者，ENB 引导下的微波消融治疗是一种安全可行的局部替代治疗方法，同时可联合手术切除。

（三）原理

在支气管镜导航引导下将所需的消融器械通过自然管道准确放置到预定靶位，是治疗成功的关键。术前规划是消融治疗技术能否成功实施的重点所在，需详细阅读胸部薄层增强 CT，了解靶病灶大小、性质、位置，以及与血管、胸膜等周围正常组织结构的关系，从矢状位、冠状位、横断位等不同层面观察支气管路径和病灶的关系，可应用虚拟或电磁导航支气管镜辅助进行术前路径的规划，减少术中操作时间，提高效率。依据靶病灶的以上具体情况，选择适宜的消融治疗方法，设置合适的消融治疗参数（如消融功率、消融时间、消融点数等），消融范围应包括靶病灶及其瘤周 5~10mm 的正常肺组织，以达到完全消融的目的。对于有多条支气管通向的靶病灶或较大靶病灶，建议行多条入路和多点消融。此外，受限于支气管镜对消融针的方向控制和能量输送的不足，不建议对 3cm 以上的病灶进行消融治疗。

（四）适应证和禁忌证

1. 适应证

无法手术切除的肺结节、肺癌、肺部转移瘤等。

2. 禁忌证

（1）肺内病变直径超过 3cm，肺内病变数目超过 10 个。

（2）急性心肌梗死 4 周内、活动性大咯血、血小板重度减少者。

（3）妊娠期妇女。

（4）恶性心律失常、不稳定心绞痛、严重心肺功能不全、高血压危象、严重肺动脉高压、颅内高压者。

（5）有急性脑血管事件、主动脉夹层、主动脉瘤、严重精神疾病者及全身极度衰竭者等。

（五）操作方法和注意事项

导航支气管镜引导下消融治疗的术中难点在于调整消融针与病灶的三维空间位置关系以确保消融区域覆盖靶病灶，以及消融范围的监测和疗效反馈，以上两点是达到完全消融的前提。导航引导支气管镜技术是指将经支气管诊疗器械快速准确地引导或确认到达目标病灶的一系列辅助技术，在消融治疗中常规应用的包括径向支气管内超声（endobronchial ultrasound，EBUS）、虚拟/电磁/多模态增强现实导航支气管镜、引导鞘管（guide sheath，GS），以及 X 线透视和锥形束 CT（Cone-Beam CT，CBCT）等。针对不同大小、性质、位置的靶病灶，合理选用、组合式应用各类引导支气管镜技术有助于解决以上难点，其中 EBUS 和放射影像技术又是其中的核心要素。

EBUS 的作用是探查靶病灶所在的位置，观察病灶与支气管的关系，验证通向/临近病灶的支气管路径数，初步明确目标支气管与病灶的三维空间位置关系，尽可能选取通向病灶、EBUS 图像为同心圆形的目标支气管作为主要消融路径，其余路径亦要兼顾消融。放射影像技术其一是标记 EBUS 位于病灶不同位点作为定位图，后续依照定位图将消融针插入至预定位点；其二是借助于 CBCT 三维重建技术进一步验证消融针位于病灶的三维空间位置。另 CBCT 可于术中及时观察消融范围，进而调整消融针位置和能量场分布，对于有条件的单位强烈建议采用。

对于术前评估有支气管通向、易到达的靶病灶，可采用虚拟导航联合不带 GS 的细支气管镜或带 GS 的治疗型支气管镜引导，经 EBUS 和 X 线验证和标记后，按预设位点进行后续的消融治疗，该基础性配置可满足大部分病灶的消融治疗需求；而对于术前评估有支气管通向、难到达的靶病灶（如上叶、背段、胸膜下等处病灶），可依据各单位自身情况，灵活运用既有技术，一般采用电磁导航联合带 GS 的治疗型支气管镜引导，后续通过 GS 精细调整消融针位置以控制消融范围。对于无支气管通向的靶病灶，可采用多模态增强现实导航支气管镜引导下行经肺实质肺结节抵达术，该技术对术者的技能和经验要求较高。对于贴合中央气道的靶病灶，亦可采用凸阵超声支气管镜引导下经支气管透壁穿刺的方法。

光动力疗法多应用于中央气道恶性病变的腔内治疗，近年来由 Chen 将其引入到肺外周病变的消融治疗中，并进行了 3 例小样本的探索性临床研究。Usuda 等将其应用于 7 名 < 20mm ⅠA 期的周围型肺癌患者中，在随访 6 个月时，3 名达完全缓解，另 4 名保持稳定，结果显示该方法是一种可行的非侵入性治疗早期周围型肺癌的方法。

热蒸汽消融是一种被批准用于严重肺气肿中进行肺减容术的方法，临床数据表明其在周围型肺癌的消融治疗中同样具有一定的应用潜力。Steinfort 等首次将其应用于治疗亚实性病灶，5 名患者在接受热蒸汽消融后行外科手术，组织病理提示热损伤边界清晰，2 名患者病灶区域完全 / 近乎完全坏死，耐受性良好，初步验证热蒸汽消融的有效性和安全性。该技术的优势在于消融导管不需要到达细的目标支气管，只需阻塞相对较粗的通向病变的支气管，即可实现支气管镜下的节段性肺组织灭活处理。但该技术的重点其一在于术前规划定位靶病灶及其周围正常肺组织的支气管，模拟蒸汽弥散和消融场范围，以获得肿瘤区域的完全覆盖；其二在于针对不同病灶的大小和实性成分比例，考虑实性成分的热穿透能力，精准计算所需的热能，进行剂量优化。建议该技术优先用于小病灶和磨玻璃成分为主的病灶。

（六）疗效评价标准

评价标准包括：手术时间、消融效果、并发症发生率、术后恢复情况等。

支气管镜引导下的消融治疗仍处于探索阶段，尚缺乏前瞻性、大样本的高级别循证医学证据，仅推荐作为不适合或拒绝手术的肺部肿瘤患者的一种替代性局部治疗手段。支气管镜引导下的精准导航、实时定位技术，以及消融术中的实时疗效评价亟待进一步建立和完善。

（七）并发症及注意事项

并发症包括出血、感染、气胸、肺不张等。

（1）出血是最常见的并发症之一，但是大多数情况下都是轻微的，可以通过局部止血药物控制。如果出血量较大，需要再次手术止血。

（2）感染也是常见的并发症之一，但是大多数情况下都可以通过抗生素治疗。

（3）气胸和肺不张也是可能的并发症，但是大多数情况下都是临时性的，且比经皮穿刺发生率明显降低，严重者可以通过胸腔穿刺引流解决。

（八）典型病例

患者，男，66岁，2010年11月24日行左肺下叶切除 + 纵隔淋巴结清扫术，术后病理：7.5cm，腺鳞癌，支气管壁浸润，N_1 组淋巴结转移。术后于 2010 年 10 月 24 日至 2011 年 2 月 10 日行 NP 方案化疗。后定期随访，2017 年 4 月 28 日复查胸部 CT 提示主肺动脉窗软组织影，考虑复发，2017 年 5 月至 9 月行同期放化疗。2019 年 3 月复查胸部 CT，并完善全身 PET，提示右肺多发结节，伴纵隔淋巴结转移可能。2019 年 4 月 4 日对右肺上叶最大结节行 TBLB（经支气管镜肺活检术），活检病理为腺癌，EGFR 19del，PD–L1 ≤ 1%。2019 年 4 月 25 日行 X 线引导下 VBN（虚拟导航支气管）–EBUS–GS–MWA（微波消融），消融术后 1 天提示消融范围完全覆盖靶病灶，术后 1~3 个月随访提示消融区域逐渐吸收缩小（图 6-1-7-1）。后续联合吉非替尼靶向治疗。

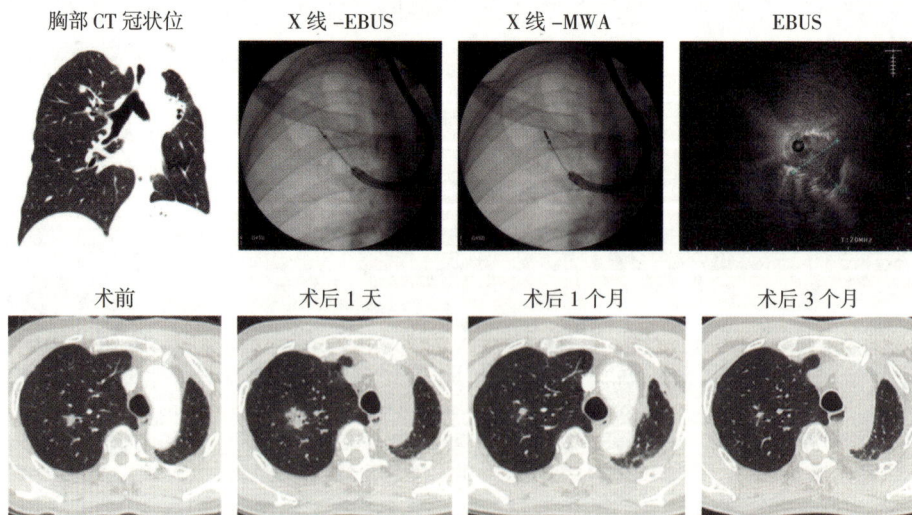

胸部 CT 冠状位　　X 线 –EBUS　　X 线 –MWA　　EBUS

术前　　术后 1 天　　术后 1 个月　　术后 3 个月

图 6-1-7-1　支气管镜导航下右上肺肿瘤微波消融治疗

（九）疗法优势

导航支气管镜引导下的消融治疗因其具有经支气管自然腔道的优势，不损伤胸膜、肺实质等正常组织，安全性更加可控。如柔性水冷微波消融的在体实验提示消融区域会以纤维化的形式逐渐重构和修复，而经支气管冷冻消融的离体实验显示在针头温度降至 −150℃以下时冰球范围可 ≥ 30mm，并在后续的动物实验中进一步证实了其可行性，以上均表明经支气管消融治疗技术可应用于肺外周肿瘤的消融治疗。

八、内科胸腔镜

（一）概述

内科胸腔镜是一种介入性技术，主要用于诊断和治疗呼吸系统疾病。该技术通过在患者胸壁上插入一根细长的镜子，使医生可以直接观察到胸腔内部的情况，包括壁层胸膜、脏层胸膜、胸腔内等结构。内科胸腔镜可以用于肺内疾病、胸腔积液、胸膜肿瘤、肺大疱等疾病的诊治。该技术具有创伤小、恢复快、准确性高等优点，已经成为呼吸系统疾病诊断和治疗的重要手段之一。

（二）历史源流

胸腔镜诞生至今已有 110 多年的历史。1910 年瑞典医生 Jacobaeus 首次用其为胸腔积液患者完成了胸膜腔检查，获得了很大的诊断价值。早期的胸腔镜（无电视辅助）是用金属制造的直筒镜配以照明光源组成，经胸壁肋骨上缘放入胸膜腔，可以诊断胸膜病变或进行简单的治疗。20 世纪 80 年代随着光学技术尤其是内镜电视技术的发展和微型摄像系统的开发，产生了电视辅助下的胸腔镜外科手术（VATS），目前已成为肺癌切除的常规治疗手段。但 VATS 检查时需全麻，术后患者需一定的恢复时间。近年来，内科胸腔镜的发展大大简化了操作程序，局麻下即可进行，主要用于胸膜疾病的诊断。随着胸腔镜技术的发展及人们认识的提高，内科胸腔镜不但可用于胸膜腔疾病的诊断，也可用于肺部疾病的诊断，同时也可用于胸腔及肺部疾病的治疗。

（三）原理

内科胸腔镜是一种侵入性操作技术，主要用于胸膜腔病变或周围型肺部病变患者的诊治。在手术过程中，医生利用胸腔镜器械和高清晰度的摄像系统，通过小切口或穿刺插入胸腔镜，然后观察胸膜腔的变化并进行诊断和治疗。内科胸腔镜技术的器械主要包括胸腔镜、热烧灼器械、冷冻探头、吸引器、钳子等。

内科胸腔镜检查可用于观察肺部和肺部周围的腔隙（胸膜腔），当微创检查不能给出最终结果时，医生可能会用胸腔镜来查看肺和胸膜。除了能看到肺表面和胸膜外，医生还可取样做显微镜检和培养。胸腔镜还可用来引流出胸膜腔内积聚的液体（胸腔积液）。

内科胸腔镜检查是一种安全、有效的微创诊疗技术，对胸腔积液和气胸等胸膜疾病的诊断和治疗具有重要的临床应用价值。

（四）适应证和禁忌证

1. 适应证

内科胸腔镜检查技术主要分为诊断性技术和治疗性技术。

（1）诊断：①原因不明的胸腔积液；②胸膜占位性病变；③气胸；④弥漫性肺部疾病；⑤肺外周性病变的诊断。

（2）治疗：①胸膜粘连的松解；②胸膜腔内出血的止血；③胸膜腔的粘连固定；④脓胸的引流；⑤胸膜肿瘤的治疗；⑥气胸的治疗；⑦肺大疱减容术。

2. 禁忌证

（1）绝对禁忌证：①无胸膜空间；②晚期脓胸；③不明原因胸膜增厚；④疑似间皮瘤（脏层胸膜与壁层胸膜粘连融合）。

（2）相对禁忌证：①不能耐受侧卧位；②心脏和血流动力学状况不稳定；③出现严重的非氧疗不能纠正的低氧血症；④有出血倾向；⑤肺动脉高压；⑥难治性咳嗽；⑦药物过敏；⑧预期生存期较短，全身状况较差。

（五）操作方法和注意事项

1. 术前准备

术前检查血型、血小板、凝血四项、心电图、肺功能等常规项目。事先拍胸片或 B 超，充分估测胸腔内气体或液体的量，做好检查计划。应与患者及家属详细说明操作过程，并签署知情同意书。

2. 麻醉

内科胸腔镜通常采用局麻配合适度镇静。内科胸腔镜与外科胸腔镜不同，一般不需要气管插管。但有一些特殊的患者可能需要全麻，如对局麻药过敏、过度焦虑、不能合作（如儿童）或需要做进一步操作（如交感神经切除术）等。内科胸腔镜除局麻外，加用镇静剂和镇痛剂是极其重要的。镇静剂可以提高患者的舒适度，缓解疼痛，诱导患者遗忘操作的不适感，同时也为内科医生的操作创造条件，如抑制患者活动和减少咳嗽反射。最常用的药物是术前或术后使用异丙酚。异丙酚的镇静作用与咪达唑仑相似，但却能更快地起效或复苏。镇痛药的使用可以减轻疼痛，减少患者因疼痛导致的烦躁和不适，可选用吗啡、哌替啶或芬太尼等。

3. 操作方法

术前准备好胸腔镜，并做好各种连接。患者取健侧卧位，上肢上举，使肋间隙增宽。取患侧腋前线或腋中线第 4~8 肋间为切口部位（图 6-1-8-1a），靠近病变部位即可，勿正对病变处。亦可手术当天借助 B 超或 CT 定位。常规消毒、铺无菌单及孔巾，2% 利多卡因局麻，沿肋间隙做约 1cm 切口，钝性分离至肌层，用专用戳卡（硬质胸腔镜与软胸腔镜戳卡不同）由切口垂直插入胸腔（图 6-1-8-1b、c）。拔出针芯，空气自由进出胸腔，使肺处于自然萎缩状态。若患者无不适，待其屏气时，将胸腔镜插入套管并进入胸膜腔，检查顺序为肋胸膜、纵隔胸膜、膈胸膜及脏层胸膜。胸腔积液多时可先将胸液抽净，然后重点观察病变部位，并活检及刷检。术毕，自切口留置闭式引流管。术后 24h 观察生命体征的变化。肺复张后夹管 24h，复查胸片无气胸存在可拔管。

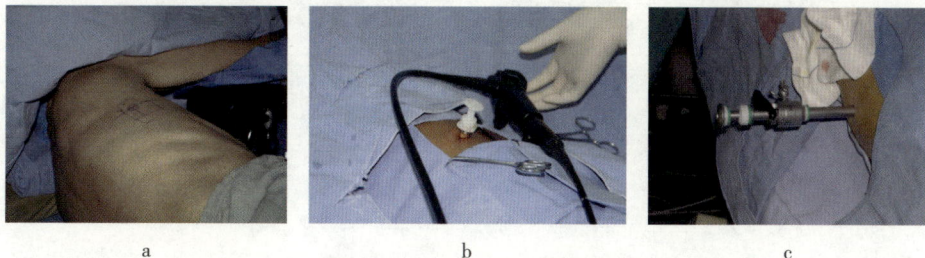

a. 健侧卧位；b. 软镜戳卡；c. 硬质镜戳卡

图 6-1-8-1　体位及戳卡

（六）疗效评价标准

采用实体肿瘤消融影像学评价标准进行术后疗效评估，根据术后 3 个月增强 CT 或 MRI 检查与术前对比评估确定疗效。测量方式：长径（LD）为标准横轴位测量病灶最大层面最长径线；短径（SD）为标准横轴位测量病灶最大层面垂直于长径的最大短径；最大径线乘积即 LD × SD。

消融率（AR）代表肿瘤坏死程度：1–（消融术后残留肿瘤最大径线乘积或体积 ÷ 消融前肿瘤最大径线乘积或体积）× 100%。

完全消融（CA）：AR=100%。

不完全消融（IA）：Ⅰ度 75% ≤ AR < 100%；Ⅱ度 50% ≤ AR < 75%；Ⅲ度 AR < 50%。

局部进展（LP）：肿瘤最大面积 / 体积超过上一次评估的残留面积 / 体积。

根据局部病灶冷冻消融程度分为完全消融或根治性冷冻消融、不完全消融或减瘤性消融。完全消融：肿瘤消融区病灶彻底坏死、消失；冷冻范围涵盖全部肿瘤组织且大于肿瘤边缘 1cm 以上者，疗效可以达到类似手术切除。如无局部复发、无淋巴结及远处转移者为临床治愈。不完全消融：肿瘤消融区病灶残留，目的是减轻肿瘤负荷，冷冻消融范围占肿瘤体积 80% 以上者（图 6-1-8-2a、b）。术后临床症状明显改善，生存期延长，具有明显临床疗效。但随时间的延长，残留肿瘤细胞不断增殖，2 个月后复查 CT，原术中冷冻坏死区域周围或坏死区内可能出现新生肿瘤组织。再次冷冻消融仍然有效。

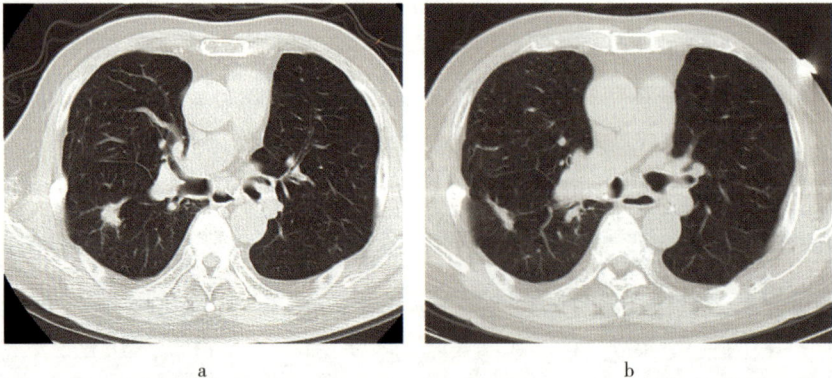

a. 右肺腺癌冷冻消融术前；b. 冷冻消融术后 3 个月复查病灶明显缩小，呈纤维索条样改变

图 6-1-8-2　肺癌消融前后 CT 比较

近期临床评价主要观察症状改善、饮食、体重增加、精神状态改善程度；远期主要观察中位生存期、局部复发率、远处转移率。远期疗效评价标准主

要参考 WHO 标准中位生存期及生存率、局部复发率、远处转移率进行评价。患者死亡作为随访终点。

（七）并发症及注意事项

并发症很少（2%~5%），主要为发热、皮下气肿、出血和感染、胸痛等。死亡率＜0.1%。

发热（10% 左右）常见于滑石粉胸膜固定术后，发热一般不超过 38℃，2~3 天可好转。必要时给予对症处理。有一部分患者胸腔镜术后也可出现一过性发热，多数无须特殊处理，只需针对原发性疾病进行治疗。术中一定严格无菌操作，气管镜要严格消毒。

气胸、出血及皮下气肿（0.6%）主要见于气胸患者，在切口大、老年患者及皮下组织松弛时易发生，尤其是术后引流不畅时。轻者可不予处理，重者需处理引流管，保持引流管通畅。出血多者需重新进行胸腔镜检查，寻找出血点，给予必要的止血处理。

活检时尽量选取壁层上的病变组织，一是可避免脏层胸膜损伤所致的术后气胸，二是脏层胸膜上的病变不易钳取。亦可用海博刀获取更大的组织。活检后仔细观察活检部位，如有出血，可局部用肾上腺素喷雾止血，或用冷冻或氩气刀止血。

人工气胸造成的最危险的并发症是空气或气体栓塞，发生率为 0.1%。

胸痛：操作在局麻下进行，整个过程患者清醒，操作时镜头触碰胸壁、胸膜活检及术后置管引流排气，都有可能引起患者胸痛，但多数患者胸痛都能够耐受。患者出现较严重的胸痛时，要警惕胸腔内出血和引流管置入胸腔太长触碰胸壁。

气管镜退出后，需注意肺复张后肺水肿的发生。一般胸腔积液吸引后复张性肺水肿的发生率很低。对术中抽出积液超过 1000ml 的患者，术毕已放置的胸腔引流管可暂时夹闭，防止气体过多排出，回病房后还要继续吸氧，并间断松开引流管，缓慢排出气体，以防复张性肺水肿的发生。

胸膜间皮瘤或胸膜癌转移的患者，切口局部可发生肿瘤种植，所以胸腔镜术后 10~12 天可进行局部放疗，以防穿刺点肿瘤转移。

（八）典型病例

患者，女，32 岁，2023 年 4 月 10 日因"间断咳嗽、咳痰伴喘息 20 余年，加重 4 年"就诊我院。患者 20 余年前因受凉后出现咳嗽、多量黄脓黏痰，伴喘息，无发热，无痰中带血，诊断为：肺大疱和支气管扩张症，经抗感染、化痰和平喘等对症治疗后症状改善。此后症状逐渐加重，2019 年感冒后出现发热，最高温度 39℃，咳嗽、咳大量脓臭痰、胸痛、胸闷及喘息，偶有痰中带血，不能平卧，无心悸，未吸氧时和吸氧时血氧饱和度分别为 80%和 95%。当地医院胸部 CT 提示：双肺支气管扩张，较前加重，伴肺部感染；肺大疱（右中叶）。经抗感染、化痰和平喘等对症治疗后症状改善。为进一步治疗，于 4 月 10 日入住我院呼吸病中心。查体：面色红润，口唇色暗，双肺可闻及湿啰音及哮鸣音。入院时辅助检查，血常规：WBC 7.93×10^9/L，RBC 6.11×10^{12}/L，HGB 123g/L，PLT 328×10^9/L，NEUT% 62.5%，CRP 17.88×10^9mg/L，血气分析：pH 7.393，PCO_2 51.6mmHg，PO_2 87mmHg，血浆碳酸氢盐浓度 30.8mmol/L，标准碳酸氢盐浓度 28.7mmol/L，AG 6.0mmol/L，BE 4.7mmol/L；细菌培养：嗜麦芽窄食单胞菌。肺功能：VC MAX 2.04（实测/预计 56.1%），FVC 1.63（实测/预计 45.5%），FEV1 0.92L（实测/预计 29.5%），FEV1/FVC 56.43%，MVV 34.92L（实测/预计 31.1%），TLC-SB 2.93L（实测/预计 57.6%），DLCO SB 实测/预计 40.2%，DLCO/VA 实测/预计 74.8%，提示肺活量下降，肺总量下降，残气量正常，残气/肺总量正常，FEV1/FVC 下降，MEF25% 和 MEF50% 下降；结论：混合性通气功能障碍，弥散功能降低，肺泡弥散量降低。查胸部 CT（图 6-1-8-3），胸部 CT 肺容积：全肺 4551.1ml，左上肺 1118.8ml（24.6%），左下肺 1090.7ml（24.0%），右上叶 678.0ml（14.9%），右中叶 445.7ml（9.8%），右下肺 1218.3ml（26.8%）。Brog 呼吸困难评分等级：静息状态 2 分，平地运动状态 3 分，大量运动状态 5 分。mMRC 2 级。临床诊断：右肺中叶肺大疱、支气管扩张症伴感染、Ⅱ型呼吸衰竭。

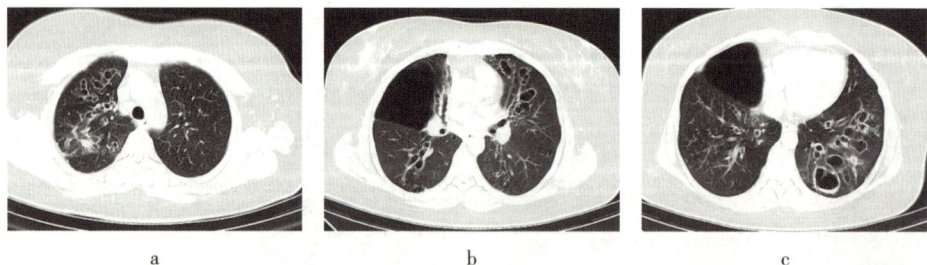

a. 右上叶支气管扩张；b. 右中叶肺大疱及双侧支气管扩张；c. 右中叶肺大疱及左下叶支气管扩张
图 6-1-8-3　术前胸部 CT

2023 年 4 月 19 日全麻下行内科胸腔镜手术（图 6-1-8-4）。手术方式：

胸腔镜下肺减容术、胸膜粘连松解术、胸腔闭式引流术。具体手术操作：左侧卧位，于右侧腋后线第 7 肋间取 1.2cm 切口作为胸腔镜口；第 5 肋腋前线取 0.5cm 切口作为辅助切口；术中可见右肺呈气肿样，胸膜广泛粘连，右肺中叶巨大肺大疱；电刀分离黏连带；同轴针刺破肺大疱，抽净大疱内气体，并注入医用蛋白胶 20ml，胸腔镜弯钳压迫肺大疱，促进医用蛋白胶均匀粘合肺大疱壁；之后通过氩气刀烧灼其他散在的大疱，促其萎陷。术后第一天，患者恢复好，无胸闷及喘息，未吸氧时和吸氧时血氧饱和度分别为 95% 和 100%；5 月 8 日右肺复张好，拔除胸管；5 月 16 日恢复出院。

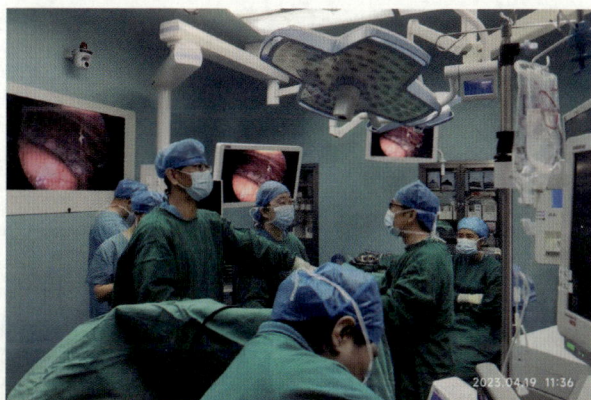

a

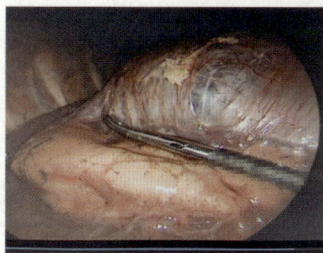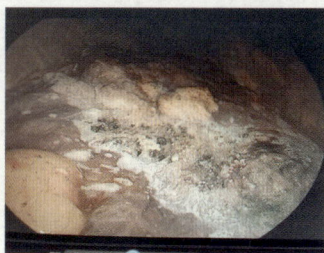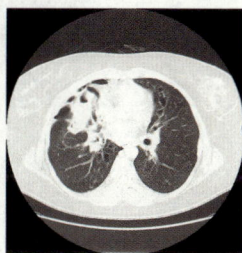

b　　　　　　　　　　c　　　　　　　　　　d

a. 胸腔镜手术；b. 右中叶肺大疱；c. 肺大疱萎陷，表面涂胶；d. 术后肺大疱消失，局部实变

图 6-1-8-4　肺大疱陷闭过程及术后胸部 CT

（九）疗法优势

内科胸腔镜的优势主要有以下几点：①创伤小，恢复快，住院时间短；②术后疼痛轻，患者下床活动能力好；③并发症少，安全性高；④视野清晰，手术操作精准，诊断阳性率高，治疗效果好；⑤可以同时进行多种疾病的诊治。

第二节　影像引导下的介入治疗技术

一、冷冻消融治疗

（一）概述

随着肿瘤消融技术的发展，肿瘤冷冻消融在肺癌的治疗中发挥着越来越重要的作用。在超声、X线、CT等引导下氩氦刀治疗肺癌的成功，以及手术联合直视下冷冻治疗肺癌，为肺癌微创冷冻外科治疗技术带来了革命性的进步。与传统手术相比，冷冻消融治疗具有微创、相对安全性高、疗效确切、患者恢复快、可重复性强等优点，在临床上与内科及中医中药的联合治疗已得到较广泛应用。

（二）历史源流

超低温冷冻治疗肺癌的历史可以追溯到3500年前，主要是用冰块治疗体表的疾病，那时还没有消融的概念。随着西医学的建立和冷冻设备的发展，才算真正实现了冷冻消融技术。

1994年美国研制成功一种新型超低温介入冷冻治疗设备——氩氦靶向手术治疗系统（endocare cryocare system，简称氩氦刀），1998年进入中国市场。近年来，以色列一家公司按同一技术原理制造的Cryo-Hit氩氦刀也进入了中国市场，极大地促进了中国冷冻事业的发展。该系统的研制结合了航天、生物传感、电子计算机、适型监控和靶向治疗等多项技术，将超低温靶向冷冻和介入热疗有机地结合在一起，是世界上第一个兼具超低温和热效应双重功能的医疗系统，为肿瘤超低温治疗技术的发展带来突破性进展。氩氦刀是一种微创手术技术，它通过将氩气和氦气混合后在肿瘤组织内形成微小的冷冻区域，达到破坏癌细胞的目的。目前，氩氦刀已经成为一种常见的肺癌治疗方法之一，它可以用于早期非小细胞肺癌的治疗，也可以用于晚期非小细胞肺癌的姑息治疗。此外，氩氦刀还可以用于治疗其他类型的癌症，如肝癌、胰腺癌等。

近年来，国内厂家积极投入冷冻仪器的研发，利用液氮（或氮气）做冷媒、热蒸汽（或高频电流）做热媒，研制了多款新型的冷热设备，临床上亦取得很好疗效。

（三）原理

肺癌冷冻消融主要作用机制包括三个方面：第一，冷冻对靶组织、细胞的物理性杀伤作用；第二，肿瘤引起的微血管栓塞作用；第三，冷冻后的免疫作用。冷冻针尖端的靶组织冷却至 $-40℃$ 以下可使靶细胞内外渗透压改变和"结冰"，造成细胞裂解、微血管栓塞引起组织缺血坏死等；通过多次冻、融循环，可增加消融效果，杀灭肿瘤细胞。

（四）适应证和禁忌证

1. 适应证

（1） Ⅰ 、Ⅱ期和部分Ⅲa期（$T_3N_1M_0$、$T_{1~2}N_2M_0$）的非小细胞肺癌和局限期小细胞肺癌（$T_{1~2}N_{0~1}M_0$），或广泛期小细胞肺癌经全身治疗控制良好但局部原发病灶仍然存活者。

（2）全身其他部位恶性肿瘤发生的肺转移癌。

（3）经新辅助治疗（化疗或化疗加放疗）有效的 N_2 非小细胞肺癌。

（4）转移性单发病灶或多发病灶肺功能良好者，消融数量根据患者身体情况及肺功能情况评估决定。

（5）因年龄大或伴有基础疾病不能耐受开胸手术的肺癌患者。

（6）影像学评估无法彻底切除的肺癌。

（7）肺癌化疗或靶向药物治疗耐药者。

（8）肿瘤体积巨大，累及纵隔、心包，需通过冷冻消融减瘤或需结合免疫治疗者。

（9）采用多种治疗方法，局部病灶稳定但不能消失或缩小不明显的患者。

2. 禁忌证

（1）两肺弥漫性病灶消融治疗无法改善病情者。

（2）胸膜广泛转移伴大量胸水或原发灶显示不清者。

（3）肺门肿块穿刺冷冻治疗有困难或因造影剂过敏、患者自身无法配合等原因造成进针路径选择困难者。

（4）病灶包绕血管，消融易导致严重出血者。

（5）肺功能严重受损，最大通气量（MMV）小于 40% 者。

（6）$PLT < 70 \times 10^9/L$ 及严重凝血功能异常不能承受手术者。抗凝治疗和（或）抗凝药物应用者应在消融治疗前停用 1 周以上。

（7）全身状况差（全身多发转移、严重感染、高热），明显恶病质，肝、肾、心、脑、肺功能严重不全者，严重贫血及营养代谢紊乱无法在短期内纠正或改善者。

（五）操作方法和注意事项

1. 术前一般准备

术前完善各种实验室检查及影像、肺和心功能检查以便术前评估消融可行性，术前获得病理学诊断。设备及器械的准备包括冷冻消融设备、各种型号的冷冻针；影像学引导设备、多功能心电监护仪；手术相关器材、物品、气管插管设备、温毯机；麻醉药、镇静剂、镇痛药、止血药、降压药、平喘药、糖皮质激素等药物以及常规急救设备（除颤仪、呼吸机等）。

2. 患者准备

术前停服任何抗凝及活血药物 1 周以上；患者及家属（受委托人）签署手术知情同意书；术前 6h 禁食、水，高血压和糖尿病患者可以继续服用抗高血压和治疗糖尿病的药物；咳嗽明显者术前 1~2h 口服镇咳药物。患者练习平静状态下呼吸和屏气，患者术前心理疏导。

3. 引导方式

多层面螺旋 CT 视野大、成像速度快，密度分辨率及空间分辨率均高，图像较为直观，尤其对于肺组织及病变的显示具有其他影像学无法比拟的优势，为最常用的影像学引导方式（图 6-2-1-1）。MRI 图像能够清晰地显示冰球范围，对术中判断冷冻范围具有十分重要意义，CT 及 MRI 图像观察到的"冰球"可以直接将消融区域与肿瘤边界进行区分，可以测定冷冻损伤的边界，

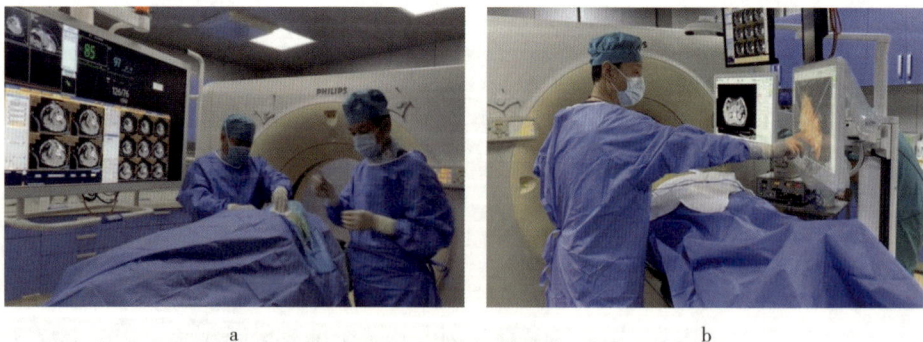

a   b

图 6-2-1-1　CT 引导冷冻消融治疗

此边界大致在冰球最外缘内侧 5mm 范围内。由于受肺部气体及肋骨影响，超声引导很难获得清晰图像，故不推荐。

4. 冷冻消融针选择

冷冻消融针的大小型号规格不同，常用的冷冻探针直径有 1.47mm、1.7mm、2mm、3mm；不常用的冷冻探针还有 5mm、8mm。不同规格的冷冻探针形成冷冻消融区域（也称冰球）大小不一（图 6-2-1-2）。每种规格的冷冻消融针各有其技术参数。直径越小冷冻消融区域相对越小，组织损伤越轻；反之亦然。原则上冰球应涵盖整个肿瘤病灶边缘 1cm 为宜。1.7mm 以上的冷冻探针尖部装有温差电偶，可实时监测冷冻区域温度。

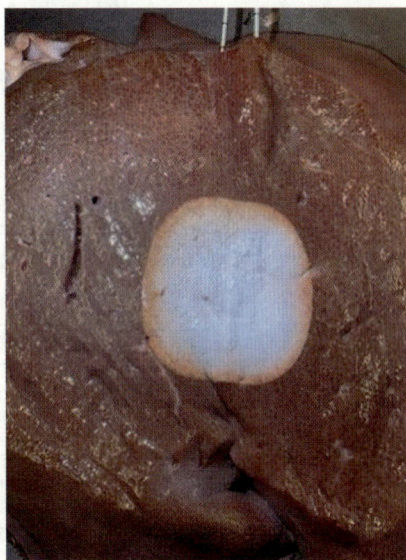

白色区域为 -40℃以下消融区，橘黄色区域为 0℃以下的冻伤区。

图 6-2-1-2　冷冻消融冰球温度分布

5. 温度设定

引起细胞死亡的致死温度是 -40℃。随着冷冻温度的降低，冷冻消融范围不断扩大。冷冻探针饱和冷冻温度可达 -160℃，冰球表面为 0℃，距离冰球表面 1cm 以内冷冻消融具有治疗意义。

6. 冷冻时间

冷冻时间超过 15min 时，冰球趋于饱和不再增大。对于肺部肿瘤病灶，一般每次冷冻时间以 10min 为宜。

7. 循环次数

临床上多采用二次循环方法，即冷冻 - 复温 - 再冷冻 - 再复温。二次冷冻策略可提高冰球体积，对病变细胞的破坏大于单次冷冻。过长的冷冻时间将导致肺组织结构的破坏缺损引起并发症，因此不提倡。

8. 多针组合冷冻

多针组合使冷冻温度聚集，可扩大冰球的低温范围，提高探针的作用效率。相同直径的冷冻探针双针冷冻产生的冰球大于单针，多针冷冻作用效率更高，适用于各种大病灶消融。

9. 操作方法及步骤

根据术前影像学检查选择合适体位，患者常规采取仰卧位、侧卧位或斜位，尽量避免采取俯卧位。全程采用多功能心电监护仪实时检测血压、血氧饱和度、心率和心电图等，MRI 引导时需采用磁兼容设备。术前建立静脉通道以备术前及术中用药。持续低流量吸氧（1~3L/min，氧浓度 25%~33%），开启温毯机保持患者体温。

影像学定位：常规全胸部 CT 或 MRI 扫描显示肿瘤位置确定穿刺点及进针路线，确定冷冻探针穿刺入瘤体的层面、深度、角度，一定避开心脏、大血管和气管等重要部位，必要时进行术中增强扫描。

冷冻消融针穿刺：可行徒手定位步进式穿刺或导航设备引导下穿刺，依据术前定位扫描所设计的进针计划，将冷冻探针穿刺达预定目标，再经 CT/MRI 扫描确认。根据肿瘤大小、位置选择冷冻探针的型号规格和数目。多针组合冷冻：采用 17G 冷冻探针，病灶小于 2cm 时将 2~3 根探针穿刺置于病灶边缘形成对称"夹击冷冻"（图 6-2-1-3）；病灶大于 3cm 时采用 4~6 根冷冻探针按照 1.5cm 距离立体排列，冰球涵盖全部肿瘤体积。粗针穿刺冷冻：采用 17G 以上探针，根据病灶体积选择冷冻探针数量，一般采用 1~3 根穿刺病灶行瘤内冷冻，适合瘤体较大靠近重要结构的肿瘤的姑息性减瘤冷冻，尽可能使冰球涵盖较多的瘤组织，根据探针直径可采取直接穿刺或带鞘植入探针，后者需行穿刺针道填充止血，体表穿刺点周围区域注意保暖，避免皮肤冻伤。冷冻过程中间隔 5min 行 CT 或 MRI 扫描监测冷冻形成形态和涵盖病灶情况，通过调整不同部位冷冻探针的功率形成适合病灶形态的冰球，当冰球边缘超过病灶 1cm 以上，加热使探针周围冰晶融化拔出冷冻探针，局部穿刺针进针点粘贴无菌敷料，行 CT 或 MRI 扫描，了解有无气胸、出血等并发症，结束治疗。

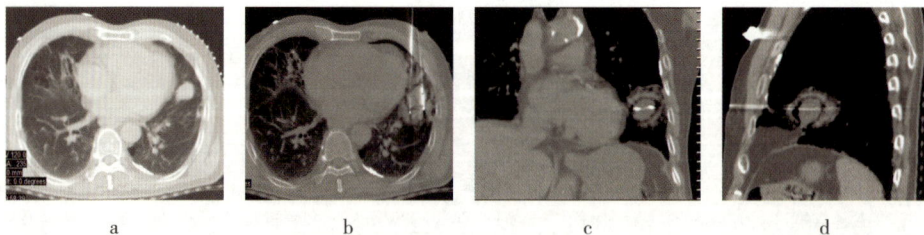

a. 左下肺内基地段直径 3cm 左右的肿块；b. 双针夹击式插入肿块内；c. 冠状位 CT 显示两针在肿块内，形成的冰球已全部覆盖肿块；d. 冰球超过肿块范围

图 6-2-1-3　左肺癌双针夹击冷冻消融

10. 术后处理

术后禁食 6h，多功能心电监护仪实时检测血压、血氧饱和度、心率和心电图等，严密监测生命体征 12h 以上。持续低流量吸氧，患者如无气胸，一般第二天即可下床正常活动。观察病情变化，有无发热、咯血、胸痛、呼吸困难等，术后 24h 复查胸片观察有无出血、气胸等，必要时复查胸部 CT 并酌情对症处理。根据患者情况必要时进行抗生素预防治疗，可酌情使用止咳药物。

（六）疗效评价标准

采用实体肿瘤消融影像学评价标准进行术后疗效评估，根据术后 3 个月增强 CT 或 MRI 检查与术前对比评估确定疗效。详见本章第一节"内科胸腔镜"。

（七）并发症及处理

（1）气胸：为胸部常见的穿刺并发症，发生率为 20%~40%，术中或术后均可出现。肺气肿和肺大疱患者胸部穿刺气胸发生率明显增高。气胸患者感觉憋气、呼吸困难，氧饱和度下降。气胸量小于 20% 者可不处理，合并肺气肿的患者可以行抽气治疗；气胸量大于 30% 及持续性增长者则行穿刺置管胸腔闭式引流。

（2）出血：术中或术后可出现咯血或痰中带血，一般持续 3~7 天，可以口服止血药物治疗。出血量较多时给予巴曲酶 1ku 静脉注射，必要时应用垂体后叶素治疗。

（3）胸腔积液：多为少量血胸或反应性胸腔积液，少数患者可出现液气胸。除外胸膜转移性胸腔积液，少量胸腔积液多可在一个月内自行吸收。如中等量或大量胸腔积液，可行置管引流。

（4）皮肤损伤：多为皮肤冻伤，通过常规换药可治愈。

（5）胸膜瘘：为少见的并发症。常因肿瘤较大、邻近胸膜，冷冻时间过长导致胸膜不易愈合而产生。多伴有液气胸，必要时行胸腔闭式引流处理。

（6）肾功能受损：见于肿瘤体积大、一次冷冻面积大、肿瘤液化坏死显著者，术中静脉输注碳酸氢钠碱化尿液，术后水化，及时检测生化指标。

（八）典型病例

患者，女，60 岁，主因"咳嗽、咳痰伴咯血 1 月余"入院。患者 2021 年 1 月无明显诱因出现咳嗽咳痰、痰中带血，门诊胸 CT 提示"右肺下叶占位性病变"而入院（图 6-2-1-4）。2021 年 2 月 22 日行支气管镜、肺活检。病理回报：右肺下叶低分化腺癌伴淋巴转移，Ⅶ区淋巴结活检：坏死组织中有散在分化差的细胞，考虑为腺癌。免疫组化：CK（＋），TTF-1（＋），Napsina（＋），P40（少数弱＋），CK5/6（－）。2021 年 3 月 5 日 PET-CT 提示：左肺下叶、双肺多发结节，考虑肺内转移；右肺门及纵隔淋巴结转移；肝脏多发转移；左肩胛骨、左侧髋臼、右侧股骨上段骨转移；直肠下段转移等。西医诊断为右肺下叶原发低分化腺癌，$cT_3N_2M_{1b}$ 期，临床ⅣA 期。2021 年 3 月 9 日行氩氦刀冷冻消瘤治疗（图 6-2-1-5），2021 年 4 月 18 日复查见肿瘤病灶内出现空洞（图 6-2-1-6），7 月 3 日复查见肿瘤病灶缩小（图 6-2-1-7），8 月 31 日复查见肿瘤病灶缩小成纤维索条影（图 6-2-1-8）。2021 年 9 月 2 日 CT 引导下行右下肺部残余病灶穿刺活检，病理提示：增生的纤维组织及退变的坏死组织。

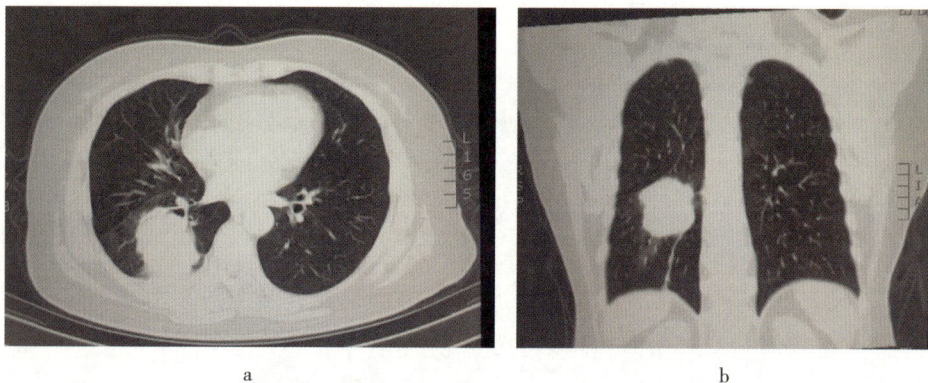

a. 冠状位；b. 矢状位

图 6-2-1-4　入院 CT 示右下叶后基底段实性肿块

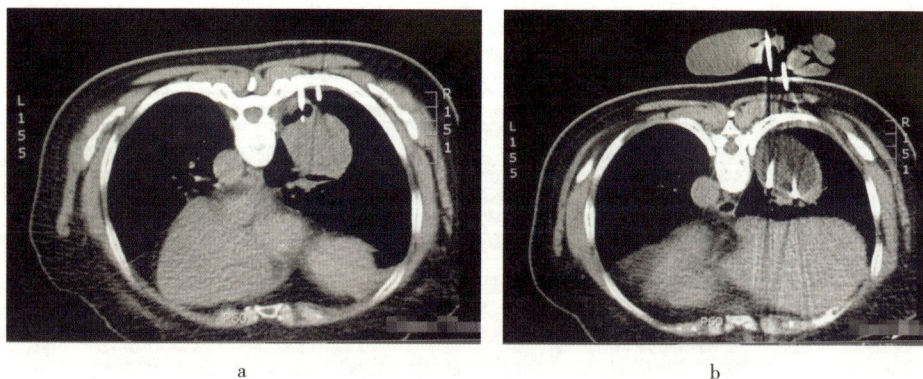

a. 患者俯卧位，从后背扎入两根冷冻探针；b. 两针周围可见冰球形成

图 6-2-1-5　氩氦刀冷冻消瘤治疗

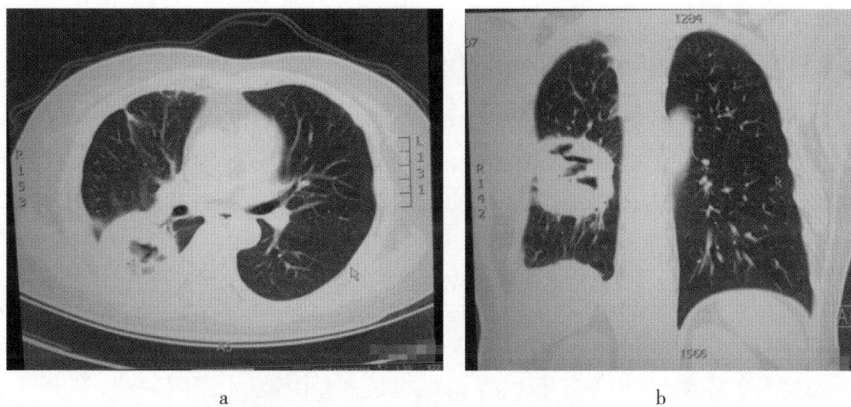

a.氩氦刀术后 2 周，病灶内可见空洞形成；b.矢状位

图 6-2-1-6　肿瘤病灶内出现空洞

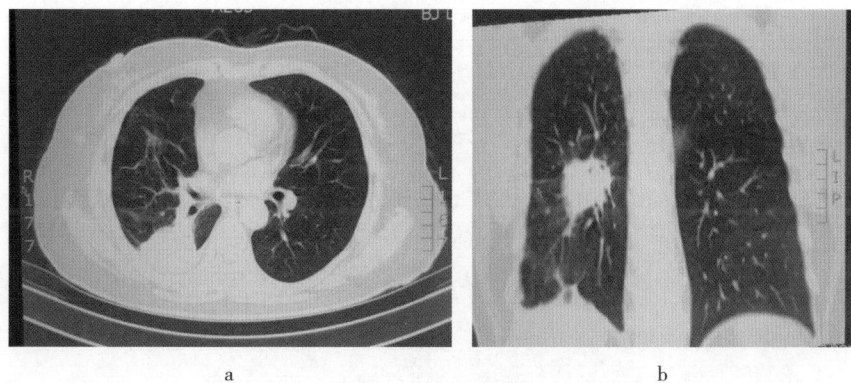

a.术后 4 个月，病灶缩小，空洞消失；b.矢状位

图 6-2-1-7　肿瘤病灶缩小

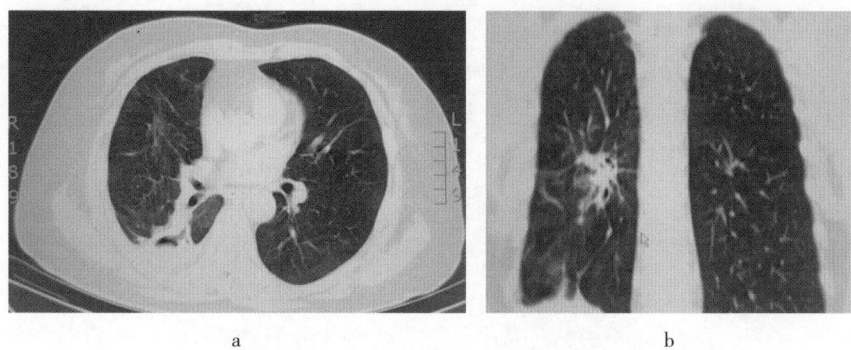

a.术后约半年，病灶呈纤维索条影；b.矢状位

图 6-2-1-8　肿瘤病灶缩小成纤维索条影

（九）疗法优势

冷冻消融治疗肺癌具有局部控制率较高、住院时间短、创伤小、耐受性好、能最大程度保留肺功能等优势，且肿瘤消融治疗具有可重复性，局部进展的患者再次消融治疗仍能获益，可为不能耐受手术的肺癌患者提供一种替代治疗方案。

此外，冷冻消融治疗采用目前国际上最新的肿瘤低温靶向局部消融治疗技术，可在X线、B超、CT或腔镜引导下直接将消融针准确地穿入癌瘤组织，将癌瘤组织冷却至-160℃左右，导致组织内肿瘤细胞死亡或凋亡，坏死的肿瘤组织可作为抗原，促进机体发生抗肿瘤免疫反应。治疗区域内消融针的升温速度、时间、温度以及冰球大小等完全可控，可达到适形治疗的目的。

二、热消融治疗

（一）概述

热消融（thermal ablation）属于能量依赖型消融（energy-based ablation）的一种。肿瘤热消融是针对某一脏器中特定的一个或多个肿瘤病灶，利用热产生的生物学效应直接导致病灶组织中的肿瘤细胞发生不可逆损伤或凝固性坏死的一种精准微创治疗技术，目前已证实影像引导下热消融（image-guided thermal ablation，IGTA）是治疗肺部肿瘤有效方法之一。

在肿瘤治疗中，热消融治疗可以用于治疗肝癌、肺癌、胰腺癌、肾癌等多种恶性肿瘤。相比传统的手术切除和放疗等治疗方法，热消融治疗具有创伤小、恢复快、疗效显著等优点。

近年来，随着技术的不断进步和临床应用的推广，热消融治疗在肿瘤治疗中的地位逐渐提高。热消融治疗还可以与其他治疗方法联合应用，如与化疗、放疗等联合使用，可以提高治疗效果和生存率。

（二）历史源流

热消融治疗的历史可以追溯到20世纪初。1916年，美国医生 William T. Bovie 首次使用高频电流进行组织切割手术。20世纪20年代，随着电学技术的进步，高频电流开始被广泛应用于外科手术中。

在20世纪50年代，热消融治疗开始应用于肝脏疾病的治疗。当时，肝切除手术是治疗肝癌的主要方法，但由于手术创伤大、恢复慢等问题，人们开始寻找更加安全有效的治疗方法。1953年，美国医生 John R. Hansen 首次报道了应用高频电流进行肝脏肿瘤的热凝固治疗。此后，热消融治疗逐渐被应用于其他器官的肿瘤治疗中。

近年来，随着技术的不断进步和临床应用的推广，热消融治疗已经成为肝癌、肺癌、前列腺癌等多种恶性肿瘤的重要治疗手段之一。目前，热消融治疗已经成为肿瘤介入治疗领域中不可或缺的一部分。

（三）原理

目前热消融治疗技术主要包括射频消融（radiofrequency ablation，RFA）、微波消融（microwave ablation，MWA）、激光消融（laser ablation）和高强度聚焦超声（high-intensity focused ultrasound，HIFU）消融，其中 HIFU 消融很少用于肺部肿瘤的消融治疗。

（1）RFA：RFA 是目前治疗实体瘤应用最广泛的消融技术，其原理是将射频电极穿刺入肿瘤组织中，在 375~500kHz 的高频交变电流作用下，肿瘤组织内的离子相互摩擦、碰撞而产生热生物学效应，局部温度可达 60~120℃；当组织被加热至 60℃ 以上时，可引起细胞凝固性坏死。RFA 消融体积取决于局部射频消融产生的热量传导与循环血液及细胞外液间的热对流。

（2）MWA：MWA 一般采用 915MHz 或 2450MHz 两种频率。在微波电磁场的作用下，肿瘤组织内的水分子、蛋白质分子等极性分子产生极高速振动，造成分子之间的相互碰撞、相互摩擦，在短时间内产生 60~150℃ 的高温，从而导致细胞凝固性坏死。由于辐射器将微波能集中在一定范围内，故而能有效地辐射到所需靶区，微波热辐射在肺内有更高的对流性和更低的热沉降效应。

（3）激光消融：肺部肿瘤的激光消融与上述三种消融比较在临床上开展相对较少，目前在激光消融中应用最广泛的是波长 1064nm 的 Nd：YAG 激光（neodymium-doped yttrium aluminium garnet，钕钇铝石榴石晶体）。其原理为：激光导入组织后，光子为组织生色基团所吸收后瞬间即可产生高热、压强等生物效应使肿瘤组织变性、凝固、汽化甚至炭化而达到杀灭肿瘤的目的。激光消融的特点：①消融范围较小（1.0cm×1.5cm），对周围组织损伤小；②激光能量可以瞬间释放，因此消融时间极短；③光导纤维常用 21-gauge 的 Chiba 针导入，因此穿刺损伤小，导致的并发症少（如出血、感染）；④对于肺内多发的、重要器官旁、最大径＜1.0cm 的肿瘤有一定优势。

RFA、MWA和冷冻消融是目前临床上常用的三种肺部肿瘤局部消融治疗技术，每种消融模式都有其优缺点。消融技术的选择和使用应考虑靶肿瘤大小、位置、并发症风险以及消融医生专业知识和（或）技术掌握的熟悉程度。对于直径≤3cm的肿瘤，三种消融方式均可获得良好治疗效果。RFA电极适形性好，可以通过调节消融电极来保护邻近脏器，但是受血流和气流影响较大；对于直径＞3cm的肿瘤，尤其是＞5cm的，MWA因其消融时间短、消融范围大，明显优于其他两种消融方式，且微波消融不易受到血流灌注影响，更加适合治疗邻近大血管的肿瘤。冷冻消融形成的"冰球"边界清晰，易于监测，可应用于邻近重要脏器的肺部肿瘤。冷冻消融较少引起局部疼痛，对于肿瘤距离胸膜≤1cm或有骨转移引起骨质破坏的肿瘤患者，冷冻消融明显优于MWA和RFA；另外冷冻消融还可诱发机体抗肿瘤免疫效应，可能优于RFA和MWA。但冷冻消融在治疗过程中消耗患者血小板，对于凝血功能差的患者应避免使用冷冻消融。在肺部肿瘤消融中，RFA在临床上应用时间长，积累的经验较多。但由于MWA的突出优势，其在肺部肿瘤消融中将会应用的越来越广泛。

（四）适应证和禁忌证

1. 治愈性消融（curative ablation）的适应证

治愈性消融是指通过热消融治疗，使局部肿瘤组织完全坏死，有可能达到治愈效果。

（1）原发性周围型肺癌：①Ⅰa期，因心肺功能差或高龄不能耐受手术切除或不能进行SBRT（立体定向放疗）；②Ⅰa期，拒绝手术切除或拒绝SBRT；③早期原发性肺癌术后或放疗后局部复发或肺内寡转移（肿瘤最大径≤3cm，且无其他部位的转移病灶）；④单肺，各种原因导致的一侧肺缺如（肿瘤最大径≤3cm，且无其他部位的转移病灶）；⑤多原发肺癌（肿瘤最大径≤3cm，不适合手术切除或SBRT，且无其他部位的转移病灶）。

不能耐受手术切除或不能耐受SBRT的标准要符合一个主要条件和（或）两个及以上的次要条件。

主要条件：FEV1（1s用力肺活量度）或DLco（一氧化碳扩散能力）≤50%。

次要条件：①FEV1或DLco 51%~60%；②高龄，≥75岁；③肺动脉高压；④LVEF（左室射血分数）≤40%；⑤休息或轻度锻炼PaO$_2$（动脉分压）< 55mmHg 和 PCO_2（二氧化碳分压）> 45mmHg。

（2）肺部转移瘤：某些生物学特征显示预后较好的肺内转移瘤（如肉瘤、肾癌、结直肠癌、乳腺癌、黑色素瘤和肝细胞癌），尤其是肺内寡转移瘤。如果原发病能够得到有效治疗，可进行肺内寡转移瘤的消融治疗，消融后还需要进行必要的综合治疗。单侧肺病灶数目 ≤ 3 个（双侧肺 ≤ 5 个），多发转移瘤最大肿瘤的最大直径 ≤ 3cm，单侧单发转移瘤的最大直径 ≤ 5cm，且无其他部位的转移。对于双侧肺肿瘤，不建议双侧同时进行消融治疗。

对于肺转移瘤，因为原发肿瘤病理已明确，如果在影像学上表现为典型转移瘤特征，通常不需要活检。如果需要再次进行基因检测或怀疑为多原发肿瘤，经 MDT 讨论后可进行必要的重新活检。

2. 姑息性消融（palliative ablation）的适应证

姑息性消融的治疗目的在于最大限度缓解肿瘤引起的症状和改善患者生活质量，并尽可能延长生命。姑息性消融的适应证最好由 MDT 讨论后决定。对于肿瘤最大径 > 5cm 或单侧肺病灶数目 > 3 个（双侧肺 > 5 个）的患者，单次治疗无法完全消除肿瘤时可以进行多针、多点或分次治疗，或与其他治疗方法联合应用。如肿瘤侵犯肋骨或椎体引起难治性或顽固性疼痛，可对肿瘤局部骨侵犯处进行消融（或联合其他治疗方法如骨水泥），即可达到止痛效果。

3. 禁忌证

IGTA 是一种保留肺实质的局部治疗技术，肺肿瘤患者对经皮 IGTA 治疗具有良好的耐受性，尽管消融后 FEV1 和 DLco 可出现暂时下降，但是恢复后与基线水平没有区别，肺功能几乎不受影响。因此除无法纠正的凝血障碍性疾病以外，肺部肿瘤 IGTA 的绝对禁忌证相对较少。

（1）血小板 < 50×10^9/L。

（2）有严重出血倾向、短期内不能纠正的凝血功能障碍（凝血酶原时间 > 18s，凝血酶原活动度 < 40%）。

（3）严重的肺纤维化和肺动脉高压。

（4）病灶周围感染性及放射性炎症、穿刺部位皮肤感染没有很好控制者，全身感染、高热 > 38.5℃者。

（5）严重肝、肾、心、肺、脑功能不全者，严重贫血、脱水及营养代谢严重紊乱无法在短期内纠正或改善者。

（6）恶性胸腔积液控制不佳者。

（7）抗凝治疗和（或）抗血小板药物在消融前停用未超过 7 天，贝伐珠单抗末次使用间隔未超过 15 天。

（8）美国东部肿瘤协作组（ECOG）制定的体能状态评分＞2 分者。

（9）合并其他肿瘤并有广泛转移，预期生存期＜6 个月者。

（10）发作期精神病患者。

（11）植入心脏起搏器者：有植入心脏起搏器的患者不建议使用 RFA。

（五）操作方法和注意事项

1. 术前准备

（1）影像学检查：胸部强化 CT（2 周内）为消融治疗前评估的关键影像学检查手段，通过 CT 观察肿瘤的大小、位置及其与邻近重要脏器、血管、气管或支气管的关系。完善相关分期检查（如骨扫描、磁共振检查），有条件者可行 PET/CT 检查排除或发现远处转移，对怀疑转移的纵隔淋巴结可行病理活检。对于能达到治愈性消融的患者建议消融前行 PET/CT 检查以便准确分期。

（2）理化检查及病理检查：理化检查包括血常规、大小便常规、凝血功能、肝肾功能、血糖、肿瘤标记物、血型检查、心电图、肺功能、心脏彩超和（或）冠脉 CT（高龄患者可选）等。病理检查：对原发性肺癌，消融治疗前需行经皮病灶穿刺活检或支气管镜检查以明确诊断。当转移病灶不典型时建议消融治疗前对病灶进行活检。

2. 药品及监护设备准备

术前应准备麻醉、镇痛、镇咳、止血、扩血管、降压等药物，以及抢救药品、各种监护设备。

3. 患者准备

（1）签署知情同意书：患者和（或）家属（被委托人）签署知情同意书，要充分告知患者及其家属（或监护人等）各种诊治方法潜在的获益和风险。

（2）麻醉前准备：局部麻醉前 4h 禁食；全身麻醉前 12h 禁食、前 4h 禁水。

（3）手术区必要时备皮，建立静脉通道，术前口服镇咳剂、必要的镇静药物，预防性使用抗生素。

（4）患者术前教育：主要是呼吸训练。

4. 引导方式

（1）影像引导：经皮热消融治疗的影像引导技术有 CT、MR、超声、PET/CT 和 CBCT 等。CT 是肺部肿瘤消融治疗最常用的影像引导技术，其次是 MR。对于用超声能观察到肿瘤全貌的靠近胸壁或与胸壁粘连的肿瘤，可以用超声引导消融。CB/CT 有部分单位在应用；PET/CT 可以进行功能成像，但临床上较少用于影像引导。

（2）其他：开胸或电视胸腔镜辅助下消融一般用于：①肺部肿瘤邻近重要结构如大血管、肺门或心脏；②在开胸后发现肺部肿瘤不能够切除的情况下。支气管镜下和电磁导航下肺肿瘤热消融技术也在发展，并显示了一定优势。另外还有开胸和支气管镜下的肺肿瘤热消融。

5. 麻醉与消毒

根据患者的状况，可以采用全身麻醉或局部麻醉进行消融手术。穿刺点处用 1%~2% 利多卡因局部浸润麻醉，直至胸膜。对于儿童、术中不能配合、预计手术时间长、肿瘤贴近壁层胸膜可能引起剧痛的患者，建议全身麻醉。要执行无菌操作技术规范。

6. 操作方法

选择合适的消融技术后，CT 是最常用和最准确的影像引导方式之一，操作过程就是将热消融电极（天线、探针或光纤）在 CT 引导下通过皮肤直接穿刺入靶组织中进行热消融（经皮穿刺是消融技术的核心技术之一）。不建议在门诊进行肺部肿瘤的消融手术。

（1）术前治疗计划：术前治疗计划是保证消融是否成功的关键环节。

确定肿瘤病变区（gross tumor region，GTR）：指影像学能界定的病变区域，即确定病灶的位置、大小、形态、与邻近器官的关系，初步确定 GTR。

体位、穿刺点及穿刺路径：选择合适体位如仰卧位、俯卧位及侧卧位等。定位体表穿刺点。穿刺路径是指从穿刺点到达病灶的合适通道，皮肤穿刺点到病灶远端的距离称为"靶皮距"。

消融参数：根据不同消融设备和肿瘤大小、解剖位置，初步制定消融温度、时间、功率、循环次数等。

（2）穿刺肿瘤靶区：麻醉后用热消融电极（天线、探针或光纤）按照术前计划的 GTR，从体表定位点沿着穿刺路径逐层穿刺，穿刺深度为术前计划的"靶皮距"，然后 CT 扫描观察（可通过三维重建影像确认）热消融电极是否到达预定的临床消融靶区。

（3）消融靶组织：根据肿瘤的大小和部位可采用多种模式进行靶组织消融治疗。

单次单点：如肿瘤直径≤ 3cm，可单次单点完成消融治疗。

单次多点：如肿瘤直径为 3~5cm，可单次多点完成消融治疗。

多电极单次多点或分次：如肿瘤直径＞ 5cm 者或姑息消融，可多电极单次多点或分次完成消融治疗。所使用的消融参数（温度、功率、时间、循环等）根据不同的设备进行不同选择。

（4）消融过程中监测：在消融过程中要用 CT 监测消融电极是否脱靶、是否需要调整消融电极、是否达到了预定消融范围、是否有术中并发症（如出血、气胸）。热消融过程中，由于热消融对肿瘤周围肺组织的损伤，在肿瘤周围可出现不透明高密度区，称为磨玻璃样影（ground-glass opacity，GGO），当 GTR 周围的 GGO 大于消融前 GTR 边界 5~10mm 时，消融电极可以拔出，拔出消融电极时要注意消融穿刺针道，但临近胸膜时需停止消融。此时的靶组织定义为：消融后靶区（post-ablation target zone，PTZ）。消融过程需要监测心率、血压和血氧饱和度，同时要观察患者的呼吸、疼痛、咳嗽、咯血等情况，必要时应对症处理。

7. 注意事项

消融过程中可在靶组织与非靶组织之间注入液体或气体以分离靶组织与非靶组织，这样对于保护重要的非靶组织（如胸膜、心包、纵隔、大血管等）和减轻消融过程中的疼痛是十分有益的。这些技术主要包括人工液胸或人工气胸。

（六）疗效评价标准

1. 即刻疗效评价

（1）技术的成功情况：初步评价根据消融方案是否完成了消融区覆盖，如果消融 3 次仍不能完成预定消融区域，称为技术失败。

（2）观察消融边界（ablative margin）：如果要达到完全消融，PTZ 周围的 GGO 至少要大于消融前 GTR 边界 5mm，最好达到 10mm。对于姑息消融，根据临床实际情况不必达到完全消融所要求的标准，甚至不要求消融边界（如肿瘤侵犯肋骨或椎体引起的难治性疼痛）。

（3）并发症：同时观察是否有并发症的发生，并做出相应处理。如果患者血压、心率及血氧饱和度正常，无咯血、气促、胸闷、胸痛、呼吸困难及其他症状，可以返回病房。如有生命体征不稳定，根据情况返 ICU 观察。

2. 随访

消融后前 3 个月，每个月复查一次胸部增强 CT。以后每 3 个月复查胸部增强 CT 和肿瘤标志物。主要观察局部病灶是否完全消融、肺内有无新发病灶、肺外转移及并发症等。胸部增强 CT 是目前评价消融效果的标准方法，有条件者可使用 PET/CT 复查，PET/CT 和增强 CT 两者相结合可以更准确地判断消融后疗效。对于合并肾功能不全或者有碘对比剂严重过敏的患者，可进行胸部 CT 平扫或者磁共振扫描，根据肿瘤大小和信号的动态变化来评估疗效。

3. 术后影像学表现及疗效评估

（1）CT 影像学表现：热消融后由于消融区周围的出血、水肿、渗出、炎性细胞的浸润，PTZ 显著大于原肿瘤的 GTR，这种影像学表现将持续 3~6 个月，因此传统的实体肿瘤疗效评价标准（RECIST）不适合用于热消融后局部疗效的评价。消融后强化 CT 扫描显示的变化规律为：消融后 1~3 个月病灶增大，3 个月后病灶保持稳定或逐渐缩小。

早期改变（1 周内）：可分为三层，①第一层：病灶内可出现实性、蜂窝状或低密度空泡影样改变；②第二层：围绕着消融肿瘤周边形成 GGO，一般认为 GGO 超出肿瘤边缘至少 5mm 可达到肿瘤完全消融；③第三层（外层）：在 GGO 外有一层密度稍高于 GGO 的反应带。这种典型的影像学改变称为："煎蛋"（fried eggs）或"帽徽"（cockade）征象（此征象在消融后 48h 前后更加明显）。

中期（1 周~3 个月）：消融区可持续缓慢增大，GGO 消失，其周边可能出现环绕清晰锐利的强化环，称为"蛋壳"（egg shell）征象。对于靠近胸壁的肿瘤胸膜增厚也是十分常见的。

后期（3 月后）：与基线（一般以消融后 4~6 周时的 CT 表现为基线）比 PTZ 在 3 个月后病灶保持稳定，以后的 CT 随访过程中病灶区域有几种不同的演变模式，如缩小纤维化、空洞、结节、肺不张、消失、增大（可能复发、进展或增生纤维化）等。冷冻消融术后的影像学变化特征与射频和微波消融相比有一定的差异，但可以参考上述变化过程。

（2）局部疗效评估：以消融后 4~6 周时的病灶为基线判断疗效。

完全消融（出现下列表现任何一项）：①病灶消失；②完全形成空洞；③病灶纤维化，可为瘢痕；④实性结节缩小或无变化或增大，但增强 CT 扫描无强化征象和（或）PET/CT 肿瘤无代谢活性；⑤肺不张，肺不张内的病灶 CT 扫描无造影剂强化征象和（或）PET/CT 肿瘤无代谢活性。

不完全消融（出现下列表现任何一项）：①空洞形成不全，有部分实性，且增强 CT 扫描无强化征象和（或）PET/CT 肿瘤有代谢活性；②部分纤维化，纤维化周围或边缘 CT 扫描有造影剂强化和（或）PET/CT 肿瘤有代谢活性；③实性结节，大小无变化或增大，且伴 CT 扫描造影剂有强化征象和（或）PET/CT 肿瘤有代谢活性；④活检发现肿瘤细胞。

局部进展（有以下任一类型）：①病灶增大 10mm，CT 上不规则或内部强化范围增大，PET/CT 上 FDG 摄取明显增大；②局部出现新的病灶，CT 上新出现强化征象和（或）PET/CT 上新出现 FDG 摄取明显增高；③活检发现肿瘤细胞。

（3）PET/CT：PET/CT 是目前判断消融后疗效最准确的几种手段之一，对于发现肿瘤残留、复发及远处转移十分有益。由于消融后的炎性反应，3 个月内行 PET/CT 检查诊断局部肿瘤残留假阳性率较高，因此在此阶段行 PET/CT 检查可能发现远处转移和新发病灶，但对于判断是否有局部残留和进展意义有限。消融 3 个月后随着消融区域炎性反应的减轻或消退，PET/CT 能够比较客观地反映出消融后肿瘤的代谢活性。如果 PET/CT 检查消融后的肿瘤无代谢活性，说明肿瘤达到了完全消融。如果 PET/CT 检查消融后的肿瘤有明显增高的代谢活性，说明肿瘤残留或进展，未达到完全消融。在 PET/CT 检查中有多种模式可体现出肿瘤的代谢活性。对于消融后出现肺门或纵隔淋巴结肿大是转移还是炎性反应有时十分难以确定，如果在消融 3 个月后肿大的淋巴结无代谢活性或代谢活性较前明显减低，则说明为炎性反应，反之则为转移。

对于消融后 CT、PET/CT 怀疑消融不全或者局部复发的病变，如果可能，可以选择经皮再次活检，取得病理证据，验证是否有恶性成分存在，以决定下一步诊疗策略。有时消融后会出现炎性强化边界或结节。

（4）临床疗效评估：在判断局部疗效的基础上，定期随访。技术成功和安全性评价至少随访 6 月；初步临床疗效评价至少随访 1 年；中期临床疗效评价至少随访 3 年；长期临床疗效评价至少随访 5 年。生存时间是最重要的临床疗效指标，要记录患者 1 年、2 年、3 年、5 年的生存情况。对于姑息消融的患者要观察患者生存质量的改善情况（生活质量量表）、疼痛缓解情况（疼痛评分评估）、药物用量等。

（七）并发症及处理

肺肿瘤消融术是一种相对安全的局部治疗手段，其并发症的发生情况，依据美国介入放射学会（SIR）的标准进行评估分级（表6-2-2-1）。按照发生时间分为即刻并发症（immediate，消融后24h以内）、围手术期并发症（periprocedural，消融后1~30天）及迟发并发症（delayed，消融后30天以上）。

表 6-2-2-1　SIR 并发症的定义与分级标准

并发症分类	定义
不良反应	疼痛 消融后综合征 无症状胸腔积液 无后果的邻近结构损伤
轻微	无不良结果，不需要治疗 无不良结果，仅需要对症治疗或过夜观察
严重	需要住院治疗或住院时间延长 ≤ 48 h 需要住院进行较大治疗，提升护理级别，延长住院时间 > 48h 导致永久不良后遗症
死亡	—

1. 不良反应

（1）疼痛：在局麻条件下手术，一般均有不同程度的疼痛（尤其是邻近胸膜的病变行消融治疗时常常需要止痛治疗）。如果疼痛剧烈，可以加大阿片类止痛药物的用量，同时可以给予适量镇静剂。手术后疼痛一般为轻度疼痛，可持续数天，也可持续 1~2 周，很少出现中度以上的疼痛，可以用非甾体类药物止痛。

（2）消融后综合征：约 1/3 患者可能发生，由于坏死物质的吸收和炎性因子的释放引起。主要症状为低热、乏力、全身不适、恶心、呕吐等，一般持续 3~5 天，少部分可能会持续 2 周左右。这种情况对症处理即可，必要时除给予非甾体类药物外，可以适量短时应用小剂量糖皮质激素，同时要加强支持治疗。

（3）咳嗽：消融术中出现咳嗽十分常见，剧烈的咳嗽可导致或加重气胸、皮下气肿，有时可使消融电极脱靶，有时可加剧患者紧张甚至不能耐受消融。引起咳嗽的原因可能与消融时局部温度增高刺激肺泡、支气管内膜或胸膜所致，术后咳嗽是肿瘤组织坏死及其周围肺组织热损伤引起的炎症反应所致。预防：术前 1h 口服可待因可减轻咳嗽反应。轻度的咳嗽不影响消融手术，剧烈咳嗽要停止消融手术或间断消融。术后咳嗽可适当给予止咳化痰药及必要的抗生素。

（4）胸膜反应：消融过程中刺激了支配壁层胸膜的迷走神经，兴奋的迷走神经可使心率减慢，甚至心跳停止。出现这种情况要暂停消融，要充分局部麻醉，并适当应用阿托品、镇静剂等药物。

（5）少量咯血：由于消融针穿刺过程中刺破肺内血管或者消融损伤造成的局部反应，患者术后可能出现痰中带血或少量咯血，少量咯血仅需内科保守治疗。

2. 并发症及处理

（1）气胸：气胸是消融后最常见的并发症，发生率为 10%~60%。气胸更常见于以下情况：肺气肿、男性、年龄 > 60 岁、肿瘤 < 1.5cm、肿瘤位于肺下叶、单发肿瘤穿刺肺组织次数 > 3 次、使用多个消融电极、消融多个肿瘤穿刺次数多、消融路径穿过肺组织的长度较长或者穿过较大的叶间裂。大部分气胸容易治疗，或者是自限性气胸，不需要治疗即可自愈。气胸压迫肺大于 30% 或症状明显者可以胸腔闭式引流，需要胸腔闭式引流治疗的气胸为 3.5%~40%。最近有报道消融后用明胶海绵封闭消融针道，可以预防和治疗气胸。如果患者经过胸腔闭式引流仍然有气体漏出，可以持续负压吸引、行胸膜固定术、注入硬化剂、气管内置入阀门等。另外，要注意迟发性气胸的发生，一般认为消融后 72h 后发生的气胸称为迟发性气胸。

（2）胸腔积液：消融后经常可以见到少量胸腔积液，发生率为 1%~60%，被认为是机体对热损伤的交感反应。导致胸腔积液发生的危险因素有：大病灶、一次消融多个病灶、病灶靠近胸膜（< 10mm）、消融时间长等，需要穿刺 / 置管引流的胸腔积液占 1%~7%。

（3）出血：消融中出血的发生率在 3%~8%，可表现为咯血、血胸、失血性休克和急性呼吸衰竭，但主要表现为咯血和血胸。

咯血：在消融过程中大咯血的发生率很低。肺内出血导致咯血常见于以下情况：①病灶直径小于 1.5cm，小病灶多需要更多地调整进针来进入靶点；②中下肺野的病灶，此处的病灶更容易受到呼吸动度的影响，较难穿刺，并且针尖的运动更易损伤血管；③穿过肺组织的针道长度超过 2.5cm，这类病灶更靠近肺门，周围大血管多，并且消融中会损伤更多的肺组织；④消融路径穿过肺血管，避免穿过血管可以避免多达80%的肺出血，平行而不是垂直于血管进针可以最大限度地避免此危险因素；⑤应用多极消融针。如果出现中等以上的咯血时应立即消融，同时静脉输注止血药。由于消融本身可以使血液凝固，随着消融治疗的进行出血会逐渐停止，故在具体消融治疗过程中大咯血的发生率并不高。在穿刺过程中应尽量避免穿刺到较大血管或者不张的肺组织等。术后咯血多具有自限性，可持续3~5天。保守治疗无效者，可行介入栓塞治疗或剖胸探查。

血胸：主要是因为在穿刺过程中损伤了胸廓内动脉、肋间动脉或其他动脉等。在穿刺过程中要避免损伤到上述动脉，如果出现血胸要密切观察，积极保守治疗，保守治疗无效者，可行介入栓塞治疗或剖胸探查。

（4）感染：消融手术引起的肺部感染的发生率为1%~6%，但是肺部肿瘤特别是NSCLC行消融治疗时患者多是无法耐受手术治疗的老年患者，常伴有基础的肺部疾患，肺部的感染和炎症会导致肺功能的急剧下降，甚至导致患者死亡。术前30min~1h可以预防性应用抗生素，24h内再用一次。在下列情况下消融手术后预防性应用抗生素可以适当延长到48~72h：70岁以上老年人、长期慢性阻塞性肺气肿、糖尿病控制欠佳、肿瘤 > 4cm、单侧肺肿瘤数量 > 3个、免疫力低下等。若消融手术后5天体温仍然 > 38.5℃，首先要考虑肺部感染，要根据痰液、血液或脓液培养的结果调整抗生素。如果发生肺部或胸腔脓肿可以置管引流并冲洗。另外，接受过胸部放疗的患者易发生间质性肺炎，在此基础上行消融术者更易继发感染，要引起注意。

（5）空洞形成：空洞形成是肺部肿瘤热消融后的常见征象，可以视为术后的自然转归过程，但是也可能成为感染、出血等严重并发症的根源。空洞形成的发生率为14%~17%，大多术后2~4周出现，2~4个月后吸收，变为纤维灶。肿瘤临近胸壁、复发肿瘤和合并肺气肿的肿瘤更易出现空洞；大部分空洞没有症状，仅需观察，不需处理。如果出现发热、衰弱，应考虑空洞感染、脓肿形成。另外，要警惕曲霉菌感染。空洞引起的反复出血保守治疗效果不佳时可以用介入栓塞治疗。

（6）其他少见并发症：支气管胸膜瘘、急性呼吸窘迫综合征、非靶区热灼伤或冻伤、肋骨骨折、冷休克、血小板降低、肿瘤针道种植、神经损伤（臂丛、肋间、膈、喉返等神经）、肺栓塞、空气栓塞、心包填塞等，这些并发症的发生率较低，但仍有个案报道，需根据具体情况特殊处理。

（7）消融相关死亡：肺部肿瘤消融手术的并发症大多轻微且易于处理，但是严重甚至致命的并发症也有一定的发生率。根据目前的文献报道肺部肿瘤消融手术相关死亡率为 0~2.6%。美国报道了一组 3344 例肺部肿瘤消融手术的住院相关死亡率为 1.3%。主要死亡原因为：各种肺炎（包括霉菌性肺炎）、肺脓肿、大出血 / 大咯血（包括肺动脉假性动脉瘤破裂出血）、支气管胸膜瘘、空气栓塞和急性呼吸窘迫综合征。

（八）与其他治疗联合

消融与其他方法进行联合治疗是目前许多肿瘤研究的重要内容之一，包括消融与外科、化疗、放疗分子靶向和免疫治疗等的联合。消融与放疗联合可以提高肿瘤的局部控制率，延长患者的生存期，而不良反应无明显增加。对于进展期 NSCLC 消融与化疗结合的研究逐渐增多，消融联合化疗对于提高肿瘤的局部控制率、延长患者的生存期有一定益处，有可能成为治疗进展期 NSCLC 的新模式。

酪氨酸激酶抑制剂（tyrosine kinase inhibitor，TKI）药物是目前治疗有 EGFR 突变或 ALK-EML4 融合突变的进展期 NSCLC 的主要方法之一，这类患者应用 TKIs 可以获得约 70% 的客观缓解率及 10~12 个月的无进展生存时间。然而在接受一段时间的 TKI 治疗后，几乎所有患者会出现耐药。对于局部肿瘤缓慢进展和寡进展的患者进行局部热消融治疗后，继续服用 TKIs 药物，可延长患者的中位无进展生存时间及总生存时间。

对于肺转移瘤患者消融后一定要根据病情进行全身综合治疗，如联合全身化疗或靶向治疗或免疫治疗。

（九）典型病例

1. 病例 1

患者，男，68 岁，胸部 CT 显示左上肺肿瘤 3.0cm×2.6cm，穿刺活检病理为大细胞肺癌。因为严重糖尿病不能手术，故选择微波消融术。手术操作流程如下（图 6-2-2-1）。

2. 病例 2

患者，男，76 岁，胸部 CT 示左上叶前段肿瘤 3.0cm×3.5cm，穿刺活检为肺腺癌。因为心肺功能差不能手术，故选择微波消融术（图 6-2-2-2）。

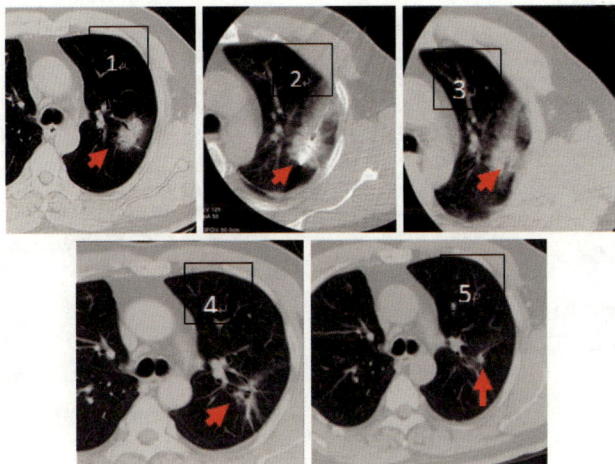

①肿瘤（箭头示）微波消融前左上肺肿瘤 3.0cm×2.6cm；②在 CT 引导下，微波消融针插到肿瘤内（箭头示）进行消融；③消融后即刻可见瘤体周围呈磨玻璃样，范围扩大至 5.6cm×3.2cm；④消融后 12 个月，肿瘤成为瘢痕（纤维化，箭头示）；⑤消融后 24 个月，肿瘤进一步缩小，几乎消失（很小瘢痕，箭头示）。

图 6-2-2-1 左上肺肿瘤微波消融术

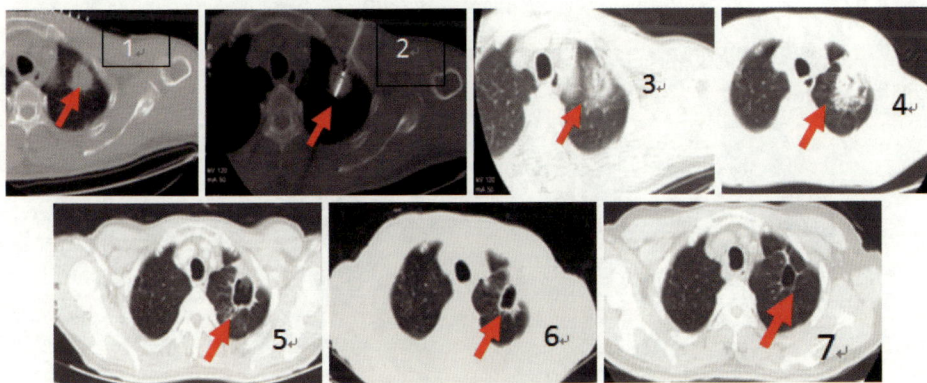

①微波消融前左上叶前段肿瘤 3.0cm×3.5cm（箭头示）；②在 CT 引导下，微波消融针插到肿瘤内（箭头示）进行消融；③消融后即刻瘤体周围呈磨玻璃影，范围扩大至 5.0cm×4.0cm；④消融后 3 个月，肿瘤周围渗出（箭头示）；⑤消融后 12 个月，肿瘤变成空洞（箭头示）；⑥消融后 24 个月，肿瘤空洞缩小（箭头示）；⑦消融后 36 个月，肿瘤空洞进一步缩小，肿瘤消失（箭头示）。

图 6-2-2-2 左上肺癌微波消融术

3. 病例 3

患者，女，70 岁，右肺癌（鳞癌），肿瘤 5.0cm×4.6cm。因为严重肺气肿不能手术，故选择微波消融术（图 6-2-2-3）。

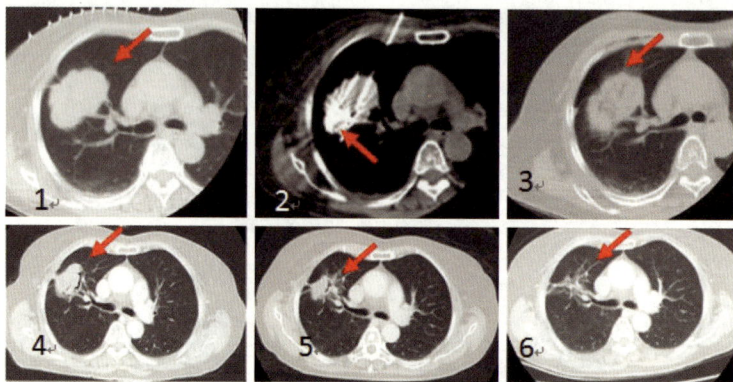

①肿瘤（箭头示）微波消融前；②在 CT 引导下，两个微波消融针插到肿瘤内（箭头示）进行消融；③消融后即刻；④消融后 12 个月，肿瘤缩小 50%（箭头示）；⑤消融后 24 个月，肿瘤进一步缩小 80%（箭头示）；⑥消融后 48 个月，肿瘤进一步缩小，几乎消失（很小瘢痕，箭头示）。

图 6-2-2-3　右肺癌微波消融术

4. 病例 4

患者，女，68 岁，左乳腺癌术后 5 年，左肺转移。肿瘤 2.2cm×2.0cm，化疗 6 个疗程，无效，故选择微波消融术（图 6-2-2-4）。

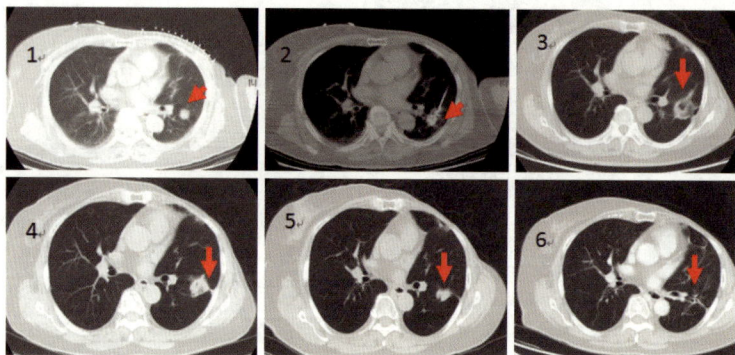

①肿瘤（箭头示）微波消融前；②在 CT 引导下，微波消融针插到肿瘤内（箭头示）进行消融；③消融后即刻；④消融后 12 个月（箭头示）；⑤消融后 24 个月，肿瘤缩小（箭头示）；⑥消融后 36 个月，肿瘤缩小，几乎消失（箭头示）。

图 6-2-2-4　乳腺癌左肺转移微波消融术

（十）疗法优势

首先，热消融治疗是一种微创手术，这种方法的创伤小、恢复快，对患者的身体伤害较小。

其次，热消融治疗肺癌的效果较好，对于直径≤3cm 的肿瘤，射频消融、微波消融均可获得良好治疗效果。特别是对于一些不能手术切除的肺癌，热消融治疗可以作为一种有效的治疗手段。

但热消融治疗也不能完全替代传统的手术治疗，对于一些复杂的肺癌病例，可能需要结合其他治疗方法才能达到最佳治疗效果。

总的来说，热消融治疗是一种有效、安全的肺癌介入治疗方法，具有一定的临床应用价值。但同时，我们也需要根据患者的具体情况，选择最合适的治疗方案。

三、放射性粒子植入术

（一）概述

放射性粒子植入术即间质近距离放射治疗，属于内放疗范畴。它的基本做法是将具有一定规格、活度的封闭性放射源用施源器通过微创方式直接施放到人体组织内部，对肿瘤组织进行高剂量照射，达到治疗肿瘤的目的。为了使治疗部位获得理想的治疗剂量，具体治疗时必须根据放射源的种类、活度及剂量分布特点，按照一定规律排列这些放射源。

近年来随着三维治疗计划系统（3D-TPS）的不断完善，肿瘤区域的个体化治疗不断得到优化。该技术应用 B 超、CT、MRI 等定位引导技术充分保证了种植治疗位置的精确性，使治疗靶区的剂量分布更加理想，在提高治疗效果的同时，明显减少了治疗的并发症。因此，粒子植入近距离治疗技术在放射治疗学中已占据了不可替代的地位。

1. 放射性粒子植入的防护管理原则

（1）医院有许可证才能合法地购置、保管、使用放射源。放射源由许可登记单位专人管理。

（2）放射源操作须有执业放射性工作人员参与，工作人员定期健康检查，享有相关权利。现场需有特殊的防护设备和措施。

（3）使用放射源前需进行活度检定衰变校正、有无泄露检验，如有泄露应及时除沾处理。使用前后需清点粒子数保证无误（室内需有监控设备，以便查验）。术中器官等可能沾染物需作放射性测定再分别处理。

（4）植入粒子的患者需住院治疗，按临床放疗常规观察处理。

（5）建立放射源使用差错和事故登记处理制度。

2. 放射性粒子的运输与消毒

放射源属于 I 类低比活度放射性物质，目前主要为 ^{125}I 粒子。包装属 A 型货包，源的包装分 4 层，将若干个粒子装入玻璃瓶内，再将装源的小瓶装入铅罐内，之后将铅罐装入固定盒内，外面用硬纸板进行包装，整个包装能够屏蔽 99.9% 的 γ 射线。

（二）历史源流

近距离放射治疗（brachytherapy）是一种针对癌症的治疗方法，通过高能粒子射线直接破坏癌细胞。其中，^{125}I（碘 125）粒子是一种放射性同位素，具有较长的半衰期和较高的能量，被广泛应用于近距离放射治疗中。

^{125}I 粒子的历史可以追溯到 20 世纪 50 年代末期。当时，科学家们开始研究将放射性物质用于治疗癌症的方法。1956 年，美国科学家罗伯特·福尔曼发现了一种新型的放射性同位素锕（^{123}Ac），它具有较长的半衰期和较高的能量，被认为是一种理想的近距离放射治疗物质。

随着技术的不断进步，^{125}I 粒子逐渐成了近距离放射治疗的主流选择。在 20 世纪 60 年代和 70 年代，^{125}I 粒子开始应用于临床治疗，并取得了一定的疗效。但是，由于当时的技术和设备限制，^{125}I 粒子的治疗剂量和分布不够精确，存在一定的风险和不良反应。

随着计算机技术和医学设备的不断发展，近年来 ^{125}I 粒子的治疗效果和安全性得到了大幅提升。现代近距离放射治疗设备可以实现高精度的治疗剂量和分布控制，减少对周围正常组织的损伤和不良反应。同时，医生可以通过计算机辅助设计和模拟技术，优化治疗方案，提高治疗效果和生存质量。现已有成熟的 3D 打印模板引导 ^{125}I 粒子植入，使用 3D 模板辅助放射性粒子植入治疗纵隔淋巴结转移可以更精确地达到术前规划的优化，且缩短了手术操作时间，提高了患者的耐受度。

总之，^{125}I 粒子作为一种理想的近距离放射治疗物质，经历了多年的发展和应用，目前已经广泛应用于临床治疗中，并取得了显著的疗效。未来，随着技术的不断进步和创新，^{125}I 粒子近距离放射治疗将会更加精准、安全和有效。

（三）原理

放射性 ^{125}I 粒子植入属于组织间植入近距离治疗范畴，是放射治疗的方法之一，主要通过影像引导技术将密封的放射源直接植入肿瘤病灶内，通过放射性核素持续释放射线对肿瘤细胞进行杀伤的一种治疗手段。在我国属于第三类医疗技术。放射性 ^{125}I 粒子能以 27~35keV 能量发射出 γ 射线，半衰期为 60.2 天。γ 射线可有效辐射半径 10~15mm 内肿瘤细胞的 DNA，干扰肿瘤细胞 DNA 合成，诱导细胞凋亡，从而起到治疗肿瘤的目的。

放射性粒子治疗相关专业术语如下。

1. 放射性粒子植入

粒子植入（seed implantation）：通过影像学技术（或术中）将放射性颗粒籽源植入到肿瘤靶区内或瘤床，通过放射性核素持续释放射线达到对肿瘤细胞进行杀伤的目的。

永久粒子植入（permanent seed implantation）：将放射性颗粒籽源植入到肿瘤靶体积内，不再取出。

放射性粒子（radioactive seed）：用于肿瘤治疗的颗粒籽源。本章节主要讨论 ^{125}I 粒子植入治疗肿瘤，大小为 4.5mm×0.8mm，外壳为钛合金包鞘，内有 ^{125}I 放射性核素吸附的银棒。

2. 近距离治疗

近距离治疗（brachytherapy）：近距离治疗是指腔内、管内、组织间、手术中放射治疗，与外照射比较，放射源与治疗靶区距离较近，故名近距离治疗。

组织间近距离治疗（interstitial brachytherapy）：预先将空心针管或导管植入肿瘤靶区，再导入放射源对肿瘤靶区进行照射，包括短暂插植和永久植入两种。

^{125}I 粒子植入属于组组织间近距离治疗，通过不同的植入方法，可实现短期插植和永久植入两种治疗效果。

（四）适应证和禁忌证

永久植入放射性 ^{125}I 粒子治疗的肺癌主要是非小细胞肺癌。常用的方法有 CT 定位下经皮穿刺 ^{125}I 粒子植入术、支气管镜下 ^{125}I 粒子植入术、C 形臂 X 线透视下 ^{125}I 粒子植入术、胸腔镜辅助小切口 ^{125}I 粒子植入术、手术切除肿瘤后在瘤床种植 ^{125}I 粒子术、未完整切除肿瘤在残存的瘤体上种植 ^{125}I 粒子术等方法。下文以 CT 定位下经皮穿刺 ^{125}I 粒子植入术为例。

CT 引导下经皮穿刺种植放射性 ^{125}I 粒子内照射治疗晚期非小细胞肺癌具有近距离、小范围、定位准确、与肿瘤高度适型、低能量、可持续放疗等特点，并且随着离放射源距离的延长，γ 射线能量迅速衰减，对周围的正常组织影响也明显趋减，全身并发症很少，同时具有微创的优势，患者容易接受。

1. 适应证

（1）非小细胞肺癌包括：①非手术适应证患者；②不能耐受手术治疗、放疗、化疗的患者；③拒绝手术、放疗、化疗的患者；④手术后复发不能再次手术的患者；⑤放疗、化疗后失败的患者；⑥无全身广泛转移的患者，或者有转移经过积极治疗得到有效控制的患者；⑦KPS（Karoisky performance statue）评分大于 60 分，预期存活超过 26 个月且肿瘤直径 ≤ 7cm。

（2）对放、化疗不敏感或放、化疗后复发的小细胞肺癌可试用。

（3）肺转移瘤包括：①单侧肺病灶数目 ≤ 3 个，最大肿瘤直径 ≤ 5cm；②如为双侧病灶，每侧肺病灶数目 ≤ 3 个，最大肿瘤直径 ≤ 5cm，应分侧、分次进行治疗。

2. 禁忌证

（1）恶病质。

（2）不能耐受经皮穿刺手术。

（3）严重心肺功能不全。

（4）重度上腔静脉综合征及广泛侧支循环形成。

3. 相对禁忌证

（1）中心型肺癌及伴气道梗阻者。

（2）中心型肺癌合并肺不张，CT 不能明确肿瘤靶区者。

（3）SPET-CT、PET-CT、CT、MRI 不能明确肿瘤靶区者。

（4）肿瘤直径 ≥ 7cm 时，应征得患者同意并签署知情同意书。

（五）操作方法和注意事项

1. 术前计划

粒子植入前，用影像学方法（CT、MRI、彩色超声等）确定靶区，在治疗计划系统（TPS）上制订治疗计划，根据病理分型及病变位置、范围，选择粒子种类及粒子活度，计算出包括肿瘤及正常组织的剂量分布，确定植入引导针数、引导针位置、粒子数及位置，并计算出靶区总活度、预期靶区剂量。

2. 植入方法

（1）在 CT、彩超、MRI 或内镜等引导下，进行粒子植入。根据术前或实时计划的剂量分布要求，选择边缘密集、中心稀疏或均匀分布的原则，按照术前计划进行粒子植入操作。

（2）建议使用模板，有条件可使用 3D 打印模板，并建议将粒子植入导针一次性插植完成，以减少粒子植入时靶区结构和位置的改变，并且缩短粒子植入时间，减少术者受辐射剂量。

（3）推荐使用笔式植入器，从靶区的后缘起始，按计划要求的间距（一般为 1~1.5cm），顺序后退式植入粒子。

3. 术中计划

植入粒子时，用 TPS 进行剂量优化，优化剂量要求。

（1）正确勾画实际肿瘤靶区。

（2）计算植入针及粒子数。

（3）计算靶区放射性总活度。

（4）调整粒子位置，纠正不均匀度，保护靶区相邻的重要器官。

（六）疗效评价标准

粒子植入后，必须进行术后验证和质量评估，建议进行 CT 扫描，标记粒子位置并通过 TPS 进行剂量重建。

（1）粒子植入术后，正、侧位 X 线片不足以确认粒子位置，建议尽快进行 CT 扫描，确认植入的粒子数目。经皮穿刺引导下粒子植入术后可以即刻验证。必须要记录植入术与质量评估间隔的时间。（CT 扫描建议层厚：头部 3mm，胸部、腹部、盆腔 5mm）。

（2）依据 CT 检查的影像学资料，用 TPS 计算靶区及相邻正常组织的剂量分布，根据评价结果，必要时做补充治疗。

（3）评估参数：处方剂量的靶体积（V）百分比，常用 V200、V150、V100、V80 和 V50 等；靶区达到处方剂量的百分数（D），常用 D100、D90 和 D80；靶体积比（target volume ratio，TVR），理想的 TVR=1。

（4）评估等剂量曲线：最主要的是 90%、100%、150% 处方剂量线，剂量 – 体积直方图（dose–volume histogram，DVH），通过计算粒子植入的数量及位置，得到重要器官的剂量分布。

（5）评估参考指标：靶区剂量 D90 ＞匹配周缘剂量，提示植入质量很好。匹配周缘剂量（matched peripheral dose，MPD）即处方剂量（prescribed dose，PD）。适形指数（conformation index，CI）为 PD 的靶体积与全部靶体积之比。植入粒子剂量的不均匀度小于 PD 的 20%，提示植入质量良好。

（6）根据质量评估结果，来决定后续治疗，必要时补充其他治疗。

（7）疗效判定：根据国际标准判定如下。完全缓解（CR）：肿瘤完全消失；部分缓解（PR）：肿瘤消退 50% 及以上；无变化（NC）：肿瘤增大 < 25%；进展（PD）：病变增大 ≥ 25%。

放射性粒子植入需要严格的剂量学保证，应用 TPS 是唯一的手段，目的是术后验证实际植入粒子数量、位置及植入的粒子发出重叠的 γ 射线能量是否有效覆盖肿瘤全部及与肿瘤边缘接壤的亚肿瘤区域，以产生有效的治疗作用并避免损伤周围敏感组织器官。

由于损伤使植入部位瘤体因水肿或血肿而体积增大，瘤体消退率及时间与剂量 – 体积相关，故目前治疗评估的时间尚有争议。一般认为肺癌植入术后 14 天左右是最佳评估时间。

（七）并发症及处理

（1）气胸：在植入过程中需要反复穿刺，对肺组织有不同程度的损伤，尤其中心型肺癌患者损伤的程度较大，可出现气胸或肺出血。一般认为患者术中出现气胸，肺压缩 5%~10%，可继续操作。肺压缩 10%~30%，需暂停操作，安放胸穿针抽气后再继续植入粒子，术后安置胸腔闭式引流。肺压缩 30% 以上时肺组织明显萎陷，可严重影响粒子的植入，甚至缺氧引发心律失常和急性心功能衰竭。通常在胸腔穿刺针上安放一单向负压吸引球，连续抽吸使肺组织很快复张、肿瘤回复原位，SaO$_2$、心律等恢复正常后再行粒子植入。术后安置胸腔闭式引流者，漏气停止，可拔除胸管。

（2）患者术后咳血痰，应给予止血、镇静药物处理。其他并发症如发热，可给予抗菌、消炎、退热处理。

（八）典型病例

患者，男，85 岁，主因"咳嗽、咳痰伴气喘 2 年余"入院。患者于 2 年前无明显诱因出现咳嗽、咳痰，伴气喘，无发热、胸痛、盗汗、咯血，无声音嘶哑。当地医院行胸部 CT：右肺门区占位，右上肺不张，右上支气管未显示。病理：右主支气管鳞状细胞癌。

既往史：高血压病史 10 年余，脑梗死史 9 月。个人史：吸烟史 60 余年，20 支 / 天，无饮酒史。家族史：无特殊。

体检及辅助检查：KPS 评分 70 分，PS 评分 1 分，气促评分 3 分，口唇无发绀。右侧呼吸动度略减弱，右肺呼吸音低，双肺可闻及痰鸣音。心率 86

次/分，心律齐，各瓣膜区未闻及杂音和心包摩擦音。腹软，无压痛及反跳痛，肝脾未及，肠鸣音3次/分。双下肢无明显浮肿。胸部CT：右肺门区占位（图6-2-3-1），右上肺不张，右上支气管未显示，右主、右中间段支气管异常密度影填充，右下支气管变窄。气管镜检查：右主支气管新生物。

入院诊断：肺癌（原发性右肺中央型鳞癌，$T_4N_3M_0$，Ⅲb期），右上肺不张，气管旁、纵隔淋巴结转移，2个疗程化疗后（吉西他滨，SD）。

治疗：入院后完善术前准备后对右肺门肿物行氩氦刀治疗（图6-2-3-2），过程顺利。1周后于病变残留的外周组织行CT引导下经皮放射粒子植入术治疗，植入0.7mCi粒子20枚，过程顺利（图6-2-3-3），术后出现气胸，给予胸腔闭式引流3天后气胸消失。恢复良好后出院。2个月后复查胸部CT提示病灶缩小30%（图6-2-3-4）。

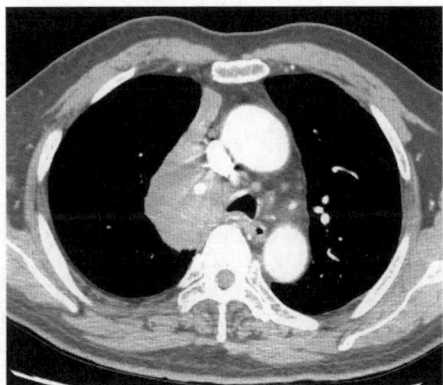

图6-2-3-1 胸部CT表现：右肺门占位

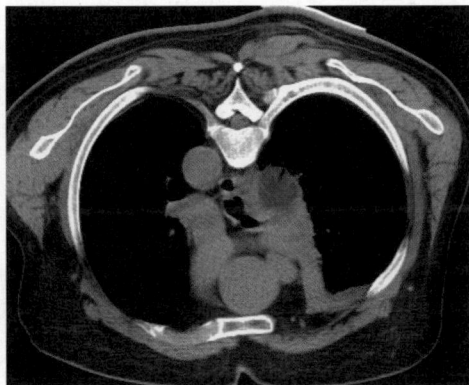

图6-2-3-2 氩氦刀治疗后胸部CT表现

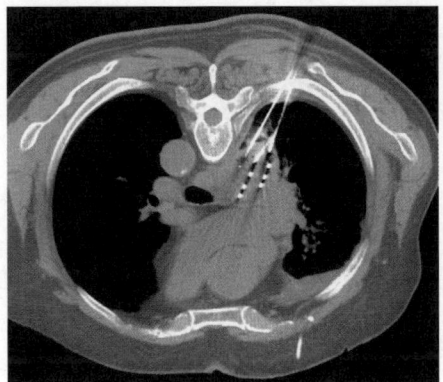

图6-2-3-3 粒子植入术后胸部CT表现

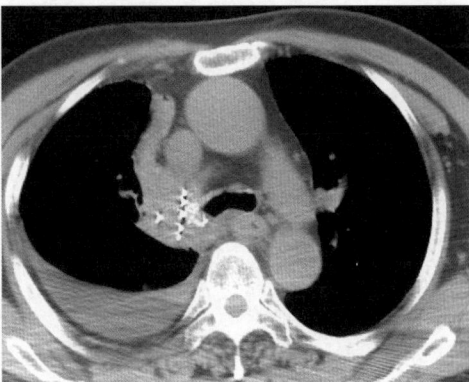

图6-2-3-4 2个月后复查胸部CT提示病灶缩小30%

（九）疗法优势

（1）针对性强、疗效显著：大多数肿瘤患者进行放射性粒子植入术后，都有不同程度的瘤体缩小。在不同分裂周期的肿瘤细胞均匀照射，可以持续 24h 不停顿地照射肿瘤细胞；粒子作用时间长，半衰期 60 天左右，发挥效能长达 240 天。

（2）伤害小、并发症小：粒子植入只对距离放射源 1.7cm 内的肿瘤细胞具有杀伤作用，对体内其他组织无损伤，能够提高肿瘤患者的生活质量。由于常用的放射粒子均为低能射线，直接植入靶区，肿瘤局部照射剂量可提升到 200Gy 以上。粒子植入能最大限度贴近肿瘤并使其得到有效的杀伤剂量，提高了放疗的准确性，而邻近正常组织的受量明显减低而受到保护，^{125}I 的低能量、短射程、局部"适形"治疗的特点使肿瘤靶区剂量高，周围正常组织受量较低，这样可以有效地提高治疗增益系数（TGF），减低并发症的发生。持续照射可使肿瘤再增殖明显减少。

（3）创口小：CT 引导下经皮穿刺植入粒子的方法具有定位准确、高度适形、低剂量、持续照射的特点，对随呼吸不断运动的肺内肿瘤在定位精度上是最优越的。对比其他肿瘤治疗技术，放射性粒子瘤内植入治疗创伤小，患者恢复快，可最大限度地保留肺功能。尤其适用于不愿进行根治性手术和因年龄及身体状况等原因无法施行手术的病例。同时，放射性粒子瘤内植入治疗可以根据病情需要反复多次进行，可覆盖肿瘤治疗的全周期。

（4）可同时与其他治疗方法如手术、化疗、介入治疗等一起治疗，形成优势互补。临床上 ^{125}I 粒子植入治疗不影响外周血白细胞，也不影响化疗药物的应用，术后可继续应用化疗药物控制肿瘤的转移。

第三节　经血管介入治疗技术

（一）概述

经血管介入治疗是一种以导管为工具，通过血管进入人体内部进行治疗的方法。这种方法的历史可以追溯到 20 世纪 50 年代，当时人们开始使用导管进行血管造影。随着时间的推移，血管介入治疗技术得到了不断发展和完善，包括经导管血管栓塞术和动脉灌注化疗等；这些技术的应用范围也越来越广泛，包括心血管疾病、肿瘤等。

（二）历史源流

1974 年，支气管动脉栓塞术（BAE）最早由法国学者 Remy 应用于治疗大咯血并取得成功。随着介入技术的日趋成熟，BAE 成为大咯血的有效治疗手段。目前，BAE 在肺癌的血管内介入治疗中也发挥重要作用，临床上对此类患者可以采用经支气管动脉化疗及栓塞术治疗。

（三）原理

经血管介入治疗的原理是在医学影像设备引导下，将特制导管、导丝等精密器械引入体内血管，对血管内病变进行诊断和局部治疗。介入治疗是一种微创性治疗方法，可以在不开放手术的情况下，通过穿刺的方法在皮肤上有 2~3mm 的入口，在 X 线设备的引导下，通过微创器械在血管走行当中达到病变部位，从而对病变部位进行治疗。

原发性支气管肺癌的血供主要来源于支气管动脉，多由胸主动脉直接发出。但有少数情况来自肋间动脉等相邻动脉分支。支气管动脉插管化疗栓塞是经支气管动脉灌注化疗，利用肺癌的血供主要来自支气管动脉的原理，插管至参与供血的支气管动脉，局部灌注化疗药。此方法可使瘤内局部药物浓度达到静脉给药的几十倍甚至上百倍；化疗药灌注后将参与肿瘤供血的支气管动脉栓塞，可提高疗效。

肺动脉的化疗栓塞：有研究认为肺动脉在某些情况下参与肺癌的供血，因此提出在经支气管动脉灌注化疗栓塞的同时行肺动脉插管的灌注化疗，据报道亦有一定疗效。

（四）适应证和禁忌证

1. 适应证

（1）中晚期侵及纵隔与大血管的中央型与周围型肺癌。

（2）虽能手术切除，但有手术禁忌或拒绝手术。

（3）手术前需局部化疗提高疗效。

（4）小细胞肺癌患者不接受全身化疗。

（5）虽有胸内外转移，但不接受全身化疗。

（6）肿瘤引起的大咯血。

（7）气管镜活检、各种微创治疗术前预防出血或术后止血。

2. 禁忌证

（1）恶病质或心、肺、肝肾功能衰竭。

（2）高热、严重感染或白细胞计数明显低下（低于 3×10^9/L）。

（3）有严重出血倾向和碘过敏等血管造影禁忌。

（4）支气管动脉与脊髓动脉有吻合支，超选后仍不能避开。

（5）导管头端不能稳定地固定在靶动脉内。

（五）操作方法和注意事项

1. 股动脉穿刺点定位

在腹股沟韧带中点下方 1~3cm 股动脉搏动最明显处穿刺，首次插管及消瘦患者宜偏下，多次插管及皮下脂肪厚实者应偏上。动脉穿刺内口绝不能高出腹股沟韧带，但也不宜过低。穿刺针道应尽量避开多次插管及大隐静脉结扎等手术瘢痕。

2. 局麻与穿刺

应用 2% 利多卡因 25ml 先在穿刺点皮内做一 0.5~1.0cm 皮丘，再沿预穿刺道浸润麻醉，麻醉药体积不宜过大，以免局部组织水肿严重，影响一针穿刺成功率。同时麻醉应深至股动脉前壁，减少动脉痉挛的发生。局麻后，用纱布在皮丘处按揉数次，用尖刀片沿皮纹理做 2~3mm 小切口，只需切开真皮层即可。

Seldinger 穿刺技术：Seldinger 术是由 Sven Ivar Seldinger 于 1953 年提出来的血管穿刺技术，一般分为经典 Seldinger 术和 Seldinger 改良法。经典 Seldinger 术是用带针芯的穿刺针穿透血管前后壁，退出针芯，缓慢向外拔针，直至血液从针尾喷出，迅速插入导丝，拔出针，通过导丝引入导管，将导管放至主动脉。Seldinger 改良法由 Driscoll 于 1974 年提出，即用不带针芯的穿刺针直接经皮穿刺血管，当穿刺针穿破血管前壁，进入血管内时即可见血液从针尾喷出，再引入导丝导管即可。改良法和经典 Seldinger 术的区别是，前者不用穿透血管后壁，成功率高，并发症少。目前以 Seldinger 改良法使用较多，一般把 Seldinger 改良法也笼统称为 Seldinger 术，不刻意说明改良法。

3. 股动脉穿刺操作

左手第二指与三四指分别压在穿刺点上下两侧股动脉，末节指骨与皮肤垂直，防止股动脉滑动并可引导进针。右手一二三指以执毛笔方式持稳针体，针尖斜面向上，针体与股动脉呈 35°~45° 夹角，并使针体紧贴左手食指，以增加进针时的稳定性。此时，若股动脉搏动较弱或为幼儿患者，左手食指可用力下压使穿刺点近心侧股动脉显著扩张、搏动增强。右手从切口缓慢进针，当针尖在左手中指下方，探触到搏动的股动脉前壁时，用腕力快速进针刺入血管腔内，多有突破感，一旦针尾喷血即将针体稍微下压，使针与皮肤夹角减小，以便插入导丝。导丝插入后，顺导丝置入导管鞘。

　　穿刺注意事项：熟练掌握 Seldinger 基本穿刺技术；肥胖的患者穿刺点可略靠下一点，较瘦的患者则略靠上一些；选择股动脉搏动较强的一侧穿刺（在病情允许的情况下）；双下肢都摸不到搏动时，可选择上入路（比如肱动脉、腋动脉）。若一定要从下肢穿刺，可以靠解剖定位，体表的位置不变，透视监视下向着股骨头凹的方向穿刺，但要保证血管腔内有血流才行，这时血管内没有压力，要靠回抽才能见到血。不要反复在同一部位粗暴操作，穿刺几次穿不中会血管痉挛，更难穿刺；必要时可借助超声引导。

4. 导管置入支气管动脉

　　导管鞘采用 5F、6F 胃左动脉导管或 Cobra 导管等，在 DSA（数字减影血管造影）监控下，将导管插至胸主动脉弓处并成形，拉至胸主动脉相当于支气管隆突水平，上下滑动，当导管尖滑入支气管动脉入口部时，用手推造影剂进行造影。造影要显示动脉期、实质期和静脉期。当无法找到支气管动脉时，就要选择性插入肋间动脉、乳内动脉或膈下动脉行动脉造影，以明确是否有支气管动脉和肿瘤供血动脉。尽可能利用微导管进行超选择插管。

5. 造影表现

　　肺癌组织学上分为鳞癌、腺癌、小细胞癌、大细胞癌及未分化细胞癌。支气管动脉是肺癌的主要供血动脉。越靠近肺门，支气管动脉供血的量越多。其造影表现有以下几点。

　　（1）支气管动脉扩张迂曲，一直延伸到肿瘤部位。

　　（2）血管壁受肿瘤侵犯而不规则，血管腔狭窄或截断，甚至破坏而有造影剂外溢。

　　（3）在动脉期，粗细不均的肿瘤血管较多。动脉晚期和毛细血管期瘤体内可见多数小点状影，为增大的微细肿瘤血管影，尤其在大细胞癌中较多见。

　　（4）支气管动脉–肺动脉分流征：肿瘤侵犯肺动脉，引起支气管动脉和肺动脉之间的异常通道，使造影剂进入肺动脉分支而显影。在腺癌中较多见。

　　（5）静脉早期引流：由于肿瘤侵犯，支气管动脉和肺静脉之间形成异常通道，癌组织内血流增速，使静脉在动脉期即分流显影。以腺癌较多见，其次为小细胞癌。

（6）肿瘤染色：不同组织类型的肺癌有不同影像的肿瘤染色，鳞癌的肿瘤染色呈地图样改变，即在颗粒状浓密阴影中夹杂有不规则的透明区，可能与未侵犯的肺组织被包容其中或坏死的肿瘤组织有关；腺癌的肿瘤染色呈均匀的浓密阴影，使肿瘤的轮廓清晰；小细胞癌和大细胞癌的肿瘤染色阴影不规则，因其杂有大小不等的颗粒状影而呈斑驳状。

（7）当肿瘤有肺门或纵隔淋巴结转移时，转移的淋巴结中可见肿瘤血管，有造影剂聚集和血管包绕征象。

6. 支气管动脉灌注化疗（BAI）

参考全身化疗的方案，推荐以铂类加用吉西他滨或者紫杉醇类等为主的二联疗法，推荐用量不超过静脉化疗总量的三分之二。药物稀释后经动脉缓慢推注，也可利用动脉泵经导管维持滴注 1~2h。如患者总体状况较差，可酌情减少化疗药物的用量。

7. 支气管动脉栓塞（BAE）

透视下经导管将栓塞颗粒和造影剂混合液或液态栓塞剂（碘化油也可与化疗药物混合）缓慢推注入支气管动脉（肿瘤供血动脉），流速明显减慢时即可停止，避免反流。应完全栓塞粗大供血丰富的肿瘤供血动脉；出现支气管动脉－肺动脉、肺静脉瘘或气管瘘一定要完全栓塞。若术中造影出现脊髓营养动脉和头颈部交通支，应用微导管进行超选择避开这些分支后再进行栓塞，如无法避开就停止栓塞。肿瘤供血动脉主干可采用弹簧圈进行栓塞。栓塞后进行血管造影检测栓塞效果。

栓塞后肿瘤供血动脉再现，可能是原有病变血管未完全栓塞；存在未被栓塞的多支支气管动脉供血；原有病变进展，出现新生血管或侧支循环形成。恶性肿瘤进展时，肿瘤组织会破坏其周围与之相邻的体、肺循环动脉，可以重复栓塞。

（六）疗效评价标准

目前广泛采用的是 RECIST 评价方法，这个是在 WHO 评估标准基础上改进的，国际公认的新的实体瘤疗效评价标准。通常用 CR、PR、SD、PD 对治疗效果进行评价。CR 表示完全缓解，PR 表示部分缓解，SD 表示病情稳定，PD 表示病情进展。

CR：所有靶病灶消失，无新病灶出现，且肿瘤标志物正常，至少维持 4 周。

PR：靶病灶最大径之和减少≥30%，至少维持4周。

SD：靶病灶最大径之和缩小未达PR，或增大未达PD。

PD：靶病灶最大径之和增加≥20%，或出现新病灶。

（七）并发症及注意事项

1. 脊髓损伤

脊髓损伤是支气管动脉化疗和栓塞治疗中较为多发且比较严重的并发症。

引起脊髓损伤的主要原因有：①支气管动脉主干被栓塞后同源的根髓动脉血流被阻断，引起脊髓缺血受损；②高浓度造影剂进入脊髓前动脉，引起脊髓毒性损伤；③插管时导管对动脉内膜的机械损伤和化疗药物对动脉内膜的刺激损伤引起内膜血栓，管腔狭窄，脊髓供血不足；④支气管动脉插管时间长，根髓动脉血流长时间被阻断，引起脊髓短暂缺血等。

预防脊髓损伤的措施：①使用低浓度造影剂及低毒性造影剂，造影时尽量减少造影剂使用量；②行栓塞治疗时应避开所有与之共干的非支气管动脉血管，可使用微导管插管，行末梢靶血管栓塞以避免栓塞剂的反流和非支气管动脉的连带栓塞而损伤脊髓供血血管；③插管操作时动作轻柔，注射药物或栓塞剂时用力均匀、速度缓慢，以减少操作时对支气管动脉内膜的机械损伤；④栓塞剂以固体材料为佳，明胶海绵的可靠性、安全性最好，液态碘化油做栓塞时，因注入过程中液体易产生反流，可引起毗邻非目标血管的栓塞，继而发生脊髓的缺血性损伤。

2. 异位栓塞

异位栓塞是指栓塞物质脱离支气管动脉靶血管反流进入主动脉内，造成远处非目标血管的异位栓塞。被栓塞小动脉供血区局部组织发生缺血性疼痛，波动减弱，甚至消失，如行血管造影可发现被阻塞血管变细或中断。由于支气管动脉发育细小，导管先端进入支气管动脉内深度不够，当注入一些栓塞颗粒栓塞后，导管头固定松弛引起栓塞颗粒脱离支气管动脉，反流进入主动脉系统，引起脏器、盆腔及肢体小动脉血管栓塞；另外由于患者栓塞过程中躁动不安，大幅度的体位移动也可使导管脱出支气管动脉管腔。

预防措施：①把握栓塞导管插管深度，必要时用微导管进行超选择插管；②注射栓塞物时施力均匀，避免动作过大引起导管先端滑出靶血管，同时应造影观察栓塞程度，防止盲目过度栓塞造成栓塞物的外溢；③对配合不好及躁动不安的患者应提前使用足量镇静剂安静患者。

3. 肺梗死

肺梗死是指肺栓塞患者出现咳嗽、剧烈胸痛、呼吸困难。发生机制：病变肺内存在较大的支气管动脉与肺动脉异常交通，栓塞剂通过异常交通进入肺动脉内，引起肺动脉栓塞，而造成肺梗死。预防措施：当造影时见有丰富粗大的异常支气管–肺动脉交通时禁用液态栓塞剂栓塞；慎用小栓塞颗粒，以较粗大的明胶海绵颗粒栓塞为宜。

4. 肋间动脉的缺血性胸部疼痛

主要症状有低热、胸闷、恶心和肋间部痉挛及烧灼性疼痛等，经对症处理一般不会有严重的后遗症。一般症状都在一周之内缓解消失。预防措施：选择支气管动脉插管时避开共干的肋间动脉，避免肋间动脉缺血。

5. 化疗药物对组织的损伤

由于化疗药的化学毒性，支气管动脉化疗灌注时脊髓损伤和气管、支气管、食道损伤的可能性远高于单纯的栓塞。另外，行乳内动脉和肋间动脉化疗灌注时，还可能出现皮肤坏死。因此，应充分稀释化疗药并缓慢灌注，多运用微导管技术和保护性栓塞技术。

（八）典型病例

1. 病例 1

患者，男，82 岁，CT 显示左侧肺门近位性病变，穿刺活检鳞癌。行支气管动脉化疗栓塞。造影显示：左支气管动脉参与肿瘤供血。图 6-3-1-1 为栓塞前后影像表现。

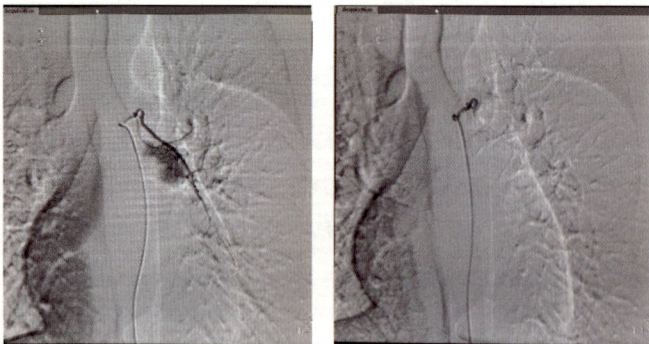

（左）左侧支气管动脉造影，可见肿瘤血管及肿瘤染色；（右）栓塞后造影，左侧支气管动脉闭塞，肿瘤血管、肿瘤染色消失。

图 6-3-1-1　栓塞前后影像表现

2. 病例 2

患者，男，73 岁，CT 显示左侧肺门占位性病变，气管镜穿刺活检鳞癌。行支气管动脉化疗栓塞。造影显示：支气管动脉左右共干，左侧参与肿瘤供血。图 6-3-1-2 为栓塞前后影像表现。

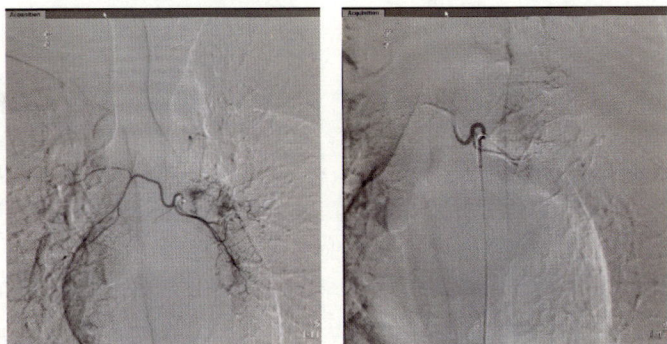

（左）支气管动脉造影，可见左右支气管动脉共干，左侧支气管动脉发出肿瘤血管，并见肿瘤染色；（右）栓塞后造影，两侧支气管动脉闭塞，左侧肿瘤血管、肿瘤染色消失。

图 6-3-1-2 栓塞前后影像表现

3. 病例 3

患者，男，84 岁，CT 显示右肺下叶内基地段占位性病变，穿刺活检腺癌。行支气管动脉化疗栓塞。造影显示：支气管动脉与肋间动脉共干并有颈部分支。图 6-3-1-3 为微导管超选择栓塞支气管动脉，栓塞前后影像表现。

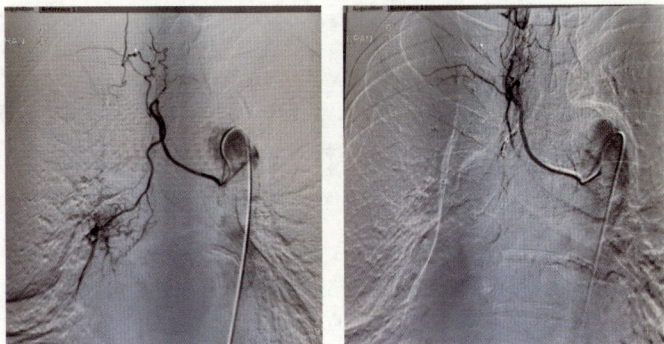

（左）造影显示右侧支气管动脉与肋间动脉共干，右侧支气管可见肿瘤血管及肿瘤染色；（右）微导管超选择栓塞支气管动脉术后造影，右侧支气管动脉闭塞，肿瘤血管、肿瘤染色消失，肋间动脉未受影响。

图 6-3-1-3 栓塞前后影像表现

4. 病例 4

患者，女，69 岁，CT 显示右侧肺门占位性病变，穿刺活检鳞癌。行支气管动脉化疗栓塞。造影显示：单一从胸主动脉发出的肿瘤供血动脉。图 6-3-1-4 为栓塞前后影像表现。

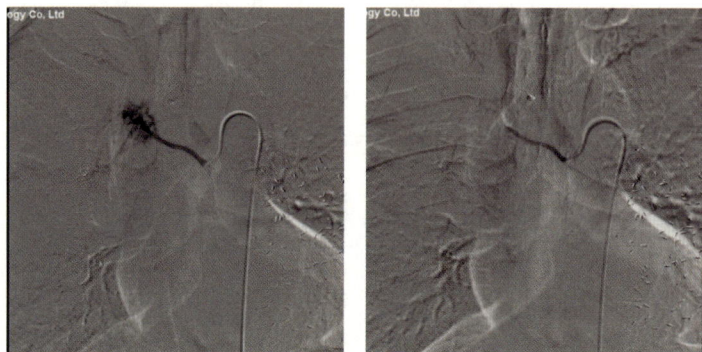

（左）造影显示胸主动脉单独发出肿瘤供血动脉，可见肿瘤血管及肿瘤染色；（右）栓塞后造影，肿瘤供血动脉闭塞，肿瘤染色消失。

图 6-3-1-4　栓塞前后影像表现

5. 病例 5

患者，女，77 岁，CT 显示左侧肺上叶占位性病变，穿刺活检腺癌，大咯血。行支气管动脉化疗栓塞。造影显示：肿瘤引起支气管动脉 – 支气管瘘。图 6-3-1-5 为栓塞前后影像表现。

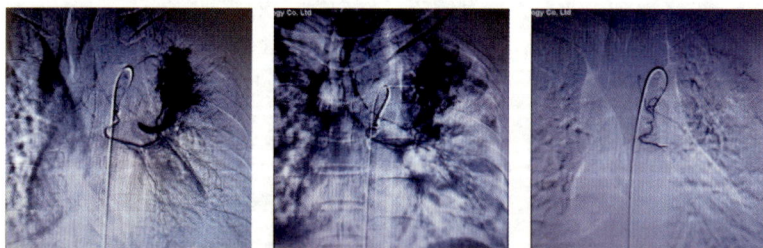

（左）左侧支气管动脉造影显示可见肿瘤血管及肿瘤染色，并见造影剂直接进入支气管 – 气管支气管动脉瘘；（中）可见支气管显影；（右）栓塞后造影支气管动脉闭塞，肿瘤血管、肿瘤染色及瘘消失。

图 6-3-1-5　栓塞前后影像表现

（九）疗法优势

肺癌支气管动脉灌注化疗是将药物直接灌注到支气管动脉，此种治疗方式能提高药物的有效浓度，还可经过肺循环持续性地发挥化疗作用，但是有研究表明，此种治疗方式的完全缓解率较低，患者死亡率较高。肺癌极易出现早期转移，肿瘤组织会通过淋巴细胞、血液、局部浸润、种植等多种途径进行转移。为了有效提高对肺癌患者的治疗效果，近年来对肺癌患者实施支气管动脉灌注化疗联合栓塞化疗，经支气管动脉灌注的药物既可以作用于局部原发性肿块，还可以通过冲击化疗参与到再循环过程中，对肺癌患者实施支气管动脉灌注化疗联合栓塞有着双重治疗作用，同时实现了局部治疗和全身治疗。与静脉化疗比较，此种动脉灌注化疗有效地减少了药物与血浆蛋白的结合，药物生物活性的利用度明显增加。由于支气管动脉属于主动脉上的分支，如果单纯进行支气管动脉灌注化疗，药物会随着动脉的血流出现流失，血药浓度降低，药物的作用时间明显缩短，但是联合应用支气管动脉栓塞或部分栓塞化疗，则能够有效阻断肿瘤血供，延长药物的作用时间，提升药物浓度，使肿瘤组织出现缺血性坏死，有效地控制原发病灶的进展。

对于肺癌患者，只有早期手术才可以达到临床治愈的目的，但很多患者在明确诊断时已为晚期或远处转移。单纯进行全身化疗及局部放射治疗虽可暂时缓解症状，但不能有效提高生存期，且不良反应大，患者往往难以耐受治疗，生存质量受到严重影响。随着医学研究和医疗器材的进步，介入放射学治疗方法在多学科个体化综合治疗中的地位趋显重要，愈加应当受到从事肺癌治疗的临床医生们的广泛重视。正确选择应用各种介入治疗方法，将会切实地帮助中晚期肺癌患者迅速有效地改善生存质量，有助于延长患者的生存期。

扫码查阅参考文献

第七章 肺癌并发症的中医外治

第一节 恶性胸腔积液

恶性胸腔积液（malignant pleural effusion，MPE）是晚期癌症患者常见的并发症之一，其中肺癌转移后形成的胸腔积液最为常见（约占30%）。根据第八版 AJCC 分期标准，肺癌转移到胸膜出现胸腔积液，在 TNM 分期系统中被定义为 M_{1a}（ⅣA 期）。一般情况下，肺癌所致 MPE 患者的平均生存期为 4~7 个月，预后不良。肺癌肿块阻塞壁层胸膜的血管和淋巴管，或肿瘤转移至纵隔淋巴结，导致胸腔积液吸收受阻，又或是肿瘤直接侵犯胸膜使胸膜通透性增加，均是 MPE 的主要产生机制。MPE 患者的典型症状包括呼吸困难、咳嗽气喘、胸闷胸痛和血性胸腔积液等，除典型症状表现外，部分患者还可伴有咯血、发热、声音嘶哑等，患者的症状轻重与积液的量有关。MPE 主要通过影像学检查（X 线平片、CT 等）、胸腔穿刺脱落细胞学检查等方法进行诊断。

一、临床表现

MPE 的诊断参照由中国恶性胸腔积液诊断与治疗专家共识组制定的《恶性胸腔积液诊断与治疗专家共识》（2014 版），主要诊断要点如下。

（1）临床表现：临床表现可作为诊断 MPE 的重要线索，呼吸困难是 MPE 患者最为常见的临床症状，另外常伴有体重减轻、乏力、食欲减退等全身症状，晚期可出现恶病质。

（2）影像学检查：一般通过胸部 X 线检查可发现中量至大量胸水，多数患者胸水量在 500~2000ml，其中约 10% 的患者表现为大量胸水。CT、超声等检查亦可作为 MPE 患者的影像学检查手段。

（3）诊断性胸腔穿刺术：通过胸腔穿刺术可对患者胸水性质进行检查，一般包括有核细胞计数和分类、总蛋白、葡萄糖、乳酸脱氢酶及肿瘤细胞学等。一些肿瘤标志物，如癌胚抗原、细胞角蛋白片段 21-1、糖类抗原等同样有助于 MPE 的诊断。

（4）闭式胸膜活检术：对于 CT 发现胸膜异常者，建议行经皮闭式胸膜活检，本检查对 MPE 诊断的敏感性低于细胞学检查。

（5）内科胸腔镜检查术：主要用于不明原因渗出性胸腔积液的鉴别诊断。

（6）外科活检术：经内科胸腔镜检查后难以确诊的患者，可考虑行外科活检术，包括胸腔镜或开胸两种方式。

（7）支气管检查术：当怀疑存在肺内占位、出血、肺膨胀不全、支气管黏膜病变或大量胸水无纵隔移位时应行支气管检查术。

通过上述检查在胸水细胞沉淀中找到恶性细胞，或在胸膜活检组织中找到恶性肿瘤的病理变化为确定 MPE 诊断的"金标准"。

二、辨证分型

根据 MPE 的临床表现可将其归属于中医"痰饮"中"悬饮"范畴，为水液代谢异常疾病。《金匮要略·痰饮咳嗽病脉证并治》篇曰："饮后水流在胁下，咳唾引痛，谓之悬饮。"说明悬饮特指的是水饮停于胁下的疾病，这与 MPE 的主要临床表现相似。中医认为痰饮类疾病多属阳虚阴盛，肺、脾、肾三脏与人体水液代谢密切相关，肺脾肾气化失调、阳气不足是本病发生的病理基础。对于肿瘤患者，癌毒盘踞体内日久，可导致肺、脾、肾功能失调，阳气虚衰，气化失司，水湿不化，则易留于体内空腔或位置低下之处，故本病多表现为本虚标实。肺癌是 MPE 形成的主要原因，肺癌之疾，肺气最先受损，宣降失调，气机不畅，气滞痰凝，则脉络壅塞，继而累及脾肾，水液运化失调，形成胸腔积液。根据本病的病因病机及临床表现，MPE 的常见中医证候有以下几种。

（1）饮停胸胁证：多见于悬饮早期，以实证为主，病理改变为癌毒犯肺，肺失肃降，脾失运化，肾失温煦，导致三焦水道不利，水液停聚胸胁。症见胸闷、气短、干咳，常伴有胸胁疼痛，呼吸或转侧时加重，活动后气短或喘憋，舌淡红，苔白微腻，脉弦滑。

（2）瘀水互结证：多见于悬饮中期，饮停胸胁则气机阻滞，气滞久虚，气虚日久则血不行，可出现血瘀水停、瘀水互结之证。症见胸闷、疼痛，有刺激性呛咳，口唇青紫，舌暗苔腻，脉弦滑而数。

（3）脾虚水停证：癌毒盘踞日久，脾气虚损，中阳不足，水液运化不及，则可加重悬饮程度。症见面色萎黄，神疲乏力，胸闷气短，咳嗽痰少，纳呆，大便溏，舌淡苔白，脉细弱。

（4）脾肾阳虚证：多见于悬饮晚期，癌毒炽盛，脾肾阳虚，气化失司，水液运化失调。症见神疲乏力明显，畏寒怕冷，胸闷，动则喘憋，呕吐清水痰涎，小便不利，大便溏，舌淡苔白腻，脉细弱。

三、外治方法

西医对于 MPE 的治疗以胸腔穿刺抽液和药物灌注为主。胸腔穿刺抽取积液虽可在短时间内缓解患者症状，但容易反复，而且容易发生低血压、电解质紊乱、低蛋白血症等。药物胸腔灌注不良反应明显，容易引起发热、胸痛、胃肠道反应等，晚期患者常不能耐受治疗。中医治疗痰饮类疾病多遵从"温药以和之"的原则，肿瘤疾病常见的痰、瘀、毒、饮等病理因素多性属阴，应用温药既能温化散结、行气利水，又能温阳补虚。故中医治疗 MPE 多以温阳利水为主，常结合攻逐水饮之法。中医外治更是能作为西医治疗的较好补充，中医外治 MPE 具有简便易行、不良反应小、无创伤等特点，同时还能避免口服药物带来的消化道不良反应，尤其适用于晚期食欲差、脾胃功能弱的肿瘤患者。

（一）中药外敷

1. 抗癌消水膏（中日友好医院）

【组成】黄芪、桂枝、莪术、牵牛子、泽泻、冰片等。

【功效】益气消饮，温阳化瘀。

【用法】称取上述单味中药配方颗粒各 5g，用量筒量取常温自来水 7ml，将中药搅拌为糊状，另称取 10g 冰片，将其与 75% 医用乙醇充分溶解后，吸取 2ml 冰片溶液与中药混合，用玻璃棒充分搅拌并调成膏状。使用时，取抗癌消水膏约 15g，均匀涂抹于无纺膏药布内，厚度约 5mm，将药布贴于胸腔积液体表的投射区域。每天换药 1 次，2 周 1 个疗程。

【出处】贾立群，李佩文，谭煌英，等. 抗癌消水膏治疗恶性胸腔积液的临床研究［J］. 北京中医药大学学报，2002（4）：63-65.

2. 消水散（石家庄市中医院）

【组成】葶苈子 20g，甘遂 5g，大戟 5g，肉桂 5g，干姜 10g，桂枝 10g，白芥子 10g，莪术 10g，冰片 5g，黄芪 60g，茯苓 30g。

【功效】泻肺逐饮，利水平喘，扶助正气。

【用法】洗净患者胸壁，将上药研粉加蜂蜜外敷于胸部，用保鲜膜覆盖，外盖纱布，胶布固定，每天更换 1 次。每周使用 5 天，休息 2 天，连用 4 周。

【出处】霍志刚，武纪生，魏玉芳，等. 消水散外敷改善恶性胸腔积液患者生活质量的临床观察［J］. 环球中医药，2013，6（8）：615-617.

3. 悬饮贴膏（河北省辛集市中医院）

【组成】甘遂 15g，大戟 15g，葶苈子 20g，半夏 30g，胆南星 30g，白芷 30g，白芥子 30g，鸦胆子 10g，吴茱萸 30g，延胡索 25g，肉桂 30g，干姜 30g，胡椒 20 粒，五倍子 15g，香油 500g，铅丹 195g。

【功效】温阳利水，抗癌解毒。

【用法】按照传统工艺制为药膏后外敷于患处皮肤，10 天更换 1 次，1 个月为 1 个疗程。

【出处】刁哲欣，胡永进，刘进满. 悬饮贴膏外敷佐治恶性胸腔积液 36 例观察［J］. 河北中医药学报，2012，27（2）：24.

4. 自制中药油膏（江苏省高邮市中医院）

【组成】甘遂、大戟、芫花各 30g，葶苈子、桃仁、川芎、金荞麦各 150g，山慈菇 300g，生大黄 200g。

【功效】通络逐水，抗癌解毒。

【用法】将上述药物浓煎成 500ml 左右，以一定比例的凡士林收膏，外敷于患者胸腔积液的外侧胸壁，3 天后揭掉，停 1 天后再贴，1 个月为 1 个疗程。

【出处】吴孝田. 中药油膏外敷辅佐治疗恶性胸腔积液 38 例［J］. 陕西中医，2006（5）：546-547.

5. 自制中药外敷方（秦皇岛市中医医院）

【组成】生黄芪 15g，乌药 15g，蛇莓 15g，茯苓皮 15g，桑白皮 15g，生姜皮 15g，桂枝 12g，葶苈子 15g，大戟 2g，冰片 5g，硼砂 5g。

【功效】温化散结，利水蠲饮。

【用法】取上述药物的浓缩颗粒制剂，加入适量水调成糊状敷于局部胸壁处，每天换药 1 次，2 周为 1 个疗程。

【出处】何宁一，洪月光. 中西医结合三位一体治疗恶性胸腔积液疗效观察［J］. 四川中医，2015，33（5）：96-97.

6. 自制中药外敷方（四川省自贡市第二人民医院）

【组成】老鹳草 40g，黄芪 60g，桂枝 40g，莪术 40g，冰片 10g，牵牛子 40g，槟榔 40g，葶苈子 40g，泽泻 40g，车前子 40g，桑白皮 40g，薏苡仁 60g。

【功效】益气化饮，温阳化瘀。

【用法】将上述药物加工成粉末取 50g，与芝麻油、醋、蜂蜜、黄酒等混合均匀，均匀涂布于约 9cm×12cm 的无菌纱布内，厚度约为 5mm。将上述纱布贴于恶性积液患侧在体表的投射区域，轻压边缘使其与患者皮肤充分贴紧，根据胸腹腔积液的分度标准，少量胸、腹腔积液贴 1 贴，中量或者大量胸腹腔积液根据情况贴 2~4 贴，每次持续贴敷 6~8h，每天换药 1 次，15 天为 1 个疗程。

【出处】蓝轶. 自拟中药方剂外敷治疗恶性胸腔积液临床疗效观察［J］. 临床合理用药杂志，2019，12（25）：45–46.

7. 消积逐水方（营口市中医院）

【组成】甘遂 3g，肉桂 10g，干姜 15g，大腹皮 15g，三棱 15g，莪术 12g，厚朴 12g，桃仁 10g，红花 20g。

【功效】扶助正气，利水平喘，泻肺逐饮。

【用法】将上述药物研粉加蜂蜜外敷在患者的胸部，然后使用保鲜膜进行覆盖，外盖纱布，并使用胶布进行固定，每天更换 1 次。每周外敷 5 天，间隔 2 天，连续外敷 4 周。

【出处】刘宝义. 消积逐水方外敷治疗恶性胸腔积液的临床疗效观察［J］. 中国医药指南，2019，17（6）：162.

8. 温阳逐水方（成都中医药大学附属医院）

【组成】黄芪 60g，白术 30g，桂枝 20g，干姜 20g，葶苈子 15g，甘遂 5g，椒目 15g，龙葵 15g。

【功效】温阳逐水，抗癌解毒。

【用法】将上述药物研末，每次 50~100g 调和适量新鲜鸡蛋清，外敷患侧胸壁。每天一换，连续外敷 4 周。

【出处】熊绍权，李亚玲，杨扬，等. 温阳逐水方外敷联合顺铂腔内灌注治疗恶性胸水的临床研究［J］. 辽宁中医杂志，2019，46（1）：90–92.

（二）穴位贴敷

十枣汤加减制膏穴位贴敷（上海中医药大学附属岳阳医院）

【组成】白芷、大黄、枳实、山豆根、石打穿、石菖蒲、甘遂、大戟、芫花、薄荷等。

【选穴】肺俞、膏肓（图7-1-3-1）。

【功效】泻水逐饮。

【用法】将白芷、大黄、枳实等研磨成粉末，再以石菖蒲、大戟、芫花等煎成浓汁，混合调成膏状外敷于肺俞或膏肓穴。每天外敷1次，每次2~4h，外敷2天停用1天。

【出处】张亚声. 中药外敷治疗恶性胸水50例［J］. 中医杂志,1993(9):545-546+516.

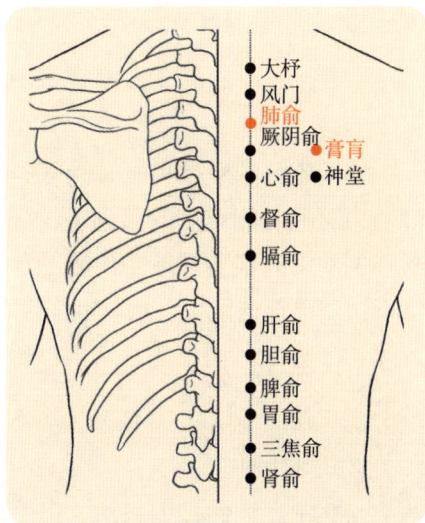

图7-1-3-1　肺俞、膏肓

第二节　癌性疼痛

癌性疼痛主要是指因肿瘤细胞直接或间接浸润、转移及压迫相关组织，或因抗肿瘤治疗引起的疼痛，常表现为慢性疼痛，是恶性肿瘤最常见的相关症状之一，也是影响肿瘤患者生活质量的主要原因。恶性肿瘤患者中约有25%的初诊患者和60%~80%的晚期肿瘤患者发生不同程度的疼痛，其中约1/3的患者为重度疼痛。肺癌作为全国乃至全球发病率最高的恶性肿瘤，约90%的晚期肺癌患者发生癌性疼痛，且癌性疼痛的严重程度和高剂量阿片类药物的使用是晚期肺癌患者的不良预后因素。肺癌患者临床常见的疼痛部位有胸痛、骨痛、肌筋膜痛等，其中胸痛包括胸壁疼痛、胸膜综合征、肋骨转移、肺上沟瘤、恶性臂丛神经病变、开胸术后疼痛综合征等。癌性疼痛主要是由伤害感受性和神经病理性两种机制产生，伤害感受性是疼痛由躯体和内脏结构遭受伤害并最终激活伤害感受器引起的，其可分为躯体痛和内脏痛。而神经病理性疼痛是由外周或中枢神经系统遭受伤害导致的，常表现为烧灼样、刀割样或电击样疼痛。癌性疼痛的治疗方法中，目前被广泛接受的是WHO 提出的三阶梯疼痛治疗方案，三阶梯止痛疗法对于大多数疼痛具有较好的镇痛作用，但同时也存在因长期使用阿片类药物而导致的便秘、恶心、呼吸抑制等不良反应，这些往往是导致癌痛治疗效果不佳的重要原因。

一、临床表现

癌性疼痛的发生机制较为复杂，目前尚无明确的诊断标准，一般是在确诊罹患恶性肿瘤疾病的基础上，根据临床症状、既往病史等即可进行临床诊断。癌性疼痛疾病管理中疼痛的评估显得尤为重要，癌痛评估是合理、有效进行止痛治疗的前提。根据我国国家卫生健康委员会于 2018 年制定的《癌症疼痛诊疗规范》提出的"常规、量化、全面、动态"原则，癌痛评估应注意以下几点。

1. 常规评估

癌痛常规评估是指医护人员主动询问癌症患者有无疼痛，常规性评估疼痛病情，并且及时进行相应的病历记录。进行疼痛常规评估时应当注意鉴别疼痛暴发性发作的原因。

2. 量化评估

癌痛量化评估是指将患者疼痛的主观感受程度进行量化，常用的量化方法包括：数字分级法（NRS）、面部表情疼痛评分量表法、主诉疼痛程度分级法（VRS）。

（1）数字分级法（NRS）：使用《疼痛程度数字评估量表》对患者疼痛程度进行评估，数字 0~10 分别表示不同程度的疼痛，0 表示无疼痛，10 表示能够想象的最剧烈疼痛（图 7-2-1-1）。在医生的协助下由患者选择一个最能代表自身疼痛程度的数字，按照疼痛对应的数字，将疼痛程度分为轻度疼痛（1~3）、中度疼痛（4~6）、重度疼痛（7~10）。

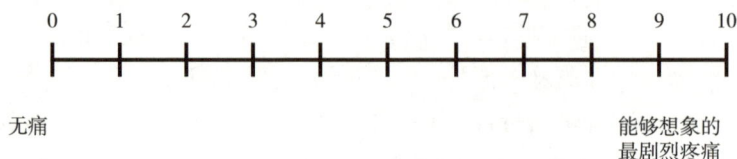

图 7-2-1-1 疼痛程度数字评估量表

（2）面部表情疼痛评分量表法：由医护人员根据患者疼痛时的面部表情状态，对照《面部表情疼痛评分量表》进行评估。

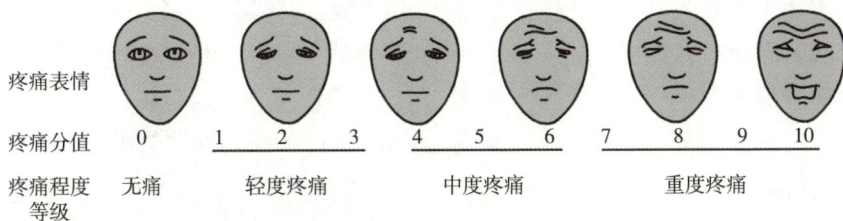

图 7-2-1-2　面部表情疼痛评分量表

（3）主诉疼痛程度分级法（VRS）：主要是根据患者对疼痛的主诉，将疼痛程度分为轻度、中度、重度 3 类。

表 7-2-1-1　主诉疼痛程度分级表

疼痛程度	临床表现
轻度	有疼痛，但可忍受，生活正常，睡眠未受到干扰
中度	疼痛明显，不能忍受，要求服用镇痛药物，睡眠受到干扰
重度	疼痛剧烈，不能忍受，需用镇痛药物，睡眠受到严重干扰，可伴有自主神经功能紊乱或被动体位

3. 全面评估

癌痛全面评估是指对癌症患者的疼痛及相关病情进行全面评估，包括疼痛病因和类型（躯体性、内脏性或神经病理性）、疼痛发作情况（疼痛的部位、性质、程度、加重或减轻的因素）、止痛治疗情况、重要器官功能情况、心理精神情况、家庭及社会支持情况及既往史（如精神病史，药物滥用史）等。临床通常使用《简明疼痛评估量表（BFI）》对患者进行全面癌痛评估。

4. 动态评估

癌痛动态评估是指持续、动态地监测、评估癌痛患者的疼痛症状及变化情况。动态评估对于药物止痛治疗中的剂量滴定尤为重要，在止痛治疗期间，应当及时记录用药种类、剂量滴定、疼痛程度及病情变化。

二、辨证分型

中医经典医籍中早有针对癌性疼痛的描述，如《素问·玉机真脏论篇》

中"大骨枯槁，大肉陷下，胸中气满，喘息不便，内痛引肩项"，与晚期肺癌患者癌痛的症状相似。《备急千金要方》中"食噎者，食无多少，唯胸中苦塞，常痛不得喘息"，则是对食管癌疼痛的描述。《外科正宗》中"深者如岩穴，高者若泛莲，疼痛连心"，则与乳腺癌疼痛的症状相似。癌性疼痛可归属于中医"痛证"范畴，中医认为疼痛类疾病可分为"不通则痛"与"不荣则痛"两大类，即实痛和虚痛。本病发展的性质与肿瘤疾病本身的进程密切相关，在肿瘤早期和中期疼痛以实痛为主，晚期则以虚实夹杂为特点。后世医家在古代医家对疼痛的认识基础上，进一步对本病有了更深的认识，多数医家认为，癌痛实痛主要责之于寒凝、热毒、痰湿、瘀血、气滞等，往往多种病理因素相兼为患，而虚痛主要责之于阳气亏虚、阴血不足。根据中医对本病病因病机的认识，可将本病分为以下几种证型。

（1）风寒客邪证：本证患者疼痛多表现为窜痛，痛无定处，得温缓解，遇寒加剧，兼见畏寒、无汗，舌质暗淡，舌苔薄白，脉紧。

（2）毒邪蕴结证：本证患者疼痛多表现为持续性疼痛，肿块坚硬不移，拒按，舌质青紫色黯，苔白或黄，脉弦。

（3）气滞不通证：本证患者疼痛多表现为胀痛、窜痛或放射痛，疼痛与情绪变化相关，时缓时急，部位易变，患者往往精神抑郁，或易激动，常伴有胸闷气短、脘腹满闷、嗳气、食少纳呆、善太息、恶心呕吐等全身症状，舌淡暗，苔白，脉弦。

（4）血瘀经络证：本证患者疼痛多表现为刺痛，痛势急迫难忍，痛有定处，拒按，按时发作，持续时间较长，兼见形体消瘦、唇暗面黑、皮肤甲错或有瘀点，或伴吐血、衄血、便血等症状，舌质紫暗，多有瘀斑、瘀点，舌下脉络粗暗屈曲，脉以涩为主，或伴弦、芤之象。

（5）阳虚寒凝证：本证患者疼痛多为隐痛，绵绵作痛，或缓或急，常有冷感，痛有定处，得温痛减，或喜按，遇寒骤痛，兼见面色苍白、形寒神怯、四肢不温、大便溏薄等全身症状，舌质淡暗，舌体胖大或有齿痕，苔白水滑，脉迟缓或脉沉弦细。

（6）阴液干涸证：本证患者疼痛为烧灼样痛，多为中等程度疼痛，持续疼痛，唇干舌燥，皮肤干燥，消瘦乏力，舌暗红，无苔而干燥少津，脉细弱。

三、外治方法

西医学对癌痛的治疗主要以口服阿片类药物为主，但是阿片类药物的消化道、中枢性不良反应使其临床应用受到一定限制，同时该类药物也存在剂量依赖性。近年来，中医药在缓解癌痛治疗上显现出一定疗效，尤其是中医外治方法具有作用迅速、使用安全、不良反应小等优势，为癌痛的治疗提供了更为丰富的治疗策略。

（一）中药外敷

1. 镇痛膏（北京中医药大学东直门医院）

【组成】川草乌、细辛、川椒、乳香、没药、丹参、急性子、姜黄、丁香、延胡索、冰片等。

【功效】温通行气，活血止痛。

【用法】治疗时先清洁疼痛处皮肤，根据疼痛范围选用适宜剂量的镇痛膏，膏药厚度约为 0.1cm，膏药外覆盖无纺纱布固定，每 24h 更换 1 次。

【出处】李忠. 中药镇痛膏外用治疗癌性疼痛的临床观察 [J]. 北京中医药大学学报，1999（1）：67-68.

2. 外敷止痛膏（河北省黄骅市人民医院）

【组成】生草乌头 100g，生天南星 100g，附子 100g，生半夏 100g，蟾酥 60g，莪术 60g，三棱 60g，细辛 60g，雄黄 50g，全蝎 40g，壁虎 40g，黄药子 40g，蜈蚣 40g，水蛭 40g，白芥子 30g，斑蝥 10g。

【功效】温散寒邪，止痛抗癌。

【用法】上述药物另加适量冰片，粉碎烘干，过 200 目筛。取药末 10g，用蜂蜜或陈醋调成膏状，以背俞穴平行的脊椎为中点，贴成横长 16cm、竖宽 8cm 的长方形，厚约 0.2cm，敷盖纱布，在纱布上再敷盖一层塑料薄膜，用透气胶布固定。还可将膏药敷于疼痛的体表局部，每 1~2 天换药 1 次。肺癌、鼻咽癌取肺俞，肝癌、乳腺癌取肝俞，胃癌取胃俞，前列腺癌取肾俞（图 7-2-3-1）。

【出处】冯海英，刘建军，吴淑霞，等. 外敷止痛膏联合硫酸吗啡缓释片

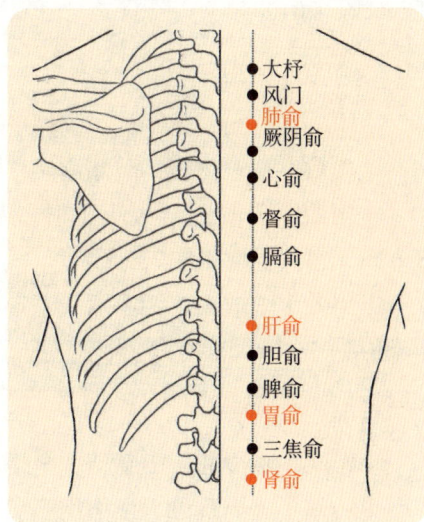

图 7-2-3-1　肺俞、肝俞、胃俞、肾俞

对癌症患者疼痛及生活质量的影响［J］. 云南中医学院学报，2015，38（6）：57-60.

3. 四黄水蜜（广东省中医院）

【组成】黄连、黄柏、黄芩、大黄、乳香、没药等。

【功效】清热解毒，消炎止痛。

【用法】将备好的中药四黄散（黄连、黄柏、黄芩、大黄）用适量蜂蜜调匀至糊状，外敷并充分覆盖疼痛部位，局部以纱块覆盖，包扎固定，敷药时间＞30min。如在敷药过程中出现局部红肿、瘙痒、皮疹等不适反应，即刻停药。

【出处】曲鑫，胡赟，瞿燕春，等. 中药四黄水蜜外敷治疗癌性暴发痛45例临床观察［J］. 中医临床研究，2014，6（19）：9-10.

4. 痛块消乳膏（中日友好医院）

【组成】延胡索、乌药、姜黄、自然铜、白芥子、冰片等。

【功效】温经通络，活血止痛。

【用法】将痛块消乳膏均匀涂于癌痛相应的体表部位，按照5cm×5cm给药，每次10~15g，用纱布覆盖固定。每24h换药一次。如用药部位出现局部瘙痒、发红、皮疹等过敏反应立即停药观察或请医生处理。

【出处】范青. 痛块消乳膏外治癌性躯体痛的临床研究［D］. 北京中医药大学，2012.

5. 见肿消巴布剂（湖北省中医院）

【组成】三七、见肿消、阿魏、丁香、全蝎、细辛、延胡索等。

【功效】理气化痰，散寒逐瘀，通络止痛。

【用法】选取适合大小见肿消巴布剂敷贴于疼痛部位体表，敷贴时间8~12h，每天更换1次。

【出处】李成银，罗秀丽，王琦苑，等. 见肿消巴布剂治疗癌性疼痛的临床研究［J］. 湖北中医药大学学报，2016，18（3）：87-89.

6. 止痛凝膏（中国人民解放军第二军医大学长征医院）

【组成】威灵仙、山慈菇、全蝎、蜈蚣、七叶一枝花、天南星、半夏等。

【功效】清热解毒，通络止痛。

【用法】将上述药物浸泡于75%乙醇12天，待乙醇完全挥发后，再将凡士林融化后加入药物中，搅匀至凉备用。使用时，常规消毒穴位局部皮肤，将膏药涂抹于疾病对应穴位及疼痛的局部体表。每12h换药1次，10天为1个疗程。

【出处】陈天池，秦志丰，俞珊. 止痛凝膏治疗癌性疼痛48例临床观察［J］. 中国中医药信息杂志，2006（9）：73.

7. 速效止痛膏（辽宁中医药大学附属医院）

【组成】马钱子、制川乌、蟾酥、冰片等。

【功效】活血化瘀，通络止痛。

【用法】使用前先以温水清洁疼痛局部皮肤，每天每个部位一贴，每隔10h休息2h，然后再次贴用。7天为1个疗程。因马钱子、川乌等药对皮肤有刺激性，故在配制过程中应注意剂量和方法。

【出处】齐创. 速效止痛膏治疗及联合吗啡治疗癌症疼痛的临床研究［D］. 辽宁中医药大学，2012.

8. 冰虫止痛膏（北京中医药大学东方医院）

【组成】丁香10g，细辛5g，乳香15g，没药15g，血竭15g，全蝎10g，生半夏10g，干蟾皮8g，穿山甲10g，大黄10g，芒硝20g，冰片1g。

【功效】活血解毒，通络止痛。

【用法】以上药物除冰片外制成配方颗粒剂，后加入冰片1g、蜂蜜3ml、食用油3ml调成直径10cm、厚5mm的饼状待用。敷药前用温水清洁疼痛部位皮肤毛囊，去除污迹、汗水。外敷于最疼痛的部位，每天1次，每次4~6h，7天为1个疗程。

【出处】唐倩. 冰虫止痛膏外用辅助治疗局部癌性疼痛的临床研究［D］. 北京中医药大学，2013.

9. 痛舒膏（山东省青岛市中医院）

【组成】马陆、川乌、草乌、苏木、马钱子、乳香、没药、赤芍、白芷、白蔹、白及、苦参等。

【功效】温经通络，化瘀散结，通络止痛。

【用法】将上述中药粉碎成细末，用植物油熬炼成膏，摊于裱褙材料上，制成直径约3cm的药膏。使用时将其加热，待其软化后贴于疼痛部位皮肤表面，30min取下，每8h一次。

【出处】臧建华. 痛舒膏外敷治疗肺癌疼痛的研究［D］. 山东中医药大学，2007.

10. 蟾龙镇痛膏（湖南省中医药研究院）

【组成】蟾皮 6g，生川乌 6g，雄黄 10g，芒硝 10g，乳香 6g，没药 6g，血竭 3g，醋延胡索 10g，明矾 10g，龙葵 10g，冰片 3g。

【功效】解毒化瘀，行气止痛。

【用法】蟾龙镇痛膏由湖南省中医药研究院附属医院药剂科制备，剂型为外贴凝胶剂，含 6.5g 凝胶药物，每次 1 贴，疼痛处外贴，每 24h 一次，每贴至少保留 8h。

【出处】侯公瑾，柏正平，王华中，等. 蟾龙镇痛膏联合奥施康定治疗轻中度癌性疼痛的临床研究［J］. 中国中医急症，2019，28（12）：2149–2151.

11. 自制抗癌止痛膏（湖南中医药大学附属衡阳市中医医院）

【组成】生草乌、生川乌、法半夏、生南星、血竭、番木鳖、雄黄、蜈蚣、全蝎、蟾酥、斑蝥、冰片等。

【功效】解毒，散结，止痛。

【用法】用温水清洗患者疼痛处的皮肤，根据疼痛部位的大小外敷适量的药物，并用胶布固定。每天换药时注意观察患者敷药处的皮肤是否出现红肿、皮疹等，如出现患者不能耐受的严重不良反应即停止敷药。

【出处】林轶，刘思源，徐基平. 自制抗癌止痛膏治疗局限性癌性疼痛的疗效观察［J］. 深圳中西医结合杂志，2014，24（7）：41–42.

12. 麝冰膏（广州市中医医院）

【组成】麝香、冰片、蟾酥、血竭、三七、乳香、没药、马钱子、细辛、明矾、黄药子、生川乌、生草乌、桃仁、红花、木鳖子、地鳖虫、鸦胆子、徐长卿、生胆南星、全蝎、蜈蚣。

【功效】活血化瘀，通络止痛。

【用法】将上述药物按一定比例研成粉末，过 40 目筛，加赋形剂调制成膏备用。治疗时将药膏 5g 均匀摊于油布上，直接敷贴于疼痛皮肤处，膏药厚约 0.1cm，周围用胶布固定，每 8h 更换一次。

【出处】李金昌，黄金活，稽玉峰，等. 麝冰膏外敷治疗癌症疼痛 278 例［J］. 中医研究，2006，19（1）：36–37.

13. 蟾酥膏（上海中医药大学附属龙华医院）

【组成】蟾酥、七叶一枝花、生川乌、莪术、红花、冰片等。

【功效】清热解毒，软坚散结，活血止痛。

【用法】将蟾酥膏外贴于疼痛皮肤处，每6h更换一次。

【出处】刘嘉湘，许德凤，范忠泽. 蟾酥膏缓解癌性疼痛的临床疗效观察 ［J］. 中医杂志，1993（5）：281-282.

14. 消癥止痛外用方（中国中医科学院广安门医院）

【组成】血竭、青黛、冰片、乳香、没药等。

【功效】化瘀通络，清热解毒，行气止痛。

【用法】将上述药物按照一定比例研为细末，过200目筛备用。治疗前清洁疼痛处皮肤，然后将药末用开水调成糊状，平摊于石膏棉垫上，厚度约0.3cm，直径约大于疼痛部位皮肤2cm，并用纱布包扎固定。每天1次，贴敷时间8~12h。

【出处】鲍艳举，花宝金，侯炜，等. 消癥止痛外用方治疗癌性疼痛的临床作用特点分析［J］. 北京中医药，2010，29（2）：112-115.

15. 消痞镇痛膏（湖南中医药大学附属中西医结合医院）

【组成】蟾酥、草乌、肉桂、细辛、血竭、三棱、莪术、青黛等。

【功效】温经通络，活血化瘀，解毒止痛。

【用法】将上述药物净洗干燥，粉碎成细粉备用，将合成橡胶洗刷干净，晾干，切成小块，经加工处理（炼胶）；然后置搅拌机中加热搅拌，依次加入松香、氧化锌、羊毛脂搅拌均匀，再加入中药细粉搅拌，最后加挥发油充分搅拌，使用涂膏机均匀涂膏。使用时先清洁疼痛处皮肤，选择适合大小消痞镇痛膏外贴。

【出处】宋琳. 消痞镇痛膏外敷联合硫酸吗啡缓释片治疗肺癌重度疼痛的临床观察［D］. 湖南中医药大学，2014.

16. 白马散（湖南中医药大学第一附属医院）

【组成】白芷、制马钱子、乳香、没药、徐长卿、延胡索、川芎、白芍、补骨脂等。

【功效】化痰通络，行气散结，活血止痛。

【用法】将上述药物超微颗粒混合以生姜汁及麻油调成膏状，平摊于敷贴上，厚度约0.3cm，贴敷于疼痛部位后固定，每个部位1贴。另可将上述药膏制成穴位贴，敷贴于穴位，每个穴位1贴。每天1次，贴敷时间18h，持续14天。

【出处】孟云. 白马散外敷治疗骨转移中度癌痛的临床研究［D］. 湖南

中医药大学，2017.

17. 五味双柏散（广州中医药大学第一附属医院）

【组成】侧柏叶、黄柏、大黄、薄荷、泽兰。

【功效】活血化瘀，清热解毒，消肿止痛。

【用法】将上述药物按照一定比例（侧柏叶:大黄:泽兰:黄柏:薄荷 =2：2：1：1：1）研成细末，取 200g 药末加 200g 开水和 20g 蜂蜜共调成糊状，置于微波炉中加热，待凉至 45℃左右时外敷于疼痛部位，并用纱布覆盖固定。每次持续 4h 左右，每天 1 次，7 天为 1 个疗程。

【出处】唐燕玲. 五味双柏散联合硫酸吗啡缓释片治疗老年重度癌痛的临床效果［J］. 临床合理用药杂志，2021，14（19）：24-27.

18. 消癥止痛膏（南京中医药大学无锡附属医院）

【组成】阿魏、大黄、五倍子、冰片等。

【功效】消癥散结止痛。

【用法】拆开制备好的药膏，做成约直径 5cm、厚 5mm 饼状贴膜，备用。暴露贴敷部位，用生理盐水浸润无菌纱布清洁疼痛部位皮肤毛囊，去除污迹、汗水等，自然晾干后，将药物敷于痛处。每次贴敷时间 6h，每天 1 次。

【出处】朱晓丹，袁可淼，陈喆，等. 消癥止痛膏外用治疗癌性腹部胀痛的临床研究［J］. 现代中西医结合杂志，2021，30（15）：1611-1615+1621.

19. 金黄散（辽宁中医药大学附属第二医院）

【组成】乳香 10g，没药 10g，姜黄 10g，血竭 2g，大黄 10g，厚朴 5g，苍术 5g，生半夏 5g，生南星 5g，关黄柏 5g，白及 8g，冰片 5g 等。

【功效】活血行气，散结止痛。

【用法】将金黄散贴敷于疼痛处皮肤，每天 2 次，每贴敷 8h 休息 4h，每次换药时观察敷药部位皮肤，有潮红、皮疹、瘙痒等则停止敷药。

【出处】张学哲，王文萍，王宁，等. 中药金黄散外用联合针刺治疗中重度骨转移癌痛临床研究［J］. 辽宁中医药大学学报，2021，23（5）：178-182.

20. 双黄散结散（广东省梅州市第二中医医院）

【组成】黄柏 30g，大黄 20g，苦参 20g，乳香 30g，没药 30g，蒲公英 20g，莪术 10g，三棱 10g，冰片 30g。

【功效】清热解毒，散结止痛。

【用法】将上述药物共研细末，加入适量蜂蜜调成糊状，外敷疼痛处，每次 4~6h，每天 1 次。

【出处】梁益辉，张聪，谢爱琼，等. 双黄散结散外敷联合阿片类药物治疗癌性疼痛的临床观察［J］. 湖北中医杂志，2021，43（3）：42-44.

21. 抗癌止痛外用方（南京中医药大学扬州附属医院）

【组成】大黄、枳实、桂枝、延胡索、血竭等。

【功效】消癥散结止痛。

【用法】将上述中药研末后加凡士林调匀成糊状敷于患处（外敷部位常选择疼痛处），敷药厚度约 0.3cm，敷药范围超过患处 1~2cm，摊药应厚薄均匀、大小适度，包扎松紧适度，每天 1 次。

【出处】张红粉，谢薄. 抗癌止痛外用方中药外敷联合穴位按摩中医护理干预癌性疼痛的效果评价［J］. 中西医结合心血管病电子杂志，2020，8（34）：13-16.

22. 通络三生酊（新疆生产建设兵团第九师医院）

【组成】蟾酥 10g，当归 15g，冰片 15g，制没药 30g，生川乌 30g，生半夏 30g，丹参 30g，生草乌 30g，制乳香 30g。

【功效】通络止痛，化痰散结。

【用法】将组方中药物加入 1000ml 的 75% 乙醇后放置于封闭容器中浸泡，于 10~20℃环境下密封 15 天做成酊剂。涂抹前检查疼痛部位皮肤组织是否完好，随后确定疼痛点，使用棉签蘸取酊剂涂抹于皮肤表面，涂抹范围通常超出疼痛部位 2cm，在涂擦过程中需注意动作缓慢、均匀涂擦。每天 3 次，7 天为 1 个疗程。

【出处】陈艳，孙连庆，胡粒山. 中药外治联合盐酸羟考酮治疗痰瘀互结型癌性疼痛 42 例临床观察［J］. 亚太传统医药，2020，16（12）：166-168.

23. 癌理通膏（广州中医药大学附属佛山中医院）

【组成】徐长卿、冰片、蟾酥、制马钱子、毛麝香、金牛皮。

【功效】化瘀散结，清热解毒，活血止痛。

【用法】将癌理通膏外敷于患者疼痛部位 1 贴（150g），每天贴敷 1 次，每次贴 6h，10 天为 1 个疗程。该方尤适用于癌性骨痛者。

【出处】陈学彰，陈锡康，田华琴，等. 癌理通外敷对癌性骨痛控制的临床疗效观察［J］. 中医药学报，2020，48（11）：49-52.

24. 龙藤通络酒剂 （上海中医药大学附属岳阳中西医结合医院）

【组成】穿山龙、延胡索、海风藤、络石藤等。

【功效】行气活血，解毒散结，通络止痛。

【用法】将药材研磨成细粉，过 1000 目筛，药粉按照 100g/100ml 的比例加入 75% 乙醇，密封浸泡 30 天后取上清液过滤，制成酒剂后置于喷瓶中备用。按照病灶大小喷涂于疼痛处。每喷大约为 0.5ml，每次 1 喷，每天 2 次，10 天为 1 个疗程。出现暴发痛时可重复给药。

【出处】周迪，董昌盛，许玲，等. 龙藤通络酒剂外用联合三阶梯止痛药物治疗癌性疼痛的临床观察［J］. 上海中医药杂志，2020，54（11）：38-42.

25. 冰砂止痛酊 （河北省廊坊市中医医院）

【组成】朱砂 15g，硼砂 15g，枯矾 15g，乳香 10g，没药 10g，雄黄 20g，冰片 30g。

【功效】祛瘀散结，通络镇痛。

【用法】将上述中药捣碎后置于 95% 乙醇 500ml 中，密闭浸泡待用。使用时采用无菌棉签蘸取少量上部澄清液体，轻涂擦于癌性疼痛部位，约 0.5ml/cm²，每 6h 擦拭 1 次。

【出处】曹江勇，赵丙花，徐文江，等. 自拟冰砂止痛酊外治癌痛的疗效、不良反应及对机体免疫功能的影响［J］. 河北医药，2020，42（14）：2113-2116+2120.

26. 自拟止痛外敷方 （成都中医药大学附属医院）

【组成】乳香 10g，没药 10g，制马钱子 10g，血竭 10g，桃仁 10g，红花 10g，青风藤 10g，延胡索 15g，冰片 15g，薄荷 5g。（寒证可加丁香、肉桂，热证可加山栀、青皮，气滞可加川芎、香附。）

【功效】活血行气，化痰散瘀，消癥散结，解毒定痛。

【用法】将上述各药打磨成粉，采用 75% 乙醇调匀，于痛点均匀摊敷（每次选择 2 个部位痛点），采用纱布或保鲜膜包裹，每次贴敷 4~6h，根据患者皮肤耐受情况调整位置及贴敷时间，每天 1 次。

【出处】高建清，雷艳容，陈红蓓. 中药外敷痛点及腧穴配合针刺对晚期肺癌患者癌痛程度、睡眠质量的影响［J］. 陕西中医，2020，41（7）：972-975+979.

27. 逐瘀止痛方（北京中医药大学东直门医院）

【组成】大黄 15g，桃仁 10g，土鳖虫 10g，细辛 6g，乳香 10g，没药 10g，延胡索 30g，冰片 5g。

【功效】活血通络止痛。

【用法】取上述药物（除冰片外）的中药免煎颗粒，冰片打碎，密封存放。用适量黄酒溶解冰片，再加入颗粒剂调成膏状，外敷于疼痛部位。敷药面积应超出疼痛面积边缘约 0.3~0.5cm，用纱布覆盖，胶布固定，每次敷 4~6h。

【出处】温婷惠. 逐瘀止痛方外敷联合针刺治疗癌性疼痛的临床研究［D］. 北京中医药大学，2020.

28. 丁香止痛膏（北京中医药大学东方医院）

【组成】丁香 30g，香附 30g，枳壳 30g，薤白 45g，肉桂 18g，半夏 27g，生何首乌 18g，全蝎 18g，穿山甲 18g。

【功效】解毒通络，行气活血止痛。

【用法】取上述中药的颗粒剂，加入蜂蜜、香油、黄酒各 5ml，调成膏状。使用时先用清水清洁疼痛部位皮肤，每天每个部位 1 贴，总量不超过 3 贴。

【出处】王曼. 丁香止痛膏联合三阶梯止痛药治疗癌性疼痛的随机交叉对照研究［D］. 北京中医药大学，2020.

29. 软坚止痛膏（天津中医药大学第一附属医院）

【组成】木鳖子、蜈蚣、大黄、姜黄、冰片等。

【功效】解毒祛瘀，通络止痛。

【用法】用温水清洁擦拭局部皮肤，将软坚止痛膏贴敷于疼痛部位，每个部位贴敷 6h，每天 1 次，7 天为 1 个疗程。

【出处】朱津丽，张硕，李小江，等. 软坚止痛膏联合 WHO 三阶梯镇痛方案治疗癌性疼痛的临床观察［J］. 天津中医药，2020，37（4）：407-409.

30. 通络止痛外敷散（湖南中医药大学第一附属医院）

【组成】独活 15g，桑寄生 15g，牛膝 10g，川芎 15g，桂枝 10g，补骨脂 20g，制乳香 15g，制没药 15g，威灵仙 30g，肿节风 15g，徐长卿 20g，豨莶草 30g，壁虎 20g，蜈蚣 4 条，安痛藤 30g，全蝎 6g，细辛 6g，南天仙子 30g，冰片 6g。

【功效】补肾壮骨，祛风通络，化瘀止痛。

【用法】将上述药物研为细末，调陈醋、麻油、温水，以 3∶2∶1 比例调匀外敷 6h，5 天为 1 个疗程，疗程间间隔 2 天。治疗过程中，若出现外敷区域红肿、瘙痒、皮疹、水肿等皮肤不良反应，则立即停止使用。

【出处】李菁，雷华娟，刘秀芝，等. 通络止痛外敷散联合唑来膦酸治疗骨转移癌疼痛的疗效观察［J］. 中医药导报，2019，25（13）：50-52+65.

31. 黑玉镇痛膏（山东省泰安市中医医院）

【组成】肉桂末 90g，麝香 1g，蟾酥粉 3g，川椒目 90g，川乌 90g，草乌 90g，海浮石 120g，海藻 120g，当归 90g，壁虎 90g，山慈菇 90g，蜈蚣 30g，猫爪草 90g，夏枯草 120g 等。

【功效】散寒化痰，通络止痛。

【用法】肉桂研细末，过筛，留极细末与麝香混合均匀备用，其余药物煎 2 次，去渣留汁，浓缩成稠膏如蜂蜜状，待药物冷却后加肉桂、麝香混匀。取 10g 药物，加入冰片 1g、食用油 3ml，调成膏状涂于大橡皮膏上，制成膏药待用。治疗时贴敷部位以患者疼痛部位为中心，黑玉镇痛膏贴敷时间为 24h，更换时以清水及石蜡油清洁贴敷部位，待局部皮肤干燥后重新贴敷，7 天为 1 个疗程。

【出处】崔广煜. 黑玉镇痛膏治疗肝恶性肿瘤轻度癌性疼痛的临床研究［D］. 山东中医药大学，2019.

32. 冰乌止痛膏（山西中医药大学附属医院）

【组成】乳香 30g，没药 30g，土元 15g，蜈蚣 3 条，透骨草 30g，山慈菇 30g，生川乌 15g，制天南星 15g，生半夏 15g，麝香 2g，冰片 1g。

【功效】行气活血，化痰通络，消肿止痛。

【用法】将上述药物共研极细末，用 75% 的医用乙醇 2000ml 浸泡 30 天，取其上清液过滤，加医用凡士林熬成膏状，收膏前放入麝香搅拌均匀，涂在裱褙材料上，制成约 10cm×15cm 大小、厚 2~3mm、净重 15~20mg 的膏药，敷在痛处，每次 6~12h，每天 1 次。

【出处】师晶晶. 冰乌止痛膏治疗中重度癌性疼痛（痰瘀毒结型）临床疗效观察［D］. 山西中医药大学，2019.

33. 五生酊（山东省济南市中西医结合医院）

【组成】王不留行 50g，延胡索 50g，生附片 50g，乳香 50g，生半夏 50g，没药 50g，生天南星 50g，冰片 50g，生草乌 50g，生川乌 50g，全蝎 30g，细辛 30g。

【功效】通经活血，化痰散瘀，温阳驱寒。

【用法】将以上中药打磨成粉，选择 5000ml 浓度为 75% 的乙醇，将中药浸泡在其中，然后密闭放置在阴凉处，时间为 3 天，然后选择上清液。选择棉签蘸取一定的药液，在疼痛部位涂搽，每天 3 次，剂量为 0.5ml/cm²。

【出处】杨西霞，朱婷. 中药五生酊外用治疗癌性疼痛临床观察［J］. 光明中医，2019，34（8）：1197–1200.

34. 龙星止痛膏（安徽中医药大学第二附属医院）

【组成】血竭 30g，地龙 20g，木鳖子 15g，僵蚕 15g，五灵脂 15g，生半夏 9g，生胆南星 9g，马钱子 15g，冰片 6g。

【功效】清热解毒，活血通络，消肿止痛。

【用法】以上药物混合均匀后研成粉末，用香油调和成膏状，均匀涂抹于疼痛皮肤表面，并覆盖无菌敷料。每 2 天换药 1 次，持续 2 周。

【出处】徐珩，曾永蕾，周先阳，等. 温针灸联合龙星止痛膏外敷治疗癌症疼痛临床研究［J］河北中医，2019，41（1）：111–115.

35. 镇痛散（浙江省衢州市中医医院）

【组成】冰片、细辛、延胡索、全蝎、乳香、没药。

【功效】活血行气，清热解毒，通络止痛。

【用法】将上述中药磨制成粉剂，再用醋调制成糊状，平摊于石膏棉垫上，厚度约 3mm，外敷直径大于疼痛部位皮肤 1cm，药膏上予纱布覆盖，纱布上方予保鲜膜外包，再用胶布固定。每次外敷时间为 6h，每天 1 次。

【出处】许金钗，刘建阳. 镇痛散外敷辅助阿片类药物治疗癌性疼痛疗效观察［J］. 上海针灸杂志，2018，37（12）：1405–1408.

36. 中药止痛贴（辽宁中医药大学附属医院）

【组成】黄芪 30g，茯苓 20g，金银花 20g，蒲公英 20g，香附 10g，白芍 10g，柴胡 10g，白花蛇舌草 40g，半枝莲 40g，僵蚕 20g，瓜蒌 20g，胆南星 30g，黄芩 20g，蜈蚣 20g。

【功效】通络散结，行气止痛，活血化瘀。

【用法】将上述中药研成细粉，用淀粉糊调制混匀，然后将调制好的中药膏均匀摊涂在防粘纸上面，注意不能太薄，太薄容易干，敷于疼痛部位，每贴 7cm×10cm。

【出处】崔小天，高宏，潘玉真，等．中药止痛贴与吗啡联合应用于癌症疼痛的镇痛效果及安全性［J］．现代生物医学进展，2018，18（20）：3883-3886.

37. 归元止痛酊（广州市越秀区中医医院）

【组成】延胡索 30g，当归 20g，地龙 20g，乳香 20g，没药 20g，冰片 10g。

【功效】活血祛瘀，通络止痛。

【用法】将上述药物用乙醇浸泡 24h 后直接外搽于疼痛处，每天每处搽药 3 次。

【出处】仲萍萍，邓育，冯汉财，等．归元止痛酊局部外搽或外搽中药法治疗晚期癌症疼痛的效果分析．中医临床研究［J］，2018，10（24）：101-102.

38. 消痛散（辽宁省大连市中医院）

【组成】全蝎 3g，威灵仙 10g，半枝莲 15g，僵蚕 10g，炙水蛭 3g，白花蛇舌草 15g，桑寄生 10g，牡丹皮 6g，玄参 10g，冰片 1g。

【功效】活血化瘀，消癥止痛。

【用法】将上述药物研为细末，制成 8cm×8cm、厚 0.5cm 的膏药备用。使用时将膏药贴敷于患者疼痛部位，每天更换 1 次，7 天为 1 个疗程。

【出处】张文博．消痛散外敷治疗癌性疼痛临床疗效研究［D］．辽宁中医药大学，2017.

39. 雪蟾酊（四川省中西医结合医院）

【组成】雪上一枝蒿、蟾酥、冰片。

【功效】温经散寒，活血通络止痛。

【用法】将上述药物按一定比例研粉浸泡于 75% 的乙醇中，过滤后制成酊剂使用。使用时将雪蟾酊剂外搽于患者疼痛处，每天 3~4 次。

【出处】杨万全，王恩，张镇，等．雪蟾酊剂改善癌性疼痛的临床研究［J］．四川中医，2017，35（2）：99-101.

40. 金柏止痛散（河南省濮阳市中医医院）

【组成】洋金花 20g，生天南星 15g，细辛 20g，川芎 20g，冰片 15g，黄柏 20g，乳香 10g，没药 10g 等。

【功效】温通散寒，通络止痛，消肿散结。

【用法】上述药物除冰片外，各药共为细粉，加入冰片研匀，用姜汁调至糊状，外敷疼痛部位，每次贴敷 2~4h，每天 1 次。并根据辨证适当加减用药：寒盛者加用生草乌、附子、桂枝等；热毒炽盛者加山慈菇、重楼、金银花等。

【出处】闫京涛，范宏宇，孙立，等. 金柏止痛散治疗癌性疼痛 50 例 [J] 光明中医，2017，32（1）：5-7.

41. 中药外敷自拟方（郑州大学第一附属医院）

【组成】白芥子、延胡索、乳香、三棱、莪术、九香虫、土鳖虫、全蝎、生半夏、生南星各等份。

【功效】活血化瘀，通络散结止痛。

【用法】将上述中药打细粉于冰箱冷藏保存备用，用时以黄酒、蜂蜜适量调成糊状，将药膏加热至 45℃左右，平涂于无菌纱布上，厚薄均匀，厚度为 0.2~0.4cm。本方主要适用于肝癌癌痛患者的治疗，可选取患者肝区疼痛部位，并配合肝俞、期门、日月、章门等穴位。将药膏外敷于上述部位，以胶带固定，松紧适宜，每次持续 4~6h，每天 2 次。

【出处】李雯. 中药外敷联合西药治疗原发性肝癌疼痛临床研究 [J]. 新中医，2019，51（6）：281-284.

42. 攻癌镇痛散（重庆大学附属肿瘤医院）

【组成】明矾、乳香、没药、青黛、冰片、川芎。

【功效】活血解毒，消瘀散结，行气止痛。

【用法】将上述药物用粉碎机研成粉末状，用开水调制成糊状药膏。将调好的药膏均匀地铺在棉垫上，用纱布覆盖，厚约 4mm，面积约为 15cm×15cm，以疼痛部位为中心围敷周围皮肤，用胶布固定，外用医用膜覆盖，敷药 8h 后去药，予温水擦拭，每天 1 次。

【出处】高瑞，张黎丹，杨红，等. 攻癌镇痛散外敷治疗癌性疼痛临床研究 [J]. 实用中医药杂志，2019，35（5）：610-612.

（二）穴位贴敷

1. 止痛散穴位贴敷（开封市肿瘤医院）

【组成】全虫 4g，蜈蚣 4g，壁虎 4g，穿山甲 4g，水蛭 4g，草乌 2g，川乌 2g，细辛 2g，南星 2g，冰片 2g，马钱子 1g。

【选穴】阿是穴、神阙（图7-2-3-2）。

【功效】祛风散寒，通窍止痛，消肿散结。

【用法】以上药材研磨成粉，使用时取适量以花椒油调成糊状，于阿是穴、神阙穴进行穴位贴敷，纱布覆盖，胶布固定。每次4~6h，每天1次，10天为1个疗程。

【出处】吕瑞. 止痛散穴位贴敷应用于癌性疼痛患者的临床效果［J］. 临床医学研究与实践，2021，6（20）：127-129.

2. 穴位敷贴自拟方（浙江省台州医院肿瘤科）

【组成】蒲公英10g，乳香20g，黄药子8g，蟾蜍10g，冰片5g，延胡索10g，法半夏10g，红花5g，青黛10g等。

【选穴】膻中、内关、肺俞等（图7-2-3-3~图7-2-3-5）。

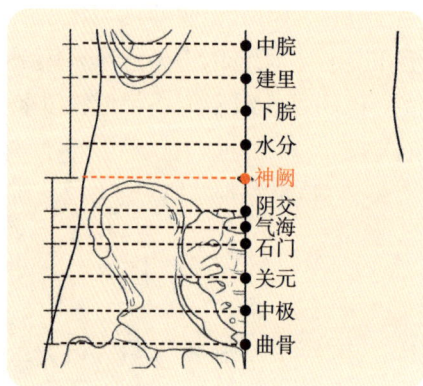

图 7-2-3-2　神阙

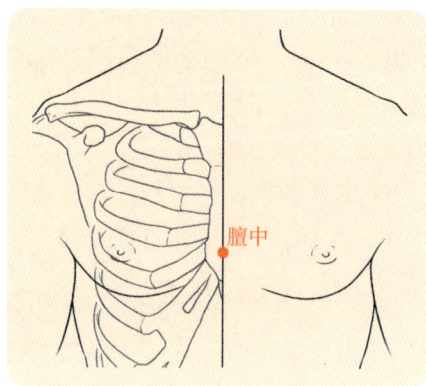

图 7-2-3-3　膻中

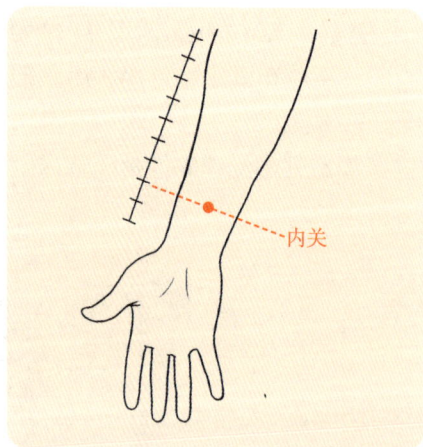

图 7-2-3-4　内关

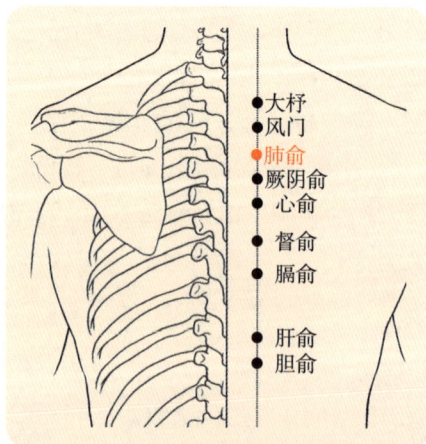

图 7-2-3-5　肺俞

【功效】疏通经络，平衡阴阳，止痛镇静。

【用法】将药物打粉后调制成糊状，根据不同疾病贴于不同穴位，肺癌贴于膻中、内关、肺俞等处。将5g左右敷贴轻轻贴于穴位处适当按压，每贴持续时间为24h，敷贴处应尽量避免沾水，如有过敏等症状时停止敷贴治疗。

【出处】冯利，蔡妙国. 穴位敷贴辅助治疗对癌性疼痛患者血清疼痛介质的影响及疗效［J］. 中国现代医生，2021，59（3）：29-31+37.

3. 穴位贴敷自拟方（广州中医药大学第五临床医学院）

【组成】草乌150g，生南星150g，赤芍50g，白芷50g，肉桂25g，红花30g，乳香20g，生姜150g。

【选穴】阿是穴。

【功效】温经活血止痛。

【用法】以阿是穴为主选择不同的疼痛部位作为取穴点，结合辨证取穴，将消瘤止痛膏研磨蜜调外敷，敷贴时避开皮肤损伤、破溃、炎症等部位，按照患者的病情、疼痛部位及疼痛程度辨证选穴。

【出处】吴晋芳，陈高峰. 中药穴位贴敷辅助治疗癌痛的临床疗效［J］. 长春中医药大学学报，2020，36（2）：332-335.

4. 穴位贴敷自拟方（河北省清河县中心医院）

【组成】乳香6g，醋延胡索10g，没药6g，醋五灵脂10g等。

【选穴】阿是穴、孔最、肺俞（图7-2-3-6）。

【功效】理气活血，化瘀止痛。

【用法】对贴敷部位的皮肤进行消毒处理，后将消肿止痛贴专用药液与中药配方颗粒调成糊状，分别置于止痛贴上，将止痛贴贴于相关穴位，每天更换1次，连续贴敷2周为1个疗程。

【出处】张华东，栾世顺，李庆盟，等. 穴位贴敷治疗癌性疼痛的机制初探［J］. 世界最新医学信息文摘，2019，19（A2）：238-239.

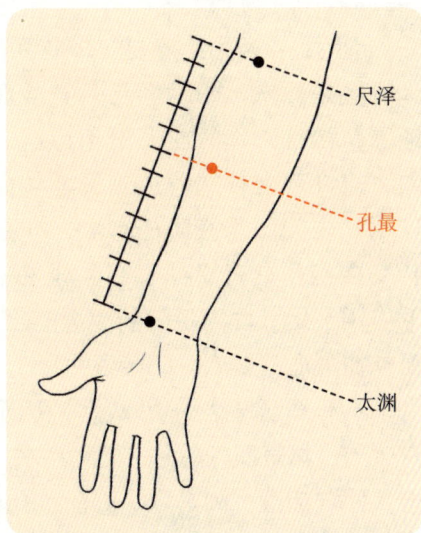

图 7-2-3-6　孔最

5. 穴位敷贴自拟方（安徽省六安市中医院）

【组成】丁香 10g，全蝎 16g，肉桂 6g，法半夏 9g，香附 10g，枳壳 10g，薤白 15g，生何首乌 6g，路路通 15g。

【选穴】阿是穴。

【功效】温经通络，活血止痛。

【用法】将上述药物制成药丸，同时贴敷在阿是穴，外用规格 4cm×3cm 三伏贴胶布固定。24h 更换一次，10 次为 1 个疗程。所有患者治疗期间禁忌辛辣刺激食物、香烟、乙醇。

【出处】董士丽，梁惠，李要轩. 自拟止痛方穴位敷贴联合盐酸羟考酮治疗中度癌痛 30 例［J］. 医药导报，2019，38（6）：762-764.

（三）针刺治疗

【治疗原则】针刺治疗癌性疼痛的总体治疗原则为调和气血、通络止痛，同时根据具体辨证亦可结合疏风散寒、行气活血、温阳补虚等治法，目的是刺激相关腧穴，以达到疏通经络、激发经气的目的，使人体气血周流，阴阳调和。

【选穴】

主穴选取：合谷、内关、足三里、阳陵泉、三阴交（图 7-2-3-7~ 图 7-2-3-11）。

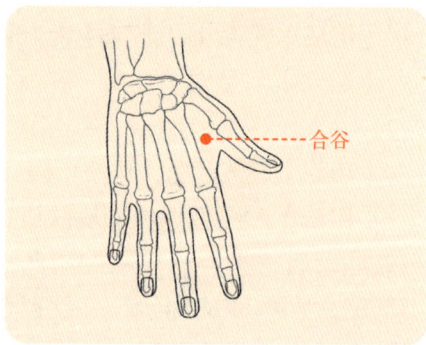

图 7-2-3-7 合谷

说明：合谷为止痛要穴，是手阳明大肠经之原穴，阳明经乃多气多血之经脉，合谷穴是气血汇聚和运行之要穴，故针刺合谷穴可达到调理气血之作用。内关属手厥阴心包经，亦是八脉交会穴，具有安神宁心、理气止痛的作用。足三里为足阳明胃经的合穴，是补益气血的要穴。阳陵泉为足少阳胆经合穴，又为筋会穴，是筋气汇聚之处，具有舒筋通络的功效，可用于治疗各种急慢性疼痛。三阴交是足三阴经交会处，具有理气活血、健脾利水、疏肝益肾之功效。

配穴加减：阿是穴、肺俞、孔最、大椎、风池、曲池、归来、太冲、关元、气海（图 7-2-3-12~ 图 7-2-3-17）。

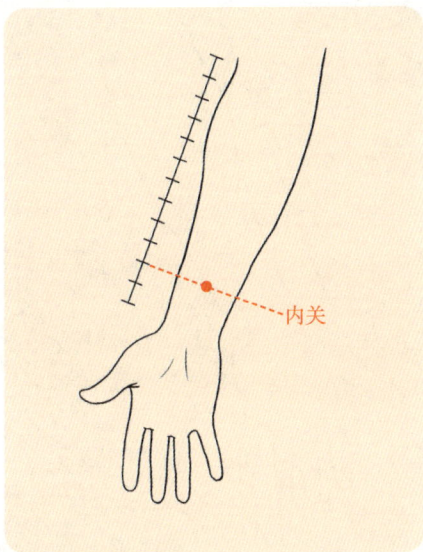

图 7-2-3-8　内关

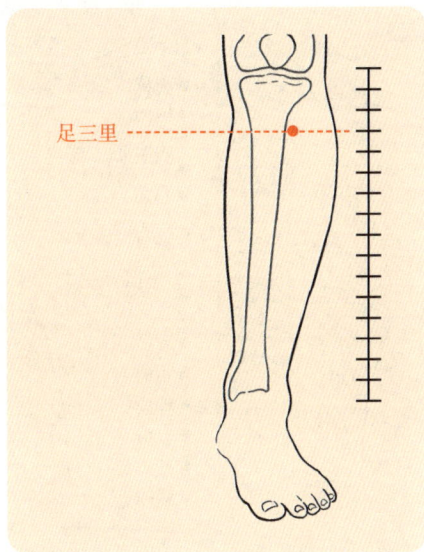

图 7-2-3-9　足三里

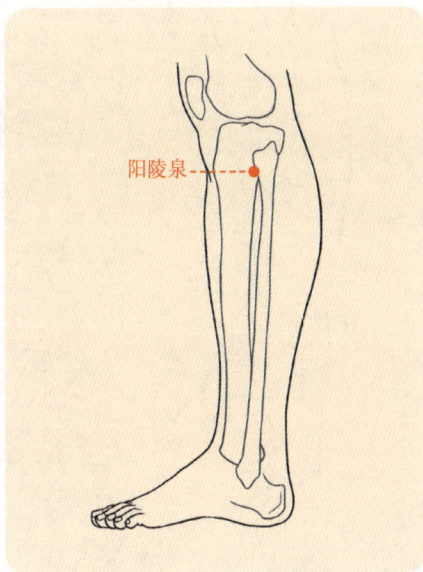

图 7-2-3-10　阳陵泉

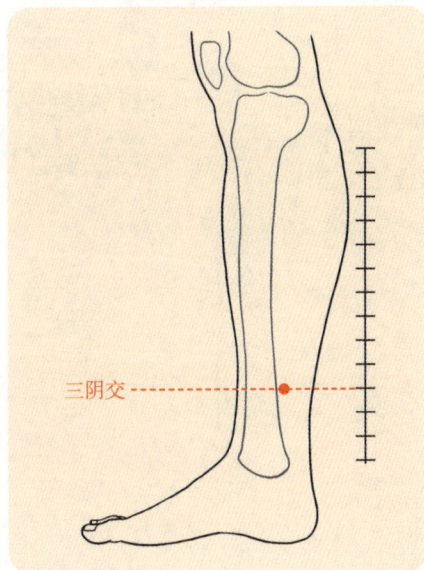

图 7-2-3-11　三阴交

　　说明：选取局部阿是穴可较为直接地针对疼痛部位进行治疗，肺俞穴是肺的背俞穴，选取肺俞穴是针对本脏疾病治疗，而孔最为肺经之郄穴，郄穴对本经循行部位所属脏腑的急性病痛具有特殊治疗效果。另根据辨证，风寒客邪之癌性疼痛可加大椎、风池以疏风散寒，气滞血瘀之癌性疼痛可加曲池、归来、太冲以行气活血，阳虚寒凝之癌性疼痛可加关元、气海以温阳散寒。

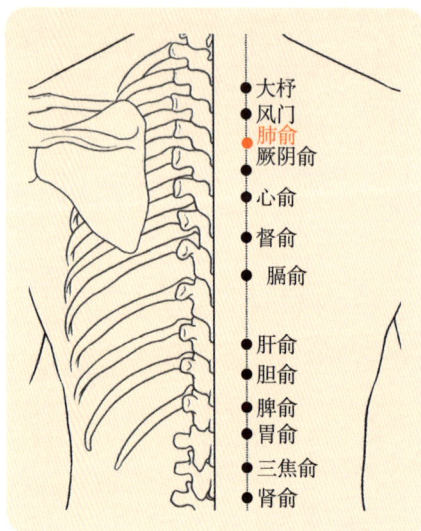

图 7-2-3-12 肺俞

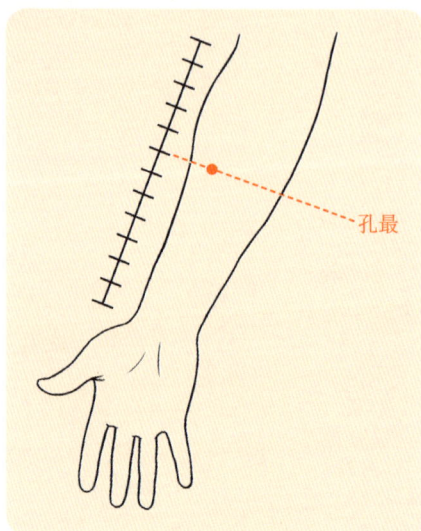

图 7-2-3-13 孔最

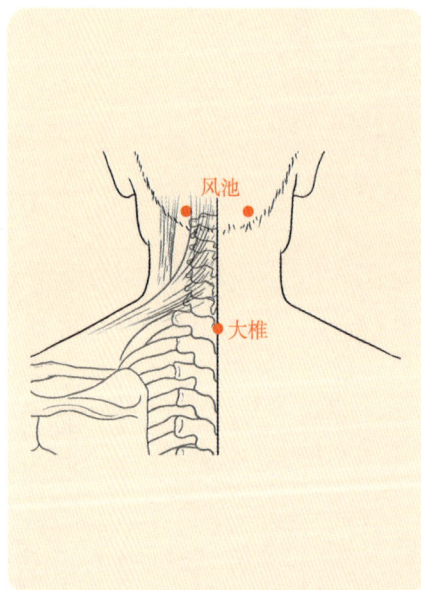

图 7-2-3-14 大椎、风池

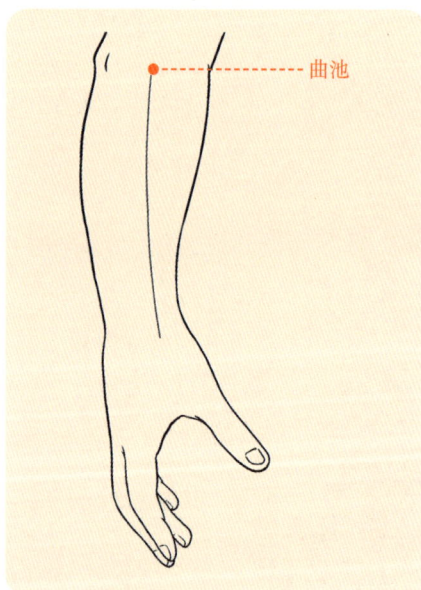

图 7-2-3-15 曲池

【操作方法】根据具体选穴情况使患者选用合适体位，用 75% 碘伏溶液进行穴位皮肤消毒，使用 0.25mm×40mm 的针灸针，对各穴位采取爪切进针法，以得气为度，每次留针 30min，7 天为 1 个疗程。同时也可配合电针仪进行治疗，于得气后根据辨证选穴位 1~3 组，连接电针仪，选用连续波，频率 80~100Hz，强度以引起肌肉明显收缩、患者无不适感为宜。

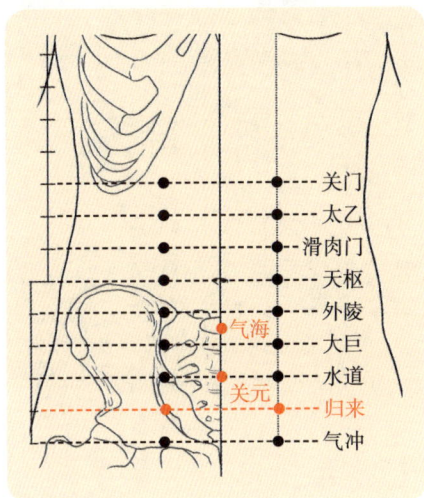

图 7-2-3-16　归来、关元、气海

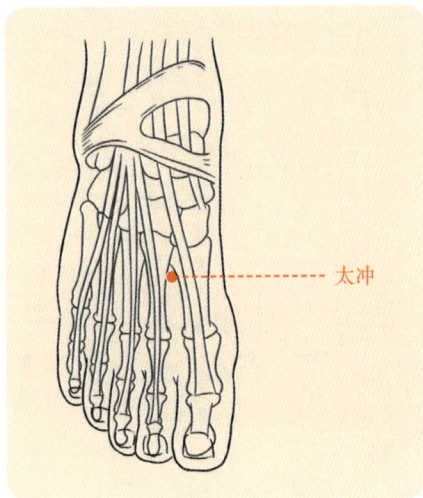

图 7-2-3-17　太冲

【注意事项】在针刺治疗时患者尽量避免过饥、过饱、过劳和醉酒，对于皮肤有局部损伤、感染、溃疡的患者不能进行针刺，前胸部、腰背部穴位不可针刺过深，女性生理期、孕妇怀孕早期及后期不宜针刺。使用电针时注意最大输出电流限制在 1mA 以内，心脏病患者避免电流回路通过心脏，在接近骨髓、脊髓部位使用电针时，电流输出量宜小。此外，在针刺治疗过程中应注意观察患者有无心慌、出汗、头晕等不适症状，如有发生应及时中止治疗，积极处理。

【出处】汪颖琦. 岐黄针疗法联合西药治疗肺癌癌症疼痛的临床研究［D］. 广州中医药大学，2022.

（四）穴位灸法

【治疗原则】艾灸法治疗癌痛的总体原则为温阳散寒、通络止痛，艾灸法可通过温热肌肤的作用活血通络，达到止痛的治疗目的，本法尤其适用于阳虚寒凝型癌痛。

【选穴】

主穴选取：中脘、神阙、关元、肺俞（图 7-2-3-18、图 7-2-3-19）。

说明：神阙为全身阴阳相交之所，诸气汇聚之处，灸之有温补脾肾、温寒化湿之功；关元属任脉与肝、肾、脾经之交会穴，灸之有温阳补虚、扶正祛邪之功；中脘为胃之募穴，灸之有温脾运胃之功；肺俞为肺之背俞穴，灸之可直达肺脏病所，有调补肺气、补虚清热之功。

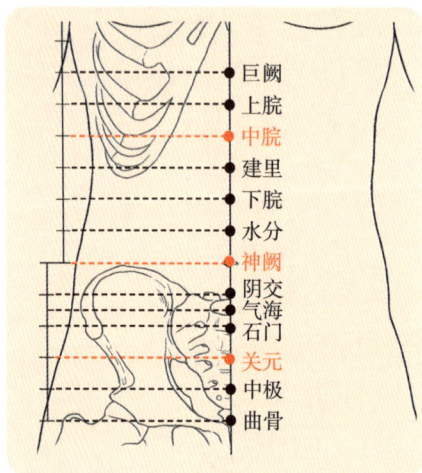

图 7-2-3-18　中脘、神阙、关元

巨阙
上脘
中脘
建里
下脘
水分
神阙
阴交
气海
石门
关元
中极
曲骨

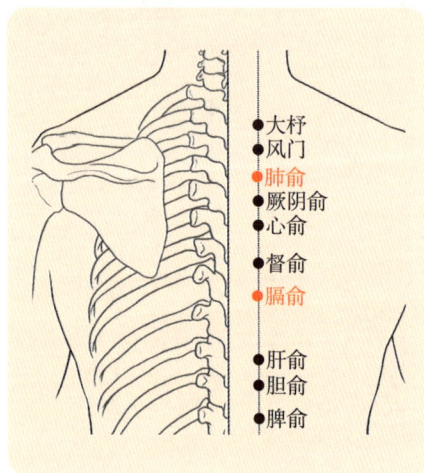

图 7-2-3-19　肺俞、膈俞

大杼
风门
肺俞
厥阴俞
心俞
督俞
膈俞
肝俞
胆俞
脾俞

配穴加减：阿是穴、内关、膻中、血海、膈俞、行间、太冲（图 7-2-3-20~
图 7-2-3-23 ）。

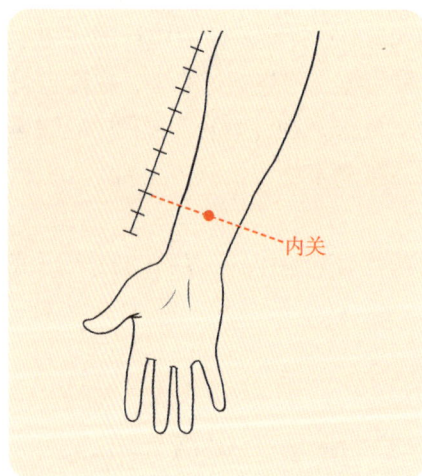

图 7-2-3-20　内关

内关

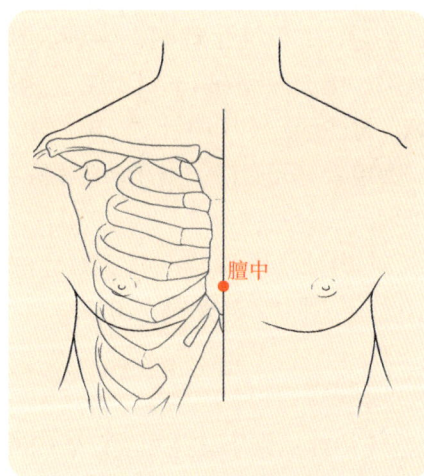

图 7-2-3-21　膻中

膻中

说明：肺癌胸痛甚者可加局部阿是穴、内关、膻中，血瘀明显者配血海、
膈俞，气滞明显者可加行间、太冲。

【操作方法】诸穴施以悬起灸常规操作，以温和灸法为主，即将艾条的一
端点燃，对准应灸的腧穴部位或患处，距离皮肤 2~3cm 进行熏烤，使患者局
部有温热感无灼痛为宜，一般每穴灸 15~20min，至皮肤红晕潮湿为度。

【出处】左晓娜，谢昱伟，庞燕，等. 温阳止痛贴阿是穴穴位贴敷联合艾

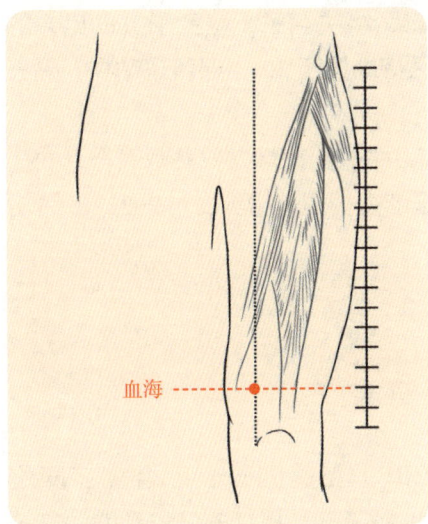

图 7-2-3-22　血海

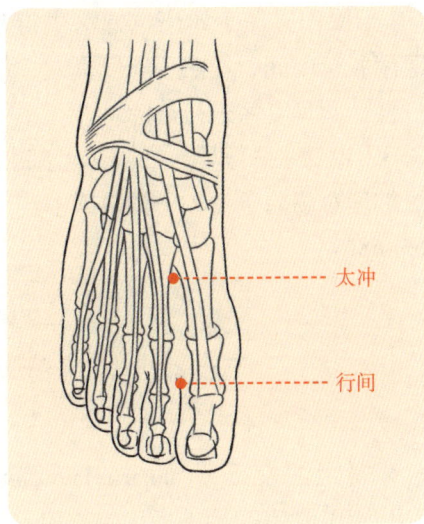

图 7-2-3-23　行间、太冲

灸治疗虚寒型癌性疼痛患者的疗效及对血清炎性因子的影响［J］. 世界中西医结合杂志，2022，17（9）：1783-1787.

（五）耳穴压豆

【选穴】肺、神门、交感、皮质下、上耳根、下耳根（图 7-2-3-24）。

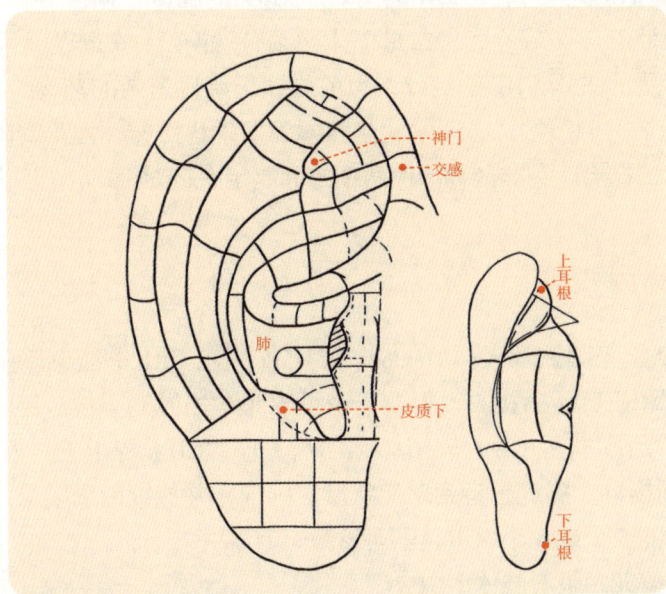

图 7-2-3-24　肺、神门、交感、皮质下、上耳根、下耳根

【操作方法】对所选穴区进行常规消毒，将决明子 1 粒置于 1cm 见方的医用胶布中间，压贴于一侧耳穴，每一穴区持续按压 30s，保留压贴物，隔天一换，两耳交替进行治疗。

【出处】张姗姗，石际杰，刘彤彤，等. 中药止痛散穴位贴敷联合耳穴压豆护理对癌痛患者的干预效果［J］. 中西医结合护理（中英文），2022，8（1）：65-68.

第三节　癌性疲乏

癌因性疲乏（cancer related fatigue，CRF）在美国国立综合癌症网络（NCCN）制定的相关指南中被定义为：一种痛苦的、持续的、主观的，有关躯体、情感或认知方面的疲乏感或疲惫感，与近期的活动量不符，与癌症或癌症的治疗有关，并且妨碍日常生活。CRF 的发生率一般为 60%~90%，我国有研究报道肺癌患者的 CRF 发生率为 76.7%，可见 CRF 已成为严重影响肿瘤患者生活质量的重要原因。CRF 的发生与癌症本身及抗肿瘤治疗密切相关，其可发生于任何癌症的发生发展及治疗过程中，具有发病快、程度重、持续时间长、难以缓解等特点。CRF 临床主要表现为非特异性的乏力、虚弱、全身衰退、嗜睡、疲劳等，NCCN 指南对于 CRF 的临床诊断主要依据两方面，一是具备癌症的诊断或治疗，二是个体必须有意识及认知能力，可以主观评价自己的感受。关于 CRF 的治疗，目前尚缺乏明确有效的药物，NCCN 指南建议应由药学、护理学、心理学、营养学等多学科协作，为不同阶段的肿瘤患者分别从药物治疗和非药物治疗两个方面制定有针对性的治疗策略。

一、临床表现

自 1979 年美国护理人员 Haylock 和 Hark 提出 CRF 的概念以来，人们对 CRF 的认识和研究不断提高，得到了全世界医学领域的重视。目前，较为公认的 CRF 诊断标准是 1999 年由国际疾病分类（ICD）提出的。根据 ICD-10 的 CRF 诊断标准，癌症患者疲乏症状反复出现，并持续两周以上，同时伴有以下症状中的 5 个或 5 个以上，即可诊断。

（1）全身无力或者肢体沉重。

（2）注意力不能集中。

（3）缺乏激情，情绪低落，兴趣减退。

（4）失眠或者嗜睡。

（5）睡眠好休息好感觉精力不能恢复。

（6）活动困难。

（7）存在情绪反应，如悲伤、挫折感。

（8）不能完成原先胜任的日常活动。

（9）短期记忆力减退。

（10）疲乏症状持续数小时不能缓解。

明确 CRF 的诊断后，应进一步对 CRF 进行评估测量，对患者做出综合且合理的评估是 CRF 治疗和研究的关键所在。CRF 程度测量一般采用评估量表，包括单维评估量表和多维评估量表，其中单维评估量表主要用于简单测量疲乏的程度，多维评估量表可以用于测量疲乏的性质、严重性及其影响因素等。目前常用的评估量表包括简易疲乏量表（BFI）、Piper 疲乏量表和生命质量核心量表（EORTC QLQ-C30），其中 BFI 量表属于单维评估量表，后两者属于多维评估量表。

二、辨证分型

根据 CRF 的临床表现，可将其归属于中医"虚劳"范畴，因癌毒盘踞体内日久，患者多气血津液耗伤，脏腑失养，阴阳失衡，表现于外则一派虚损之象。肿瘤患者体内正气受癌毒损耗，致使其体质虚弱，易遭外邪侵袭而致病情加重。此外，手术、化疗、放疗等抗肿瘤治疗亦可耗气伤阴，使脏腑、阴阳愈加受损。由此可见，肿瘤患者发生 CRF 的关键病因在于"虚"，故中医对于本病的治疗多从扶正补虚为主。参考《恶性肿瘤中医诊疗指南》和相关文献可将肺癌 CRF 分为以下几种常见证型。

（1）脾虚痰湿证：本证常见疲乏无力，胸闷气短，咳嗽痰多色白，伴有食少纳呆，腹胀便溏，面色萎黄，舌淡苔薄白，脉沉弱或濡缓。

（2）气血两虚证：本证可见神疲乏力，面色苍白或萎黄，头晕目眩，四肢倦怠，气短懒言，心悸怔忡，或间喘咳气短、咳声低微，舌淡苔薄白，脉细弱或虚大无力。

（3）气阴两虚证：本证多见气短声低，咳嗽少痰，或痰中带血，神疲乏力，面色苍白，或自觉烦热，盗汗或恶风自汗，口干不欲饮，食少，腹胀便溏，舌淡边有齿痕，苔薄，脉细弱。

（4）阴阳两虚证：本证可见疲乏无力，形体消瘦，腰膝酸软，畏寒肢冷，胸闷气急，动则喘促，咳嗽痰少，痰中带血或痰液清稀，面色苍白，或伴有浮肿、腹泻等症，舌质淡而少津，苔少或光剥，脉微数或虚数无力。

三、外治方法

CRF 的发病机制较为复杂，西医在治疗本病的时候同样强调在充分评价疲乏程度的基础上，进行个体化治疗。西医治疗强调心理社会干预与药物治疗相结合，药物治疗方面，目前尚无特效的治疗药物，近几年临床使用皮质激素和中枢兴奋药物进行探索，但疗效不能令人满意。中医药对于本病的治疗同样积累了很多经验，通过中医辨证治疗可较好地改善患者疲劳症状、提高患者生活质量。近年来，中医外治法在 CRF 的应用也逐渐增多，利用贴敷、艾灸、针刺等中医特色外治手段，往往能达到增效的作用。

（一）穴位贴敷

1. 吴茱萸粉贴敷（江西中医药大学附属医院）

【组成】吴茱萸粉、姜汁。

【选穴】神阙、肺俞、中脘。腹泻者加关元，失眠者加心俞、合谷、涌泉，恶心呕吐者加合谷、内关、足三里（图 7-3-3-1~ 图 7-3-3-6）。

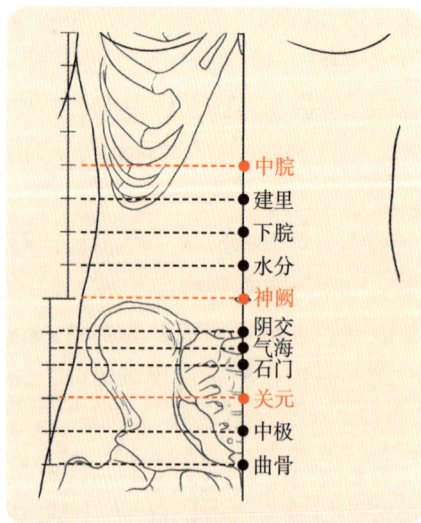

图 7-3-3-1　神阙、中脘、关元

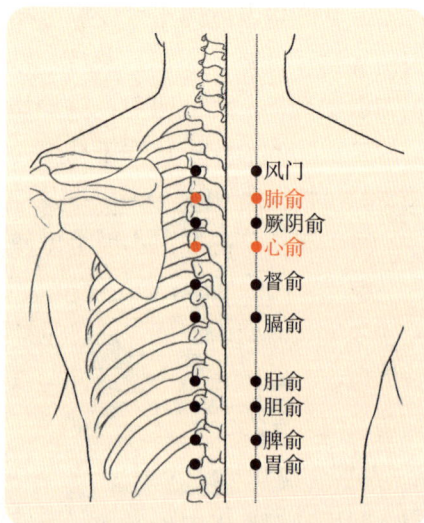

图 7-3-3-2　肺俞、心俞

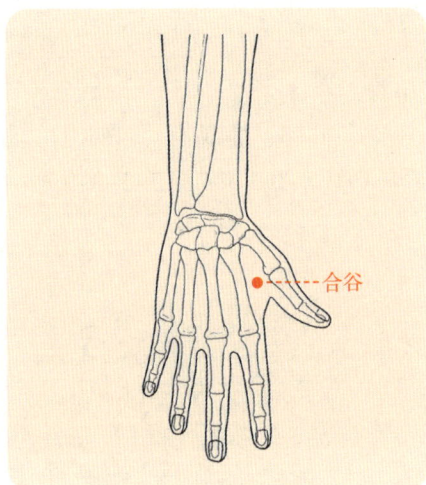

图 7-3-3-3　合谷

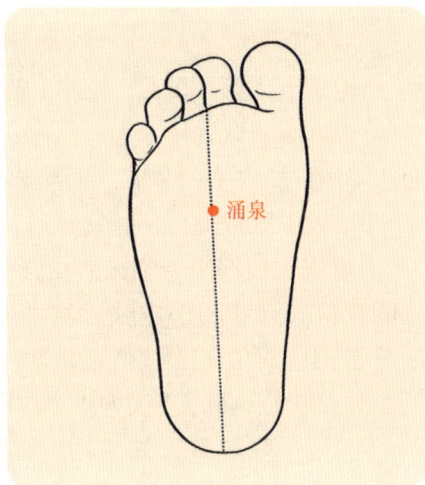

图 7-3-3-4　涌泉

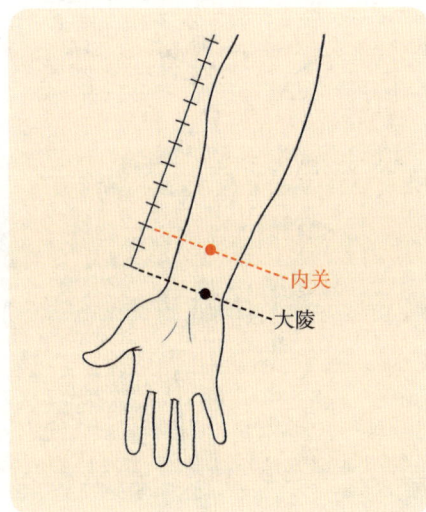

图 7-3-3-5　内关

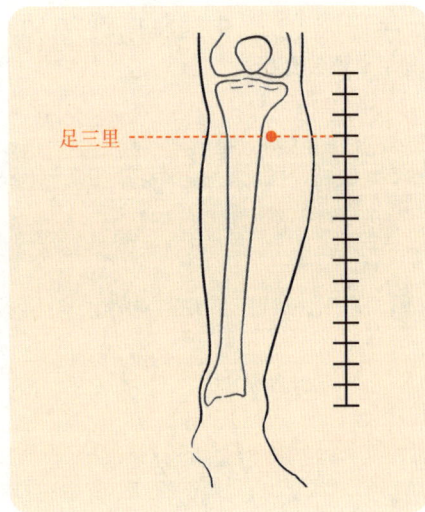

图 7-3-3-6　足三里

【功效】温肺助阳，补虚扶正。

【用法】以姜汁调和吴茱萸粉，制成 1cm 大小圆饼，于上述穴位处贴敷，用纱布覆盖，胶布固定，每次持续 4~6h，每天 1 次，每周连续贴敷 5 天。

【出处】陈美玲，吁佳，杨菊莲，等. 艾灸联合耳穴压豆及穴位贴敷对肺癌化疗患者癌因性疲乏及生活质量的影响［J］. 云南中医中药杂志，2021，42（6）：87-89.

2.穴位贴敷自拟方（重庆大学附属肿瘤医院）

【组成】人参、黄芪、白术、陈皮、甘草等。

【选穴】主穴为足三里、大椎、涌泉。焦虑、抑郁、睡眠差，加神门；恶心、胸闷，加内关；腹胀、便溏或便秘加支沟（图7-3-3-7~ 图7-3-3-9）。

【功效】固护脾胃，益气温阳。

【用法】根据患者临床症状选取相应的穴位，清洁局部皮肤后将中药丸剂贴于相应穴位上。穴位贴敷治疗每天1次，每次4~6h，7天为1个疗程。

【出处】张黎丹，刘昌梅，高瑞，等.五行音乐疗法联合穴位贴敷在改善肺癌患者化疗后癌因性疲乏症状的运用研究［J］.中医临床研究，2021，13（3）：87-90.

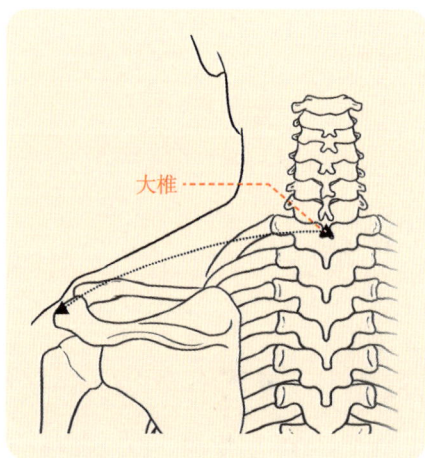

图 7-3-3-7　大椎

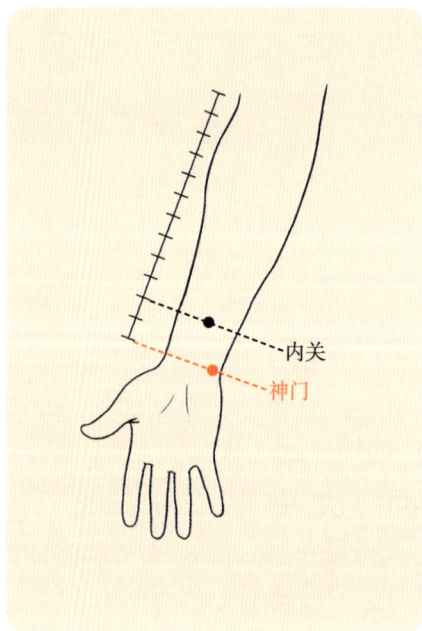

图 7-3-3-8　神门

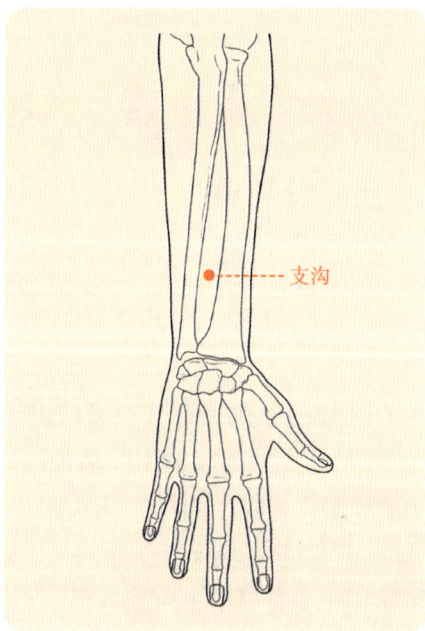

图 7-3-3-9　支沟

3. 穴位贴敷自拟方（成都中医药大学附属医院）

【组成】白芍 15g，茯苓 20g，山药 20g，杜仲 15g，山茱萸 15g，薄荷 10g。

【选穴】肺俞、足三里、三阴交、中脘、关元、涌泉（图 7-3-3-10）。

【功效】健脾益肾，益气扶正。

【用法】将上述中药打成粉剂，使用时用蜂蜜和温开水调成膏状（一般 8g 中药加 2ml 蜂蜜、9ml 温开水），将调匀的药物平敷于医用穴位贴中，每个穴位贴敷时间为 6h，注意观察局部皮肤有无水疱、红肿、瘙痒、破损、出血等不良反应。

【出处】王婧. 穴位贴敷对 Ⅲ 期肺癌化疗患者癌因性疲乏的干预效果研究［D］. 成都中医药大学，2019.

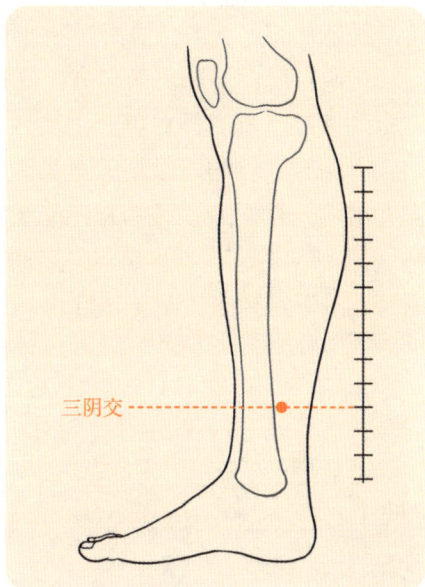

图 7-3-3-10 三阴交

（二）针刺治疗

【治疗原则】针刺治疗 CRF 的总体治疗原则为调和阴阳、扶正固本。通过针刺治疗可促进人体各脏腑、经络、器官功能趋于平衡，采用针刺补法刺激相关腧穴，能达到沟通脏腑、疏通经络的功效，使人体正气得以补益。

【选穴】

主穴选取：足三里、三阴交、关元、气海、太溪、合谷、中脘（图 7-3-3-11、图 7-3-3-12）。

说明：足三里为足阳明胃经之合穴，是补益人体正气的重要穴位，具有补益元气、调和气血、补虚强壮之功效。三阴交为足三阴经交会穴，刺激该穴可同时调理肝、脾、肾三脏。关元既是小肠经募穴，也是足三阴经与任脉的交会穴，具有培元固本、温阳补虚的功效，凡元气虚损者皆可选用。气海为元气之海，同样属于任脉，具有补气、调气之功，刺激该穴可培补元气，又可改善肝、脾、肾三脏之气，解除疲劳。太溪为肾经原穴，为肾精充盈升发之处，有滋阴补肾之效。合谷是手阳明大肠经之原穴，是气血汇聚和运行之要穴，刺激该穴可达到调理气血之作用。中脘是任脉上的穴位，为人体八会穴之"腑会",与手太阳经、手少阳经、足阳明经交会,同时还是胃之募穴,具有和胃化滞、通腑降气、调理中焦之功效。

配穴加减:肺俞、血海、四神聪、内关(图 7-3-3-13、图 7-3-3-14)。

说明:肺俞是肺的背俞穴,选取肺俞是针对本脏疾病治疗。血海归属于足太阴脾经,具有补血养肝之功效。四神聪位于头顶部位,头部为人体诸阳之会,通过四神聪可以调节全身阳气,起到补虚固本的效果;从治神调神而言,脑为元神之府,四神聪还能缓解由于长期疲劳造成的髓海空虚,促进元神恢复。内关为心包经络穴,又通于阴维脉,长期疲乏易耗伤心血,调节该穴可达改善经脉血气循环之目的。

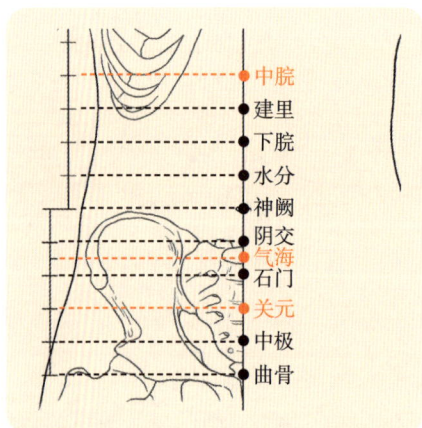

图 7-3-3-11 关元、气海、中脘

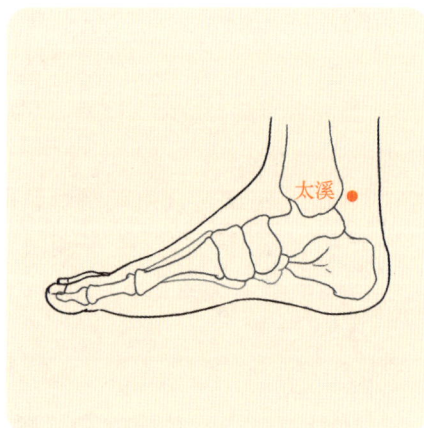

图 7-3-3-12 太溪

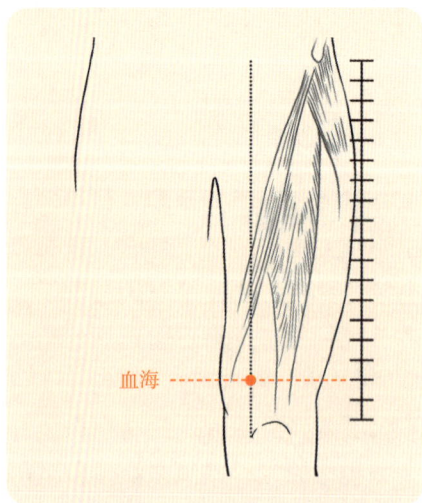

图 7-3-3-13 血海

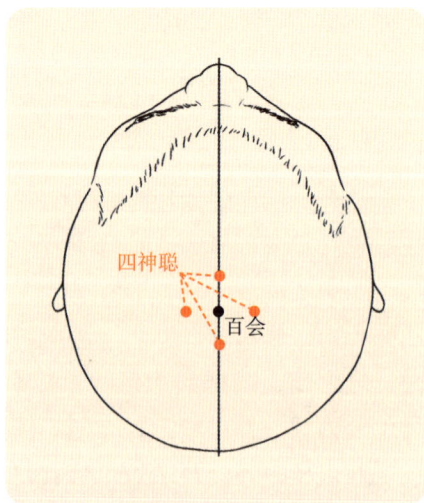

图 7-3-3-14 四神聪

【操作方法】根据具体选穴情况使患者选用合适体位，局部常规消毒后，采用 0.25mm×40mm 的毫针进行针刺，行提插捻转平补平泻手法，以局部出现酸胀感为度（某些穴位可行补法），得气后留针 30min，留针期间行针 1 次，7 天为 1 个疗程。

【注意事项】在针刺治疗时患者尽量避免过饥、过饱、过劳和醉酒，对于皮肤有局部损伤、感染、溃疡的患者不能进行针刺，前胸部、腰背部穴位不可针刺过深，女性生理期、孕妇怀孕早期及后期不宜针刺。此外，在针刺治疗过程中应注意观察患者有无心慌、出汗、头晕等不适症状，如有发生应及时中止治疗，积极处理。

【出处】蒋娟，张婕，张波，等. 针刺辅治癌性疲乏临床观察 [J]. 实用中医药杂志，2020，36（11）：1404–1405.

（三）穴位灸法

【治疗原则】艾灸法治疗 CRF 的总体原则为温经散寒、扶阳固脱，灸法可通过促进人体气机运行提高人体免疫力，进而改善焦虑、抑郁及疲劳症状。

【选穴】

主穴选取：中脘、神阙、关元、气海、足三里。

说明：中脘为胃之募穴，灸之有温脾运胃之功；神阙为全身阴阳相交之所，诸气汇聚之处，灸之有温补脾肾、温寒化湿之功；关元为任脉与肝、肾、脾经脉之交会穴，灸之有温阳补虚、扶正祛邪之功；气海为任脉穴位，具有扶正益气、强壮机体之功；足三里归属于足阳明胃经，具有补益元气、调和气血、补虚强壮之功。

配穴加减：肺俞、脾俞、涌泉（图 7-3-3-15）。

说明：肺俞为肺之背俞穴，灸肺俞可直达肺脏病所，起到调补肺气之效；脾主四肢肌肉，CRF 患者多表现为四肢疲乏无力，艾灸脾俞可起到益气健脾的作用；涌泉为足少阴肾经的井穴，艾灸之可起到补肾益气、调整阴阳之效。

【操作方法】诸穴施以悬起灸常规

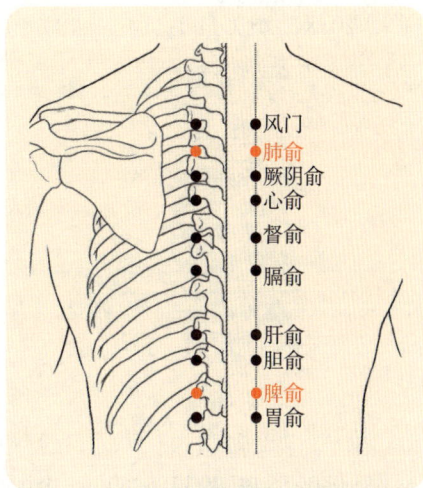

图 7-3-3-15 肺俞、脾俞

operation

操作，以温和灸法为主，即将艾条的一端点燃，对准应灸的腧穴部位或患处，距离皮肤 2~3cm 进行熏烤，使患者局部有温热感无灼痛为宜，一般每穴灸 15~20min，至皮肤红晕潮湿为度。此外，也可将燃烧艾条固定于艾灸盒，将灸具置于腧穴上，用毛巾环绕灸具底端，保证药效和热力，固定灸盒，再用大毛巾遮盖整个灸具，保持温度恒定，施灸过程以患者感受皮肤温度舒适为准。

【出处】张永强，侯玲，丰纪明. 督灸治疗癌症晚期脾肾气虚型患者化疗后癌性疲劳的临床研究［J］. 现代中西医结合杂志，2023，32（2）：232-235.

（四）耳穴压豆

【选穴】肺、神门、皮质下、肝、脾、肾、交感（图 7-3-3-16）。

【操作方法】对所选穴区进行常规消毒，将决明子 1 粒置于 1cm 见方的医用胶布中间，压贴于一侧耳穴，每一穴区持续按压 30s，保留压贴物，隔天一换，两耳交替进行治疗。

【出处】葛玉芳. 穴位按摩配合耳穴压豆法对恶性肿瘤患者癌性疼痛及生活质量的影响［J］. 当代护士（上旬刊），2018，25（11）：146-148.

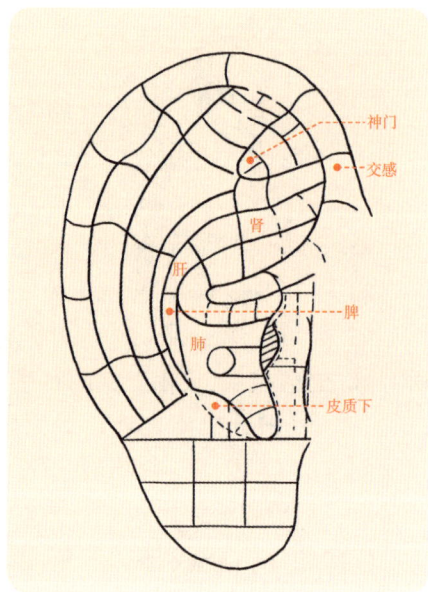

图 7-3-3-16　肺、神门、皮质下、肝、脾、肾、交感

第四节　癌性失眠

恶性肿瘤患者常伴有睡眠障碍，临床表现以失眠为主，称为肿瘤相关性失眠（cancer-related insomnia，CRI），亦可称之为癌性失眠。CRI 主要包括入睡困难、过早清醒、睡眠较浅、睡眠时间过短等。失眠在肿瘤相关症状群中

很常见，有研究认为其仅次于癌因性疲乏，尤其以肺癌、乳腺癌、头颈部肿瘤为多见。肺癌患者 CRI 的发病率高达 68.4%，国外研究也显示，与其他癌症类型相比，肺癌患者 CRI 的发生率相对较高。CRI 的发病与基础因素、加剧因素、诱发因素相关，其中基础因素包括性别、年龄、心理素质等，加剧因素包含肿瘤类型、性质、分期、分型、癌性疼痛等，诱发因素则与不良生活方式、习惯相关，如吸烟、饮酒、营养不良等。目前临床上治疗 CRI 的药物有苯二氮䓬类药物、非苯二氮䓬类药物、抗抑郁类药物、褪黑素等。此外，还可结合认知行为疗法、心理治疗、物理疗法等非药物治疗。

一、临床表现

目前尚无较为统一、公认的 CRI 诊断标准，临床多依赖于患者病史，通过借助调查问卷、量表可有助于评估失眠的严重程度，并检测失眠治疗效果，主观性较强，且存在较高的敏感性。2024 版 NCCN 生存指南中指出，应定期向患者询问睡眠问题，包括以下几点。

（1）失眠：躺下后多长时间能睡着，会不会很困难；每晚醒来几次；这样的情况持续多久了。

（2）过度睡眠：是否曾在工作阅读、浏览网页、与周围人交谈或驾驶时睡着。

（3）睡眠时呼吸停止：睡眠时是否有打鼾、气促或呼吸停止。

（4）不宁腿综合征：是否有在休息时、睡觉时会有腿不舒服并非常想活动腿的感觉。

（5）异态睡眠：是否有梦游、醒来时尖叫或睡梦中剧烈运动。

常用的睡眠评估量表包括匹兹堡睡眠质量指数（PSQI）、阿森斯失眠量表（AIS）、失眠严重程度指数（ISI）等，其中使用最为广泛的为匹兹堡睡眠质量指数表。这些量表仅作为一种筛查手段，并不能作为诊断工具，临床医生需根据具体情况选择性使用。

二、辨证分型

本病属于中医"不寐"范畴，总病机为阳盛阴衰、阴阳失交。一般来说，本病的发生多因思虑劳倦，心脾两虚，心神失养；或阴虚火旺，心肾不交；或情志抑郁，肝火扰心；或饮食不节，脾胃不和，痰热扰心所致。肿瘤相关的不寐病机更为复杂，不仅与肿瘤基础病因相关，还与肿瘤相关治疗相关，如癌毒癥瘕阻滞气机，导致机体气血阴阳失衡，遂致不寐；恶性肿瘤患者多病久体虚，气血耗伤，脾肾亏虚，心神失养，同时放化疗等抗肿瘤治疗也会导致气血受损，加重心脾两虚、心神失养，故肿瘤患者失眠多见。临床常见的辨证分型有以下几种。

（1）心虚胆怯证：临床主要表现为自觉恐惧不能独眠，寐而善惊，多梦易醒，口苦善太息，脉细而缓。

（2）心脾两虚证：易醒，睡眠不实，面色少华，心悸，健忘，气短懒言，舌淡苔薄，脉细弱。

（3）心火亢盛证：失眠心烦，烦躁不安，口干舌燥，小便短赤，口舌生疮，舌尖红，苔薄黄，脉细数。

（4）肝郁化火证：失眠多梦，甚至彻夜不眠，急躁易怒，伴头晕头胀，目赤耳鸣，口干口苦，便秘溲赤，舌红苔黄，脉弦而数。

（5）痰热内扰证：心烦失眠，恶心，嗳气，甚至呕吐痰涎，伴有头重头晕，口苦，舌红苔黄腻，脉滑数。

三、外治方法

中医治疗 CRI 常采用健脾宁心、养血安神、交通心肾、疏肝清热、清热化痰等治法，肿瘤患者往往虚实夹杂，治疗上应注意虚实并重。除内服中药外，近年来研究显示应用针刺、耳穴、中药足浴等外治方法，取得了较为满意的疗效。

（一）穴位贴敷

1. 穴位贴敷自拟方（成都中医药大学附属医院）

【组成】龙眼肉、吴茱萸、肉桂、黄连。

【选穴】心俞、三阴交、神门、内关（图 7-4-3-1~ 图 7-4-3-3）。

【功效】养心安神，交通心肾，调和阴阳。

【用法】将上述药物碾成粉末，用适量水及蜂蜜调成糊状，搓成 2cm×2cm 左右药饼，贴敷于心俞、三阴交、神门、内关穴，每天 18 时敷贴 1 次，次晨揭除。

【出处】张聪，唐瑞，曾才玲，等. 穴位敷贴治疗非小细胞肺癌相关性失眠的临床疗效观察［J］. 内蒙古中医药，2019，38（7）：91-92.

2. 穴位贴敷自拟方（金华市中心医院）

【组成】龙眼肉、黄芪、当归、白术、半夏、陈皮、茯神、远志、吴茱萸。

【选穴】神门、内关、足三里、三阴交、神阙、心俞、脾俞（图7-4-3-4、图7-4-3-5）。

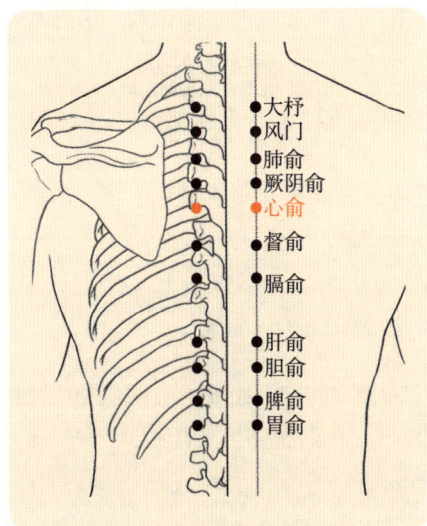

图 7-4-3-1　心俞

大杼
风门
肺俞
厥阴俞
心俞
督俞
膈俞
肝俞
胆俞
脾俞
胃俞

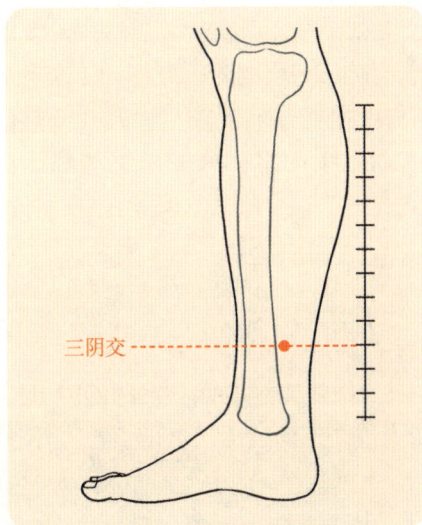

图 7-4-3-2　三阴交

三阴交

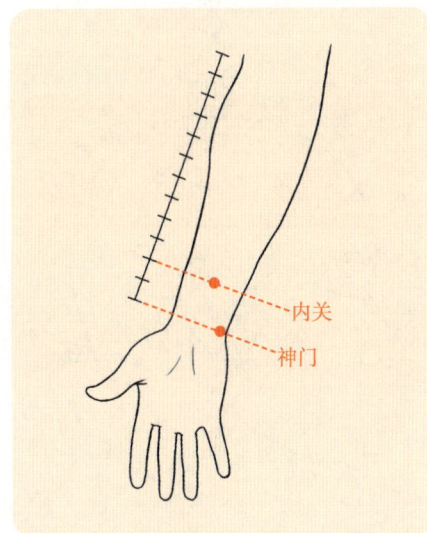

图 7-4-3-3　神门、内关

内关
神门

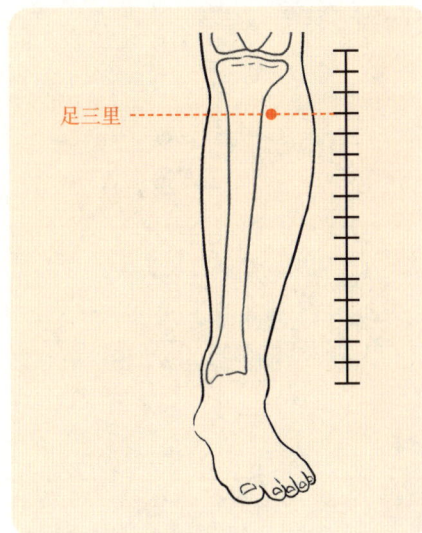

图 7-4-3-4　足三里

足三里

【功效】调和气血，平衡阴阳，交通心肾，和胃降逆。

【用法】将上述中药按照 4 : 6 : 3 : 3 : 2 : 3 : 4 : 4 : 3 的比例碾成粉末，过筛，存罐中备用。用时取适量研磨好的中药粉末用适量蜂蜜调制成糊状，然后将其搓成 2cm×2cm 的药饼，将药饼敷于上述穴位，敷贴固定。每天 18 时贴敷，次日清晨揭除。疗程为 1 个月。

【出处】何胜燕. 中药穴位贴敷治疗肺癌化疗患者癌因性失眠的临床疗效观察 [J]. 中国中医药科技，2021，28（2）：281-283.

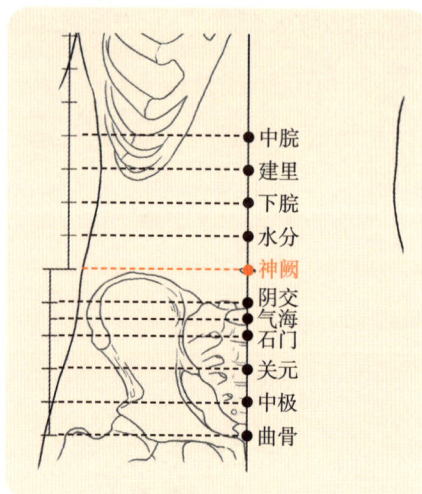

图 7-4-3-5　神阙

（二）针刺治疗

【治疗原则】针刺治疗 CRI 的总体治疗原则为平衡阴阳、调和脏腑。针刺相关穴位可起到平衡阴阳、调和营卫与脏腑、宁心安神等作用。

【选穴】

主穴选取：百会、四神聪、安眠、神门、内关、照海、申脉（图 7-4-3-6~图 7-4-3-9）。

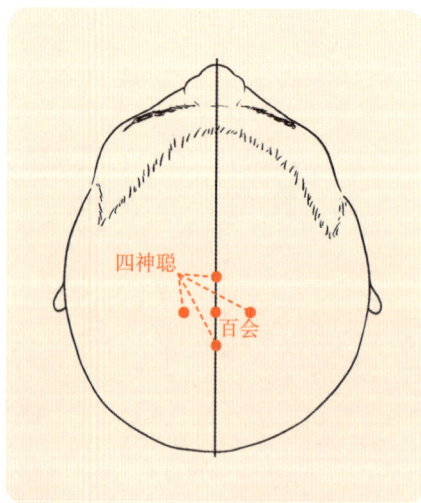

图 7-4-3-6　百会、四神聪

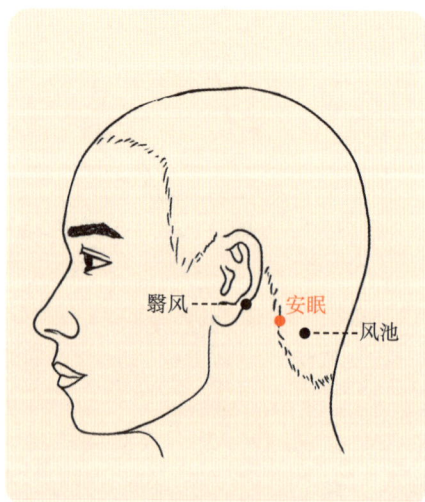

图 7-4-3-7　安眠

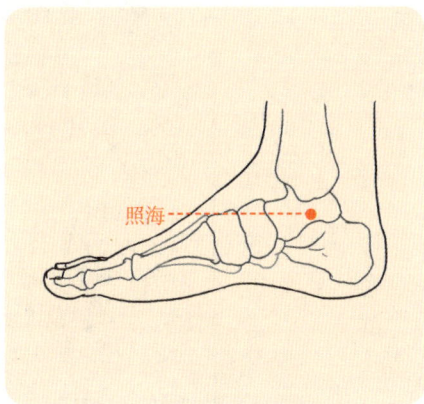

图 7-4-3-8 照海

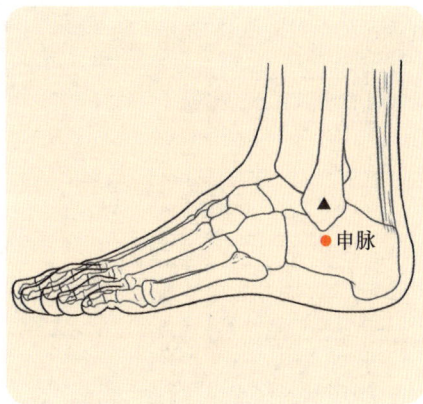

图 7-4-3-9 申脉

说明：百会位于头顶部，头为诸阳之会，百会则为各经脉气汇聚之处，故能通达阴阳脉络，连贯周身经穴，对于调节机体的阴阳平衡起着重要的作用。四神聪同样位于头部，定位为百会前后左右各 1 寸处，是调节神志的重要穴位。安眠为经外奇穴，位于翳风与风池两穴连线之中点，是治疗失眠的常用验穴。神门属于手少阴心经，亦为治疗失眠常用穴位，多与内关、三阴交配伍。内关属手厥阴心包经，具有宁心安神之功效。照海通阴跷脉，申脉通阳跷脉，而跷脉主寤寐，司眼睑开阖，故调二穴可安神助眠。

配穴加减：心俞、脾俞、太冲、大陵、气海、神庭、中脘、足三里、丰隆、曲池（图 7-4-3-10~ 图 7-4-3-15）。

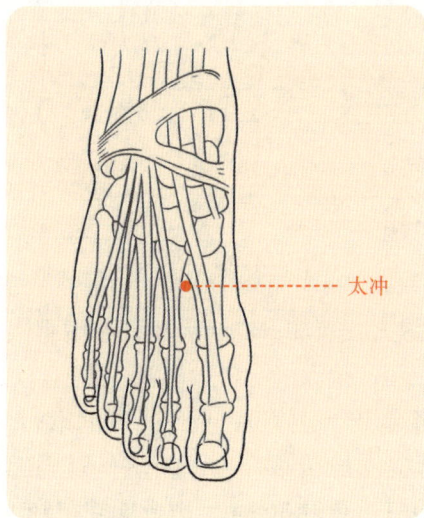

图 7-4-3-10 太冲

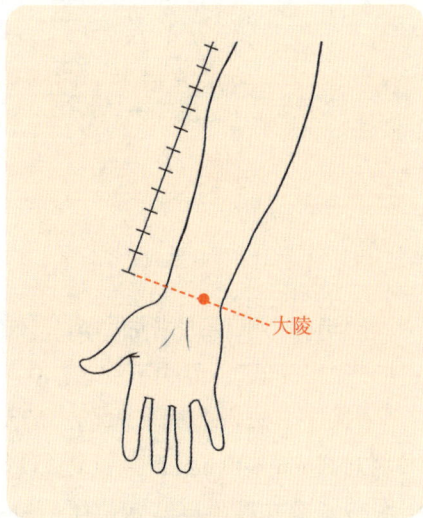

图 7-4-3-11 大陵

221

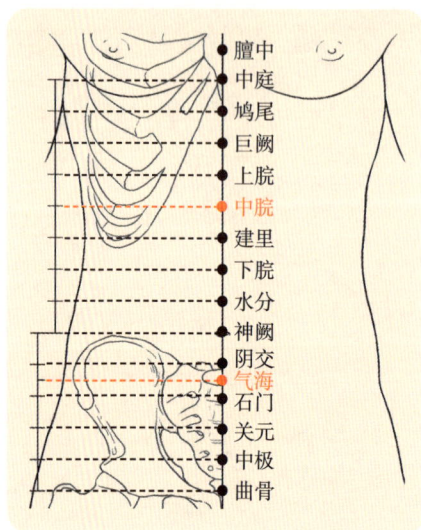

图 7-4-3-12　气海、中脘

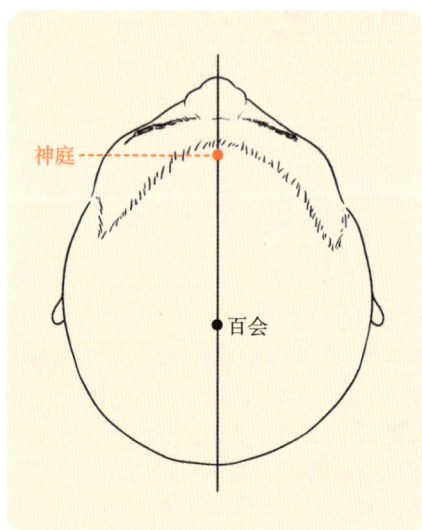

图 7-4-3-13　神庭

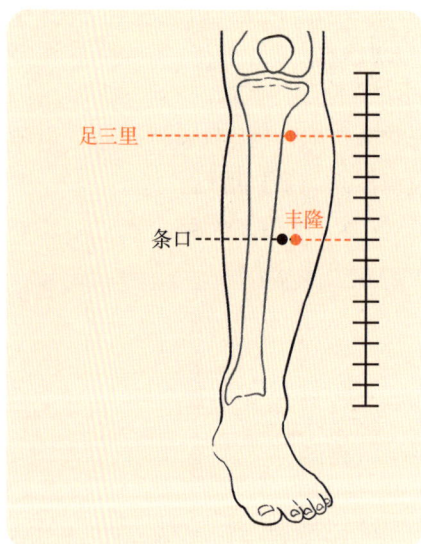

图 7-4-3-14　足三里、丰隆

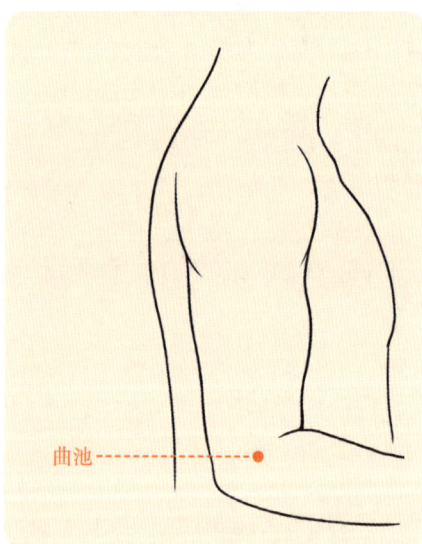

图 7-4-3-15　曲池

　　说明：心脾两虚者加心俞、脾俞，阴虚火旺者加太冲、大陵，心虚胆怯者加气海、神庭，胃中不和者加中脘、足三里，痰火扰心者加丰隆、曲池。

　　【操作方法】根据具体选穴情况使患者选用合适体位，局部常规消毒后，采用 0.25mm×40mm 的毫针进行针刺，行提插捻转平补平泻手法，以局部出现酸胀感为度（某些穴位可行补法），得气后留针 30min，留针期间行针 1次，7 天为 1 个疗程。

222

【**注意事项**】在针刺治疗时患者尽量避免过饥、过饱、过劳和醉酒，对于皮肤有局部损伤、感染、溃疡的患者不能进行针刺，前胸部、腰背部穴位不可针刺过深，女性生理期、孕妇怀孕早期及后期不宜针刺。此外，在针刺治疗过程中应注意观察患者有无心慌、出汗、头晕等不适症状，如有发生应及时中止治疗，积极处理。

【**出处**】刘玉. 针刺治疗癌因性失眠的随机对照临床研究［D］. 上海中医药大学，2021.

（三）耳穴压豆

【**选穴**】心、神门、内分泌、交感、皮质下（图 7-4-3-16）。

【**操作方法**】对所选穴区进行常规消毒，将决明子 1 粒置于 1cm 见方的医用胶布中间，压贴于一侧耳穴，每一穴区持续按压 30s，保留压贴物，隔天一换，两耳交替进行治疗。

【**出处**】易娉婷. 耳穴压豆治疗癌因性失眠的临床观察［D］. 广州中医药大学，2019.

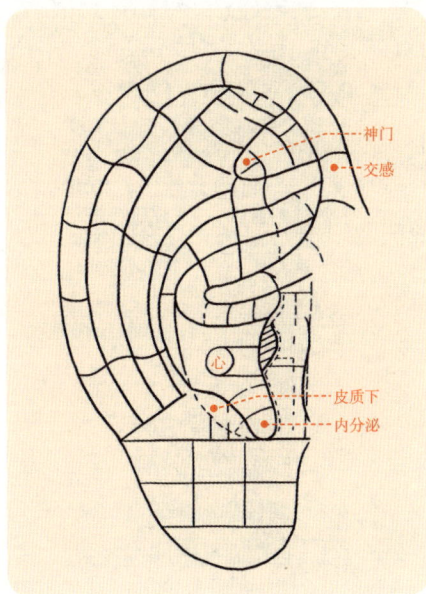

图 7-4-3-16　心、神门、内分泌、
交感、皮质下

（四）中药足浴

1. 安眠沐足方（广州中医药大学第一附属医院）

【组成】夜交藤 30g，丹参 30g，五味子 15g，磁石 30g，合欢皮 15g，合欢花 15g，素馨花 15g，知母 15g，黄柏 15g，郁金 15g，牛膝 15g，酸枣仁 15g，茯神 15g，当归 15g，钩藤 15g，生甘草 10g。

【功效】通畅经络，调和心神，助眠。

【用法】将上述中药熬制成 2000ml 的液体，在患者睡前 1h 将熬制好的中药倒至沐足盆中，用体温计测定温度为 45℃左右时开始浸泡。患者将双足置于盆中浸泡 20min，然后擦干双足穿干净棉袜，避免足部受凉。每天 1 次，7 天为 1 个疗程。

【出处】陈慧君. 中药沐足治疗非小细胞肺癌患者癌因性失眠的临床观察 ［D］. 广州中医药大学，2019.

2. 中药腿浴补心方

【组成】太子参 15g，五加皮 10g，鬼箭羽 15g，党参 15g，夜交藤 30g，生首乌 15g，巴戟天 15g，柴胡 10g，茯苓 10g，白芍 10g，淫羊藿 20g，桂枝 10g。

【功效】益气活血，温经通络，宁心安神。

【用法】将上述中药水煎，药液用水调至 2000ml 左右，倒入足浴盆中，温度调至 35~40℃，浸洗时以没过踝关节为宜。时间为 15~20min，同时双足互相搓洗。

【出处】贾立群. 肿瘤中医外治法 ［M］. 北京：中国中医药出版社，2015.

扫码查阅参考文献

第八章　肺癌治疗引起相关不良反应的中医外治

第一节　化疗药物不良反应与中医外治

根据世界卫生组织国际癌症研究机构（International Agency for Research on Cancer，IARC）报道，近年全球恶性肿瘤的发病率总体呈上升趋势。肿瘤的治疗一般采用多学科综合治疗模式，药物治疗是其主要手段之一。抗肿瘤药物主要包括化疗药物、靶向药物、免疫治疗药物、内分泌治疗药物等。目前临床应用的化疗药物均属细胞毒性药物，也就是直接破坏细胞结构的药物。由于肿瘤细胞与正常细胞缺少根本性的代谢差异，所有化疗药物都可不同程度损伤正常细胞，从而出现各种不良反应。应用化疗药物易引起消化道反应、骨髓抑制等诸多不良反应，影响患者疗效甚至中断患者化疗。为此，针对化疗药物所致不良反应进行支持治疗（包括预防用药、预处理和对症治疗）对于肿瘤患者至关重要。中医药是我国传统特色医学，运用中医辨证观和整体观，有计划、合理地应用中药外治手段，在改善患者不良反应、提高患者生活质量方面有其独特的效果，能最大限度改善患者生活质量，延长生存周期。

一、化疗所致骨髓抑制

（一）临床表现

骨髓抑制是多数细胞毒性抗肿瘤药物最常见的不良反应，化疗药物可诱导骨髓中分裂旺盛的造血细胞凋亡，主要包括中性粒细胞、血小板和红细胞数量的减少。中性粒细胞减少导致机体防御功能下降、感染风险增加，出现感染、发热等症状；红细胞与血红蛋白减少则导致贫血，加重面色苍白、体倦乏力等症状；血小板减少导致皮肤、黏膜、胃肠、泌尿系统等出血，严重者甚至出现颅内出血，细胞毒性化疗药物导致骨髓抑制的诊断分级如下（表 8-1-1-1）。

表 8-1-1-1 细胞毒性化疗药物致骨髓抑制程度的分级（CTCAE 第五版）

血液学毒性	I 级（轻度）	II 级（中度）	III 级（重度）	IV 级（危及生命）	V 级
白细胞减少（×10⁹/L）	3.0~ 正常值下限	2.0~3.0	1.0~2.0	< 1.0	无
中性粒细胞减少（×10⁹/L）	1.5~ 正常值下限	1.0~1.5	0.5~1.0	< 0.5	无
血小板减少（×10⁹/L）	75~ 正常值下限	50~75	25~50	< 25	无
贫血，血红蛋白减少（g/L）	100~ 正常值下限	80~100	< 80	危及生命，需要紧急治疗	死亡

（二）辨证分型

传统中医病名中无骨髓抑制，根据骨髓抑制出现的临床症状，除血象改变外主要表现包括全身乏力、心慌气短、汗出、发热、腰膝酸软、头晕恶心、呕吐、纳呆、畏寒怕冷、出血等症状，可将其归为"虚劳""内伤发热""血证"等中医病名范畴。中医认为，肿瘤是由多种原因所致，在机体阴阳失调、气血亏虚的基础上，气滞、血瘀、痰凝、湿聚、热毒等病理产物结聚脏腑，日久积聚而成。化疗后骨髓抑制是药毒直接损害骨髓，导致骨髓增生降低、外周血细胞减少，而出现多种虚损症状。化疗药物由脉道入体，药毒在脉道中与气血相搏，随气血灌溉一身。药毒猛烈，脉道中的气血被药毒耗散，则气血滋养脏腑、充营卫的功能减弱；药毒随气血流经脾胃，脾胃受伤，运化失常，则气血生化乏源；药毒伤肾，肾精亏损，髓无所生，血无所化，则血虚更甚。

（1）心脾两虚证：症见神疲乏力，心悸气短，失眠，纳呆食少，腹胀，便溏，头晕目眩，面色少华，舌质淡，苔薄白，脉细弱。

（2）气阴两虚证：症见神疲乏力，心悸失眠，自汗，盗汗，咽痛，口糜，面色少华，五心烦热，舌质淡，苔薄白，脉细弱。

（3）肝肾阴虚证：症见面色黧黑或面色无华，肌肉大消，卧床不起，午后潮热，或夜间发热，五心烦热，口干咽燥，失眠盗汗，舌体瘦小，舌淡暗，舌红无苔，脉微弱。

（4）脾肾阳虚证：症见头晕目眩，阳痿，遗精，夜尿频多，畏寒肢冷，腰膝酸软，舌质淡，舌体胖大有齿痕，脉沉细。

（三）外治方法

化疗后骨髓抑制是恶性肿瘤治疗中常见的化疗不良反应，主要表现为外周血中白细胞、红细胞、血小板数量减少，是临床上较为棘手的问题，它会影响化疗的正常进行，进而对治疗效果造成一定的影响，甚至是导致患者死亡。西医对于骨髓抑制的治疗多针对三系采取相应的治疗手段。如中性粒细胞主要参与机体防御，骨髓增殖时间短，针对中性粒细胞减少症，主要通过应用短效或长效粒细胞集落刺激因子，刺激造血，向外周释放粒细胞，从而升高白细胞，预防感染。针对血小板减少，重组人白细胞介素–11或重组人血小板生成素效果最佳，二者联合应用，能缩短血小板恢复的时间。然而，这些药物在治疗血细胞减少的同时，都可能会产生耐药或者疗效不佳的情况，以及心悸、心动过速、肌肉酸痛、乏力、发热、皮疹等不良反应。

如吴师机《理瀹骈文》所言："外治之理，即内治之理，外治之药，即内治之药，所异者法耳"，将药物贴敷于体表穴位，可被腧穴所在部位的皮肤直接吸收，进入络脉、经脉，输布全身，以发挥其药效。《灵枢·九针十二原》篇载："微针通其经脉，调其血气，营其逆顺出入之会。"针灸有通经脉、调血气之功，通过激发人体经络正气，可起到平衡阴阳、协调脏腑的作用。灸法主要是指借灸火的热力和药物的作用，对腧穴或病变部位进行烧灼、温熨，达到防治疾病目的的一种方法。《医学入门·针灸》指出："药之不及，针之不到，必须灸之。"《中华本草》载："艾叶苦辛，生温熟热……用之灸火，能透诸经，而治百病。"温热是艾灸的重要因素，又可分为"温通"与"温补"。"温通"即针对气血不畅者，予温热刺激，以调和气血、宣通经络；"温补"即以温热刺激配合辨证选穴补气血、养阴血。

1. 针灸

经验方（广州中医药大学第五临床医学院）

【选穴】足三里、三阴交、血海、膈俞（图8-1-1-1~图8-1-1-4）。

【操作方法】穴位进行常规消毒，患者取平卧位。进针手法：膈俞采用斜刺法，进针1寸；足三里、三阴交、血海均采用直刺法，进针1.5寸；行针用补法，进针后将针头慢捻转、轻提插，询问患者是否出现酸胀感，以出现酸胀感为宜。得气后留针30min。每天针灸1次，连续治疗2周。

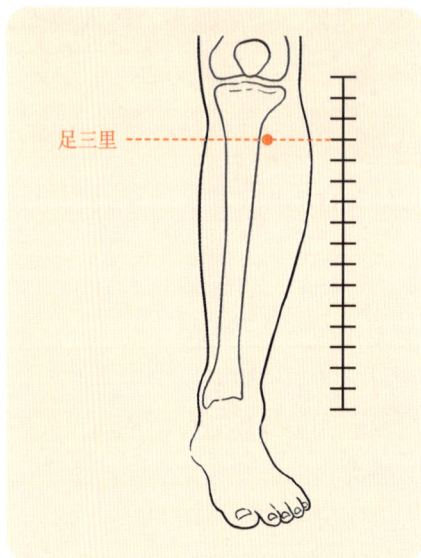

图 8-1-1-1　足三里

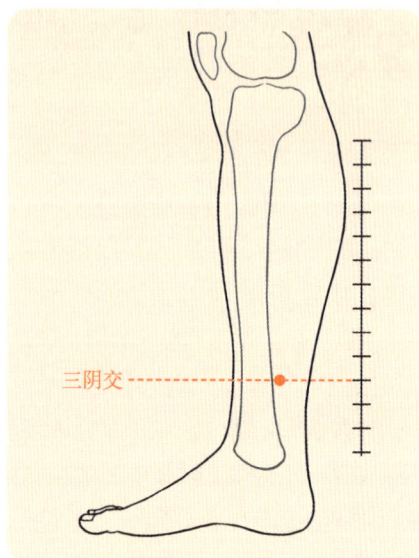

图 8-1-1-2　三阴交

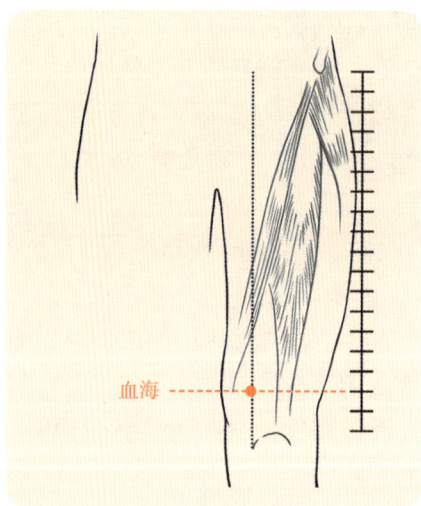

图 8-1-1-3　血海

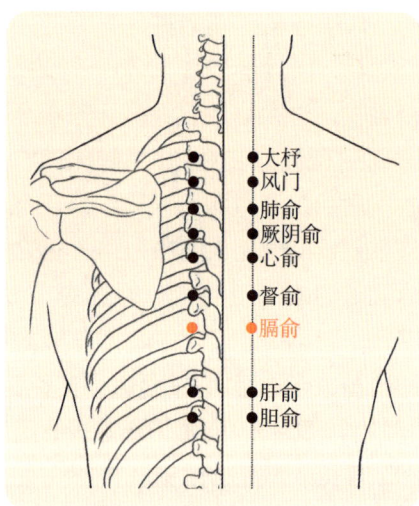

大杼
风门
肺俞
厥阴俞
心俞
督俞
膈俞
肝俞
胆俞

图 8-1-1-4　膈俞

　　【功效】足三里为足阳明胃经穴，具有补益脾胃、通调腑气、调畅气机、疏通经络的作用，能调和气血，补后天以养先天。三阴交为足三阴经交会穴，有健脾益血、补益肝肾的功效，补益脾经时又可以兼补肝肾，三脏调和，则血液生化有源，运行有序，故可补益精血，强健体魄。足三里和三阴交配伍使用可加强治疗效果，达到平衡阴阳的目的。血海为足太阴脾经穴位，可以扶脾统血，血海穴的双向调节作用既可健脾养血，又可活血化瘀。膈俞为血会，八会穴之一，足太阳膀胱经穴，可治疗"一切血疾"，具有补气养血、活血化瘀的作用。膈俞与血海均可调血，二穴配伍使用，可以治疗全身血证。

配穴：痰湿结聚配中脘、丰隆、阴陵泉；气血不足配气海、脾俞、胃俞；脾肾阳虚配肾俞、命门；肝肾阴虚配太冲、太溪、照海。

【出处】吴晋芳，陈高峰，曾科学. 放化疗后白细胞减少症的针刺治疗[J]. 世界中医药，2021，16（4）：672-676.

2. 穴位贴敷

强髓升白散（重庆大学附属肿瘤医院）

【组成】附子 15g，干姜 15g，肉桂 30g，补骨脂 30g，黄芪 60g，当归 30g，血竭 15g，冰片 10g。

【用法】以上药物研成极细末，加姜汁调和而成，用一次性敷贴贴于患者气海、关元、足三里、脾俞、肾俞（图 8-1-1-5、图 8-1-1-6）。敷贴大小为 1.5cm×1.5cm，每贴敷贴 6h，每天 1 次，共 10 天。敷药后同时艾灸气海、关元、足三里、脾俞、肾俞，每天 1 次，每穴每次灸 20min。

【功效】附子、干姜为君药，以温阳补肾，健脾温中。肉桂、补骨脂补火助阳，健脾补胃；黄芪、当归补气补血，扶弱补虚，四药共为臣药。血竭活血化瘀，益气养血，使补而不滞，为佐药。冰片味辛，透达经络，为使药。诸药共奏温阳补肾、健脾温中、益气生血、扶正固本之功。

气海、关元属于任脉之要穴。一切气疾，久不瘥者，灸气海。关元是人体元气的关隘，古人云"又名大中极，为男子藏精、女子蓄血之处"，灸此穴

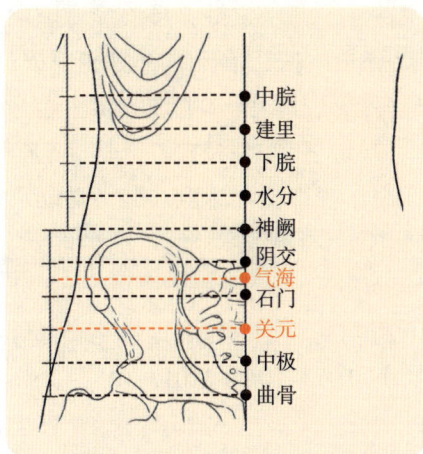

图 8-1-1-5 气海、关元

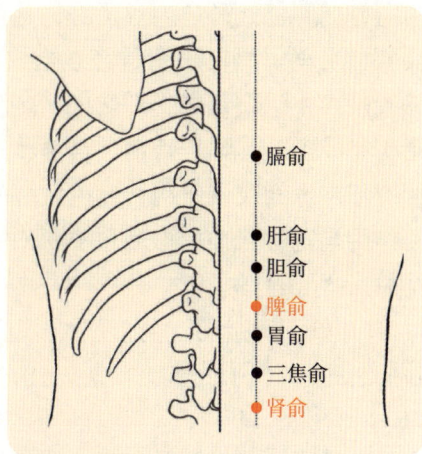

图 8-1-1-6 脾俞、肾俞

能培补元气，益肾固精，补益回阳而治虚劳。足三里为足阳明胃经的合穴，胃之下合穴，具有健脾益气、解除表邪之作用，为强壮保健要穴，可治疗虚劳诸证。脾俞和肾俞为足太阳膀胱经穴，是脾、肾之背俞穴。脾俞可调节脾胃功能，脾胃功能正常则气血充足，灸肾俞能壮阳、补益肾元而达到培元补虚的目的。

【出处】肖彩芝，夏冬琴，杨扬，等. "强髓升白散"穴位贴敷联合艾灸防治 NSCLC 化疗后骨髓抑制的临床疗效观察［J］. 中国医药导刊，2020，22（4）：252-256.

生血方（安徽省六安市中医院）

【组成】生黄芪 20g，当归 10g，炒白术 10g，茯苓 10g，山药 20g，鸡血藤 10g，黄精 20g，紫河车 10g，仙鹤草 10g，菟丝子 10g，枸杞子 10g，女贞子 10g，陈皮 6g。

【用法】上方打细粉后加入香油、黄酒搅拌成膏状备用。将膏状备用生血方放置在医用一次性使用无菌自粘敷贴上，外敷于脾俞、肾俞、足三里、关元，每次 1h，连续治疗 15 天。

【功效】方中生黄芪、黄精、山药健脾补肾益气，共为君药；炒白术、茯苓健脾，紫河车、菟丝子、枸杞子补肾，共为臣药；当归、女贞子、鸡血藤补血通络活血，共为佐药；陈皮行气，使诸药补而不腻，为使药。现代药理研究证实，生黄芪、山药、黄精、紫河车能增强体质，促进造血，增强免疫力，刺激造血干细胞增殖分化，抗肿瘤。

脾俞是膀胱经背俞穴之一，内应脾脏，是脾气转输、输注之所，刺激脾俞可补益脾气；肾俞内应肾脏，是肾脏经气输注于背部之处，是治疗肾虚之要穴；足三里是足阳明胃经之合穴，刺激足三里可扶正培元，补脏腑虚损；关元是人体阴阳元气交汇之处，刺激关元具有培元补肾固本功效。将生血方磨粉制成敷贴，贴于脾俞、肾俞、足三里、关元，药物刺激穴位，从而起到药效和穴效的双重作用，通过穴位的刺激作用、经络传导感应、调节功能平衡作用与药物经皮吸收后的药效作用彼此叠加，达到健脾补肾、益精培元、补益气血目的。

【出处】薛金洲. 生血方穴位贴敷联合化疗对脾肾两虚型晚期胃癌患者骨髓抑制的影响［J］. 河北中医，2019，41（7）：1053-1056+1101.

3. 温和灸

经验方 1（北京中医药大学第三附属医院）

【选穴】中脘、气海、关元、足三里（图 8-1-1-7）。

【操作方法】患者取坐位或卧位，点燃艾条于患者的穴位施灸治疗，感觉到局部皮肤温热舒服时可固定艾条至穴位的距离，但仍要根据热度随时调整距离。每次艾灸 15min 左右，注意观察患者局部皮肤，出现红晕即可，1 次 / 天，连续治疗 14 天。

【功效】中性粒细胞作用与中医阳气有关，尤其与卫阳相关。中医认为，"卫出下焦"，卫阳源于下焦肾中元阳，故治疗重在温肾阳。艾灸选补下焦第一要穴关元，关元位于任脉，艾灸关元能补肾培元，温阳固脱。气海是气所聚集居住场所，为元气之海，具有补肾虚、益元气、振阳固精之效。三焦为元气之别使，卫阳借三焦以布散全身。此外，加用足三里及中脘，补后天以资先天。若艾灸上述穴位效果不明显，还需加用命门穴以壮阳气，加用肺俞穴补肺气、助宣发。

【出处】徐林，姜欣，万宇翔，等. 黄金昶教授中医外治法治疗化疗后骨髓抑制的临床经验［J］. 中国临床医生杂志，2019，47（11）：1372-1374.

经验方 2（北京中医药大学第三附属医院）

【选穴】脾俞、肾俞、膈俞、膏肓、命门（图 8-1-1-8）。

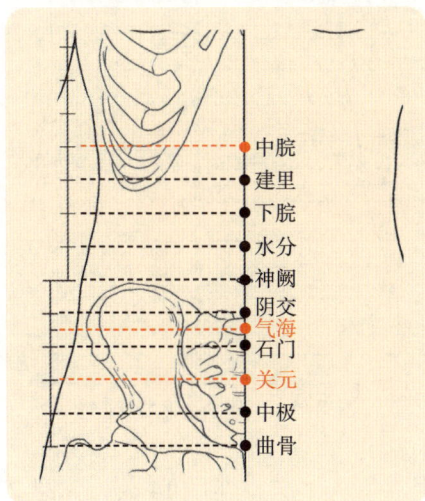

图 8-1-1-7　中脘、气海、关元

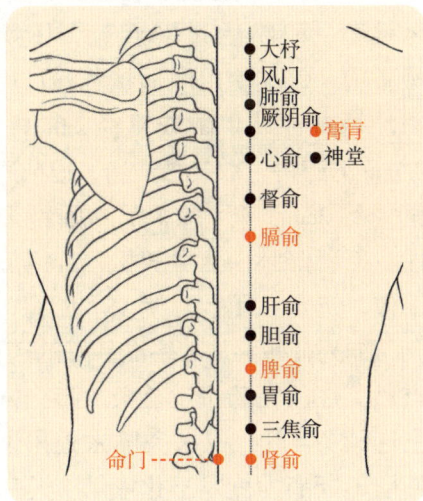

图 8-1-1-8　脾俞、肾俞、膈俞、膏肓、命门

231

【操作方法】患者取坐位或卧位，点燃艾条于患者的穴位施灸治疗，感觉到局部皮肤温热舒服时可固定艾条至穴位的距离，但仍要根据热度随时调整距离。每次艾灸 15min 左右，注意观察患者局部皮肤，出现红晕即可，1 次 / 天，连续治疗 14 天。

【功效】"津血同源"，生理上血与津液都来源于中焦脾胃所化生的水谷精微。脾主统血，统摄控制血液在脉中运行而不溢出脉外，灸脾俞亦可促进运化水谷精微。中焦受气取汁，变化为赤，是谓血。膈俞为八会穴之血会，可活血通脉，凡血病者，均可酌情使用。肾为先天之本，主骨生髓，灸肾俞可刺激骨髓造血。膏肓在厥阴俞外侧，与心包经关系密切，可通行气血；亦主虚损、羸瘦，治疗一切虚损。命门，人之根本，内含真阴真阳，灸之可补一身之元阳。

【出处】徐林，姜欣，万宇翔，等. 黄金昶教授中医外治法治疗化疗后骨髓抑制的临床经验［J］. 中国临床医生杂志，2019，47（11）：1372–1374.

4. 隔物灸

经验方（第二军医大学长海医院）

【选穴】足三里、三阴交、血海、关元、神阙（图 8-1-1-9）。

【操作方法】采用隔药饼灸法治疗，取黄芪、当归、人参、白术、茯苓、炙甘草、鸡血藤、补骨脂、黄精、熟地黄，研粉后过 80 目筛，干燥冷藏备用。每次使用取适量药粉，用鲜姜汁调成泥状，做成直径 2.0cm、厚 0.5cm 的药饼。取艾绒适量，捏成底面直径约 2cm、高约 2.5cm 的圆锥形艾炷。患者俯卧，全身放松，暴露施灸部位，选足三里、三阴交、血海、关元、神阙，各平放 1 块准备好的药饼，点燃艾炷放在药饼上施灸。每个穴位上连续灸 4 壮，以被灸腧穴处出现红

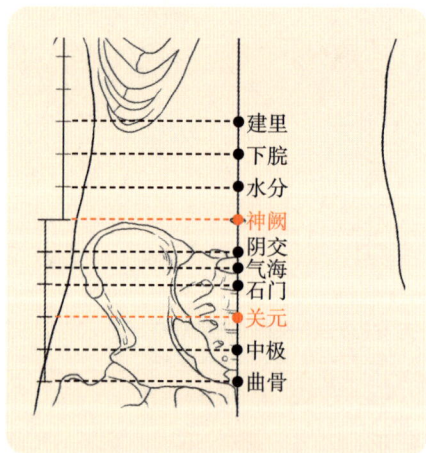

图 8-1-1-9　关元、神阙

晕但不起疱为度。于化疗第 1 天开始应用，每天 1 次，连用 14 天，休息 7 天，21 天为 1 个疗程，连续治疗 2 个疗程。

【功效】方中黄芪、当归乃当归补血汤，益气养血；人参、白术、茯苓、

炙甘草取四君子汤之意，有健脾补气之效；鸡血藤活血补血，补骨脂温肾助阳；黄精、熟地黄补肾填精，全方共奏补脾益气养血之功。足三里是足阳明胃经的主要穴位之一，具有调理脾胃、补中益气、通经活络、疏风化湿、扶正壮阳之功；三阴交为足三阴经之交会穴，具有滋阴补血之功效；血海为足太阴脉气所发，气血归聚之处；关元为足三阴任脉之会，为人身元气之根本；神阙乃胃肠盘曲汇聚之地，且与十二经络、奇经八脉联系紧密。诸穴合用，具有补气生血之功效。本法借助艾灸之热力，使诸药渗入肌腠，直达腧穴，调动经气，促进骨髓微循环，刺激肝、脾、肾三脏协同完成益气生血之功。

【出处】王建楠，张卫星，顾群浩，等. 隔药灸对胃癌化疗期间骨髓抑制保护作用的临床观察［J］. 中华中医药学刊，2014，32（12）：2922-2925.

经验方（河南省中医药研究院）

【选穴】督脉大椎至命门处穴位（图 8-1-1-10）。

【操作方法】采用督脉隔药灸，将人参、黄芪、当归、黄精、枸杞子、女贞子、冰片按 2∶2∶1∶1∶1∶1∶0.5 的比例配制。每次使用取 80g，用鲜姜汁调成泥状。取艾绒适量，放于掌心搓揉成团，捏成底面直径约 2cm、高约 2.5cm 的圆锥形艾炷。患者俯卧，全身放松，露背部。在督脉大椎至命门处穴位铺上药泥，厚度为 0.5cm，点燃艾炷放在药泥上，施灸。灸疗时间为 30min，以被灸腧穴处出现红晕但不起疱为佳。每天治疗 1 次，连用 10 天。

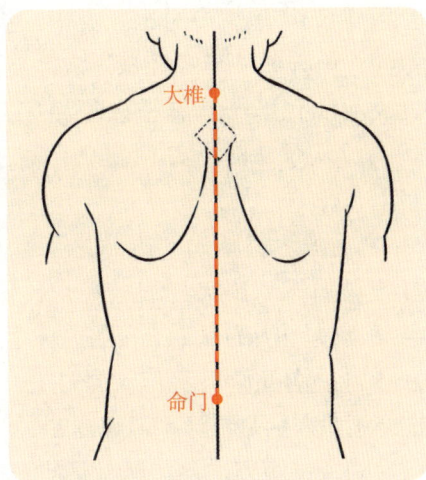

图 8-1-1-10 大椎至命门

【功效】本方以"健脾温肾、补气养血"之法为基本组方法则，方中黄芪、当归补中益气生血；人参、黄精、枸杞子、女贞子脾肾双补，少许冰片使药物增强透皮作用，促进药物通过皮肤吸收，全方共奏补气养血、强脾壮肾、调和脏腑阴阳之功。督脉为人体奇经八脉之一，为阳脉之海、一身阳气之总督，能振奋身体之阳气；在解剖学上，其背部腧穴多分布在椎骨附近，椎骨为人体细胞重要的生成场所之一。艾灸治疗具有温经散寒、壮阳补肾等作用。

【出处】张影，罗银星，蔡小平，等. 督脉隔药灸治疗恶性肿瘤化疗后白细胞减少 45 例临床观察［J］. 中药与临床，2013，4（5）：42-43+53.

经验方（广西中医学院附属瑞康医院）

【选穴】脊柱正中，大椎至腰俞（图 8-1-1-11）。

【操作方法】准备新鲜大蒜及生姜各 500g，去皮捣烂成泥，备用；优质纯艾绒；消毒医用纱布；龙胆紫药水。脊柱穴区常规清洗消毒后，先铺督灸粉，其上再覆以桑皮纸，后铺上 6.0cm 宽、2.5cm 高的蒜泥、姜泥混合物 1 条，上面再铺 3.0cm 宽、2.5cm 高纯艾炷，点燃艾炷待其自然烧灼，燃尽后，再铺上艾绒复灸，每次灸 2~3 壮，或患者自觉口中有蒜味为止。灸毕，移去蒜泥，用湿热纱布轻轻揩干穴区皮肤。督灸治疗完毕即实施雷火灸治疗，灸疗部位从颈 7 椎~胸 12 椎，1 次 / 天，连用 5 天。

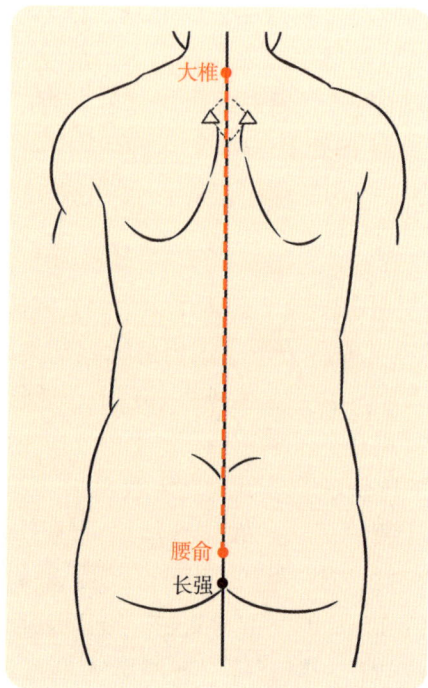

图 8-1-1-11　大椎至腰俞

【功效】督脉为"阳脉之海"，总督一身阳气，多次与阳经相交，诸阴经又通过经别的联系合于阳经，因此督脉可以沟通全身经络。脊柱正中大椎至腰俞穴区是督脉中最重要的一部分，其中大椎穴为督脉要穴，位于背部，背为阳，是诸阳之会，具有温补阳气、调整诸阳之功效，可补益机体一身之阳。而雷火灸的灸治原理一是用其强大的火热力及红外辐射力，作用于人体的面（病灶周围）、位（病灶位）、穴，达到循经感传、通导经络和调节微循环的作用；二是在用灸区域的面、位、穴形成高浓药区，在热力的作用下，渗透组织深部，而达到祛风散寒、活血化瘀、散瘿散瘤等疗效。

【出处】李扬帆. 督灸合雷火灸治疗放化疗后白细胞减少症 81 例［J］. 中医外治杂志，2013，22（2）：40-41.

5. 刺血拔罐

经验方（北京中医药大学第三附属医院）

【选穴】肝俞、脾俞（图 8-1-1-12）和（或）周围皮下结节。

【操作方法】患者取俯卧位，常规皮肤消毒后，用一次性无菌采血针以皮下结节为中心，迅速点刺 6~8 下，接着用闪火法将玻璃罐吸附在穴位上，留罐 8~10min，使每个拔罐部位出血 5~8ml，起罐后使用乙醇棉球涂擦针孔及附近血迹，再用干棉球按压片刻。每 3 天进行 1 次治疗，每周治疗 2 次。

【功效】肝者，凝血之本，其职主藏血而摄血。脾统血，脾虚不能摄血；脾化血，脾虚不能运化，血无所主，故脱陷妄行。血小板减少所引起的出血，可以从"血热迫血妄行"来理解，在临床实践中，这类患者多兼夹血瘀，

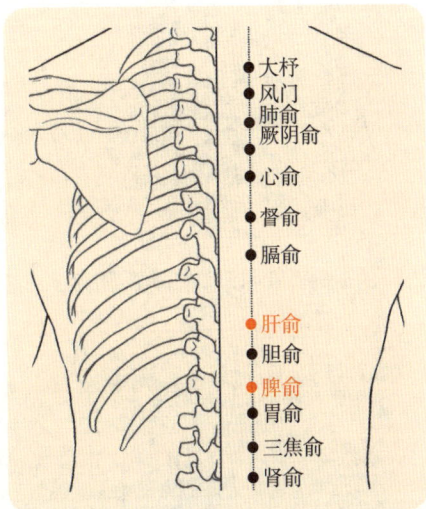

图 8-1-1-12　肝俞、脾俞

（图中标注：大杼、风门、肺俞、厥阴俞、心俞、督俞、膈俞、肝俞、胆俞、脾俞、胃俞、三焦俞、肾俞）

化疗药物耗伤机体气血，导致形成正虚瘀结、虚实夹杂之证。因此，血小板异常主要从肝脾来调治，并且针对血热、血瘀的病机，对肝俞、脾俞进行刺血拔罐能够泻热凉血、祛瘀扶正，促进脏腑功能恢复，进而达到升高血小板的目的。

【出处】肖彩芝，王维，夏冬琴. 艾灸联合中药穴位贴敷防治恶性肿瘤化疗后骨髓抑制的临床观察［J］. 中医肿瘤学杂志，2019，1（4）：30-33.

6. 经皮电刺激

经验方（华北理工大学附属唐山市人民医院）

【选穴】大椎、膈俞、合谷、足三里、三阴交（图 8-1-1-13~ 图 8-1-1-16）。

【操作方法】选用 TENS（经皮神经电刺激）仪器参数：脉宽 100μs，频率 100Hz，刺激持续时间 10s，刺激间歇时间 3s，刺激量 20~25mA，最大反馈刺激量 40mA。患者取仰卧位，以 75% 乙醇对穴位局部消毒。将电极贴片（直径 3cm）贴于穴位，测试电流强度以穴位处明显抽搐或患者可耐受为佳，

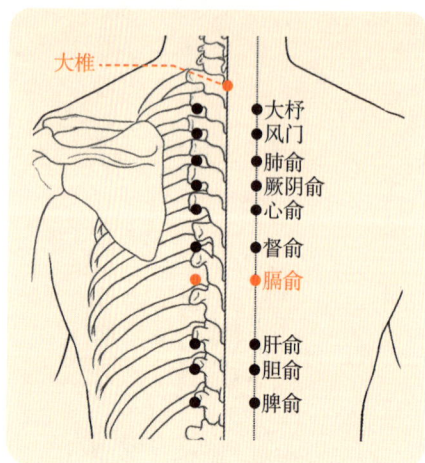

图 8-1-1-13　大椎、膈俞

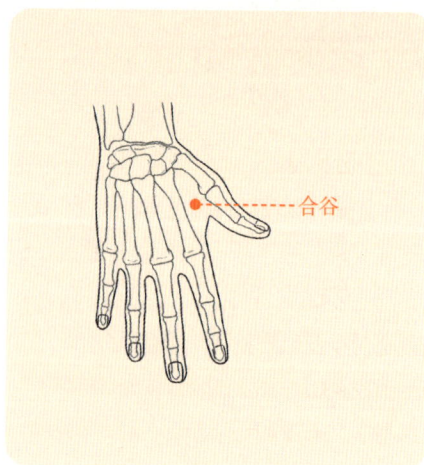

图 8-1-1-14　合谷

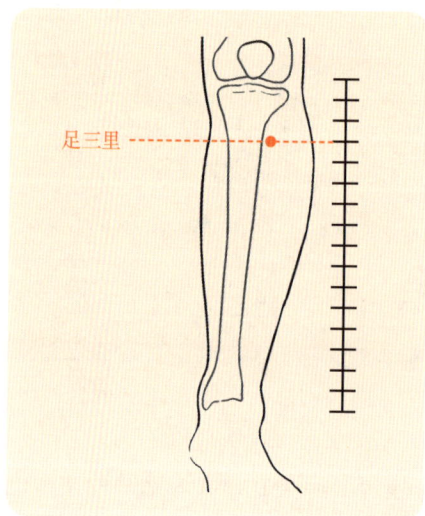

图 8-1-1-15　足三里

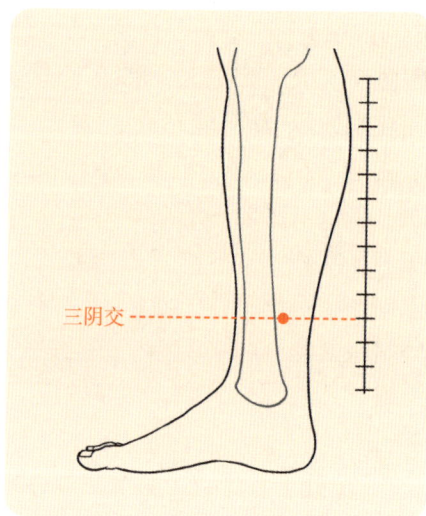

图 8-1-1-16　三阴交

可根据患者的感觉或抽动的程度随时增加电流强度。治疗时间 30min，每天 1 次。28 天为 1 个疗程，共治疗 1 个疗程。

【功效】大椎为六阳经与督脉之会，刺激本穴可温通诸阳、调节阳经气血，配合谷可充分调节白细胞水平、提高机体免疫功能。三阴交为三阴经之交会穴，具有滋阴补血之效。膈俞为血会，有扶正补虚之用。刺激足三里，可增加肾上腺皮质激素的释放，增强交感－肾上腺皮质系统功能，促进白细胞生成。而 TENS 能增强穴位刺激，且具有非侵入性和无痛性的优点。

【出处】赵方超，叶程远，王伟健，等．经皮穴位电刺激预防非小细胞肺癌化疗相关性骨髓抑制临床观察［J］. 中国针灸，2020，40（6）：596-600.

7. 穴位埋线

经验方（广州中医药大学第二附属医院）

【**选穴**】足三里、肾俞（图 8-1-1-17）。

【**操作方法**】正确取穴后，对穴位周围皮肤进行常规消毒，将长约 0.5cm 羊肠线置于 8 号注射器针头内，用此针头直刺或平刺刺入穴位，进针约 1cm；得气后，使羊肠线留于穴位皮下组织或肌层内；出针，查无线头外露后，消毒针孔。

【**功效**】穴位埋线作为中医外治法的一种，其原理与针灸相似，通过羊肠线在体内软化、分解、液化和吸收，对穴位产生生理、物理及化学刺激，产生一种缓慢、柔和、持久、良性的"长效针感效应"，长期发挥疏通经络作用，达到"深纳而久留之，以治顽疾"的目的。选穴足三里、肾俞是因

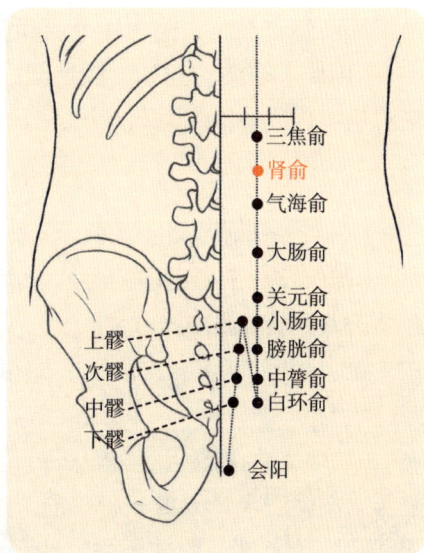

图 8-1-1-17　肾俞

为足三里为胃之合穴，是气血生化之源；肾俞具有补肾壮阳、填精益髓的作用。穴位埋线是将针刺的机械作用、羊肠线的生物和化学作用、穴位的调治作用三者结合起来对人体产生强烈刺激，通过健脾胃、生气血、益肾精、补骨髓，恢复机体造血功能，达到防治骨髓抑制的目的。

【**出处**】谢枫枫，陈凯霓，李宝，等. 穴位埋线防治乳腺癌 FEC 化疗所致骨髓抑制的临床研究［J］. 广州中医药大学学报，2017，34（4）：530-534.

8. 循经刮痧

经验方（首都医科大学附属北京胸科医院）

【**选穴**】督脉、两侧膀胱经。

【**操作方法**】用刮痧板蘸有润滑作用的刮痧油，刮板平面与刮拭方向区域皮肤平面保持在 45° 左右，用力压至筋骨，按照督脉（自大椎穴至腰俞穴）→两侧膀胱经（自大杼穴至白环俞穴、肩中俞穴至秩边穴）→两侧胁肋

部（由脊椎至腋后线）→两侧髂骨区（自脊椎至腋后线）的顺序，由上而下，由内到外，每处刮 36 次，使局部皮肤出现潮红或痧点痧包为度，每次治疗 30min。共治疗 1 次。

【功效】刮痧直接作用于卫阳布散的皮部，可以激发卫阳布散到体表，从而升高血细胞。本法选用后背统领一身阳气之督脉、与脏腑连接的主要通道"主开"的膀胱经以及对全身骨骼系统有较强调控作用"主枢"的少阳胆经，从卫阳产生、滋养、输布 3 个层面循经刮痧，以升高血细胞。

【出处】李波，姜欣，黄金昶. 循经刮痧治疗化疗后中性粒细胞减少症临床观察［J］. 中华中医药杂志，2019，34（11）：5475–5479.

经验方（杭州市中医院）

【选穴】颈背部督脉及两侧足太阳膀胱经。

【操作方法】患者取俯卧位，消毒后以婴儿油润滑，以牛角刮痧板沿患者颈背部督脉（腰阳关→大椎）及两侧足太阳膀胱经（大椎→膀胱俞）走行处由下至上刮擦 20 次，力度适中均匀，保证患者无疼痛感，以出现紫红色斑点或斑块为度。

【功效】本法应用刮痧疗法对化疗患者颈背部督脉（腰阳关→大椎）及两侧足太阳膀胱经（大椎→膀胱俞）走行处所属腧穴进行按摩，通过局部刺激，疏通膀胱经背部节段重要腧穴的经气运行，从而对人体各主要脏腑产生兴奋鼓舞促进作用，平衡阴阳，调理心、脾、肾之气机，使气机通畅，阴平阳秘，逐步恢复脏腑原有的正常生理功能，鼓舞气血化生，充分激发经脉内外的营卫之气，最终使人体抵御外邪侵犯的能力增强，促使邪气从表而解。

【出处】郭俊华，黄挺，黄伶. 刮痧疗法干预 GP 方案所致白细胞减少症临床观察［J］. 浙江中西医结合杂志，2017，27（1）：42–44.

二、化疗所致恶心呕吐

（一）临床表现

细胞毒性化疗药物导致恶心呕吐（chemotherapy-induced nausea and vomiting，CINV）分为 5 种：急性、迟发性、预期性、暴发性和难治性恶心呕吐。急性呕吐是指发生在化疗后 24h 之内的呕吐；迟发性呕吐是指发生在化疗后 24h 之后的呕吐，最长可以持续到化疗后 1 周；预期性呕吐发生在化疗之前，常常被一些不良的气味或者过去的呕吐记忆所激发，一般是由于前一个化疗周期预防给药不足或之前对止吐药反应不佳导致；暴发性恶心呕吐是指已经给予预防性治疗之后仍然发生呕吐，并且需要给予"解救治疗"；难治性呕吐则是对预防性和解救性的止吐方式都无效，并且在后续化疗周期中仍然出现的呕吐。

消化道不良反应是化疗最常见的不良反应，化疗药物可刺激胃肠道或刺激大脑呕吐中枢引起恶心呕吐；对细胞分裂旺盛的口腔黏膜细胞的直接损伤和继发性感染可导致口腔黏膜炎；对肠道黏膜的急性损伤可导致肠道吸收和分泌失衡，引起腹泻等。这些不良反应会加剧患者对治疗的恐惧，影响患者的生活质量，而严重的呕吐、腹泻还会导致水及电解质失衡、心肾功能不全，增加感染机会，甚至出现化疗相关性败血症，危及生命。对此，西医方面针对化疗所致恶心呕吐支持治疗的原则是预防为主，即在肿瘤相关治疗开始前充分评估呕吐风险，制定个体化呕吐防治方案。临床常用的止吐药物有 5- 羟色胺 3(5-HT$_3$) 受体拮抗剂、神经激肽 -1(NK-1) 受体拮抗剂、激素类药物、多巴胺受体拮抗剂、非典型抗精神病药物及苯二氮䓬类镇静催眠药等，其分类、作用机制以及常见的不良反应如下（表 8-1-2-1）。

表 8-1-2-1　CINV 常用支持治疗药物的分类、作用机制和常见不良反应

药物类别	作用机制	举例	主要不良反应
5-HT$_3$ 受体拮抗剂	抑制 5-HT 与 5-HT$_3$ 受体的结合，主要作用于呕吐的外周通路	昂丹司琼、格雷司琼、托烷司琼、帕洛诺司琼	便秘、头痛、转氨酶升高等
NK-1 受体拮抗剂	抑制 NK-1 受体与 P 物质的结合，主要作用于呕吐的中枢通路	阿瑞匹坦、福沙匹坦	便秘、疲劳、食欲减退、转氨酶升高等
糖皮质激素	机制尚不明确	地塞米松	血糖紊乱、继发感染、消化道溃疡等
苯二氮䓬类镇静催眠药	加强或易化 γ- 氨基丁酸（GABA）的抑制性神经递质作用、激动苯二氮䓬受体	劳拉西泮	镇静、眩晕、乏力、步态不稳、疲劳、嗜睡、记忆力损伤等
非典型抗精神病药	作用于多受体系统，包括多种多巴胺受体、多种 5-HT 受体、多种胆碱能受体、α1 受体和组胺 H$_1$ 受体	奥氮平	体重增加、体位性低血压、便秘、口干、心动过缓等
吩噻嗪类药物	抑制延髓催吐化学感受区、抑制中枢胆碱能神经	异丙嗪	锥体外系症状、嗜睡、乏力等

药物类别	作用机制	举例	主要不良反应
多巴胺受体拮抗剂	主要抑制多巴胺受体	甲氧氯普胺	嗜睡、烦躁不安、乏力、锥体外系反应等
抗组胺 H_2 受体药	抑制组胺 H_2 受体	西咪替丁、雷尼替丁、法莫替丁等	恶心、皮疹、乏力、眩晕、脱发等
质子泵抑制剂	抑制胃壁细胞 H^+-K^+-ATP 酶系统而抑制胃酸分泌	奥美拉唑、兰索拉唑、泮托拉唑、雷贝拉唑、艾司奥美拉唑	胃肠道不适、头痛、上呼吸道感染、过敏、肌无力、骨髓抑制等

（二）辨证分型

化疗药物属外来毒邪，易伤及脾胃，加之自身正气不足，而致清阳不升、浊阴不降，升降失司，寒热之邪蕴结于心下，寒热错杂，枢机不利，而致呕吐。中医学认为恶心呕吐是由于胃失和降、胃气上逆所致的以饮食、痰涎等胃内容物从胃中上涌自口而出为临床特征的一种病症。对于恶心呕吐的释名，一是认为有物有声谓之呕，有物无声谓之吐，无物有声谓之干呕；二是认为呕以声响名，吐以吐物言，有声无物曰呕，有物无声曰吐，有物有声曰呕吐。呕与吐常同时发生，很难截然分开，因此无细分必要，故近世多并称为呕吐。呕吐的病因是多方面的，且常相互影响，兼杂致病，但呕吐病机无外乎虚实两大类，正如《景岳全书》有云："呕吐一证，最当详辨虚实。实者有邪，去其邪则愈；虚者无邪，则全由胃气之虚也。"一般来说，呕吐初病多实，日久损伤脾胃，中气不足，可由实转虚；脾胃素虚，复为外邪所伤，或成痰生饮，则因虚致实，出现虚实并见的复杂病机。本病的病变部位虽然在脾胃，但与肝、肾密切相关。五行之中，肝属木，胃属土，木旺克土；且肝为刚脏，易郁结化火，横逆犯胃，致胃失和降，发为呕吐。

（1）饮食停滞证：呕吐物酸腐，脘腹胀满拒按，嗳气厌食，得更甚，吐后反快，大便或溏或结，气味臭秽，苔厚腻，脉滑实。

（2）痰饮内停证：呕吐物多为清水痰涎，胸脘满闷，不思饮食，头眩心悸，或呕而肠鸣，苔白腻，脉滑。

（3）肝气犯胃证：呕吐吞酸，嗳气频作，胸胁胀满，烦闷不舒，每因情志不遂而呕吐吞酸更甚，舌边红，苔薄白，脉弦。

（4）脾胃虚弱证：饮食稍有不慎或稍有劳倦即易呕吐，时作时止，胃纳不佳，脘腹痞闷，口淡不渴，面白少华，倦怠乏力，舌质淡，苔薄白，脉濡弱。

（5）胃阴不足证：呕吐反复发作，但呕吐量不多，或仅吐唾涎沫，时作干呕，口燥咽干，胃中嘈杂，似饥而不欲食，舌红少津，脉细数。

（三）外治方法

1. 针刺

【选穴】足三里、中脘、胃俞、内关（图 8-1-2-1~ 图 8-1-2-4）。

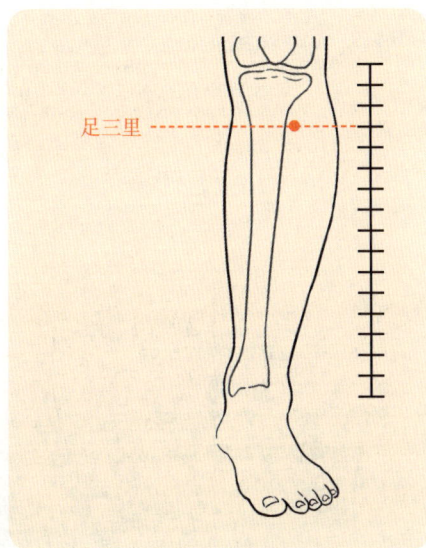

图 8-1-2-1　足三里

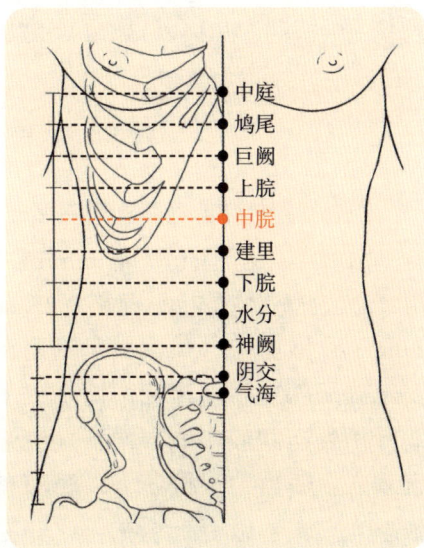

图 8-1-2-2　中脘

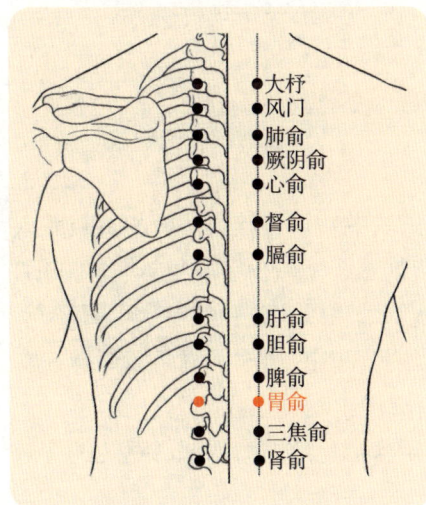

图 8-1-2-3　胃俞

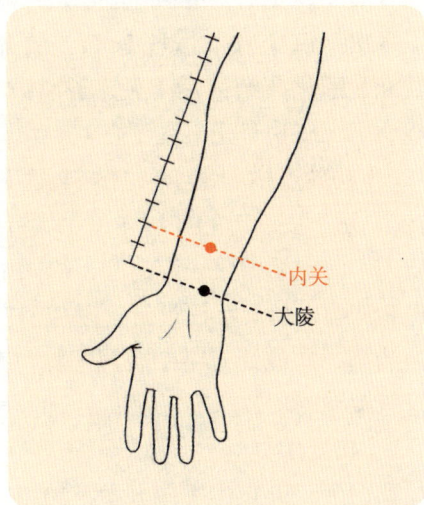

图 8-1-2-4　内关

【操作方法】患者取仰卧位，局部皮肤常规消毒后，选用 0.25mm×40mm 毫针常规针刺，得气后采用平补平泻法，留针 30min，留针期间每隔 10min 行针 1 次，每天 1 次，共 3 天。

【功效】足三里为足阳明经合穴、胃之下合穴，可调理脾胃气机，通降胃气；中脘为胃之募穴，胃俞为胃之背俞穴，俞募穴相配可理气和胃止呕；内关为手厥阴经穴，可宽胸理气，降逆止呕。

【出处】张立春，林乃龙. 针灸防治癌症化疗呕吐 120 例临床观察 [J]. 内蒙古中医药，2014，33（1）：73.

2. 穴位揿针

经验方（浙江省肿瘤医院）

【选穴】中脘、气海、足三里（图 8-1-2-5）。

【操作方法】在化疗前 60min，选用一次性无菌揿针（规格 0.25mm× 2.0mm），取中脘、气海、足三里，用安尔碘局部皮肤消毒后，持小镊子夹取针柄处连同胶布取下，于穴位处垂直刺入，适当力量按压，以局部有酸胀感为宜。嘱患者分别在化疗药物输注前 30min、输注中每 1h、输注结束后 30min 及出现恶心呕吐症状时各按压 1 次，每个穴位按压 3min。揿针留置 96h 即化疗结束后 1 天，予以拔除。观察局部皮肤有无不良反应。

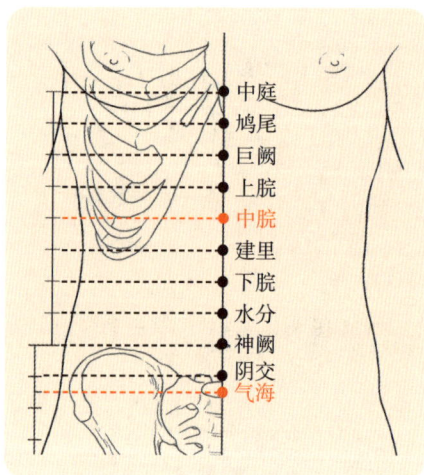

图 8-1-2-5　中脘、气海

【功效】揿针也叫"揿钉型皮内针"，属于皮内针的一种，是古代针刺留针方法的发展，该方法可将针具刺入皮内，固定后留置一定时间，给穴位以持续刺激，既减少了反复针刺的麻烦，患者还可以自己手压埋针，以加强穴位刺激。本法以"疏利气机，和胃降逆"为治则，穴位处方中中脘属任脉，有疏利中焦气机的功效；气海属任脉，有行气散滞的功效；足三里属足阳明胃经，有降逆止呕的功效。

【出处】樊柄杰. 揿针预防癌症患者使用含铂化疗方案后恶心呕吐的疗效观察 [D]. 北京中医药大学，2022.

3. 腹针

经验方（贵州省肿瘤医院）

【选穴】中脘、水分、关元、气海、天枢、大横、足三里（图 8-1-2-6）。

【操作方法】患者化疗前 30min 施针，选穴中脘（深刺）、水分（中刺）、关元（深刺）、气海（深刺）为主要穴位，天枢（中刺）、大横（中刺）、足三里（中刺）为辅助穴位，提插捻转，达到酸胀感为最佳，针刺之后留针 20~30min，2 次 / 天，治疗 5 天。腹针治疗过程中，应随时注意患者对腹针治疗的反应，若有不适，应及时进行调整，以防止发生意外事故。腹针治疗应选择饭后 0.5h 进行治疗，在治疗前应空排大、小便。天气寒冷时针刺完成后，要注意腹部的保暖，可辅以神灯照射腹部。

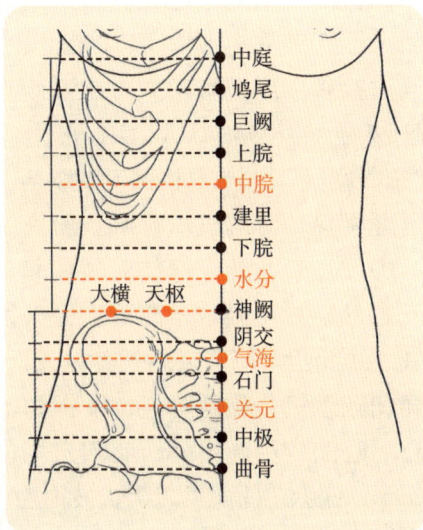

图 8-1-2-6　中脘、水分、关元、气海、天枢、大横

【功效】腹针疗法是在中医理论指导下，通过针刺腹部特定的穴位以调整气机阴阳，实现人体阴阳动态平衡，从而治疗全身性疾病的一种全新的针灸疗法。该疗法以神阙布气假说为核心系统，通过刺激腹部穴位，调整脏腑经气，调理气机，滋补肝肾以治本。中脘属于胃之募穴，具有理中焦、调升降的功效，气海调理气机，水分通调水道兼能理气，关元培肾固本，辅助针刺大横、天枢增强调理脾胃及和胃降逆的功效，足三里乃足阳明胃经之合穴，针刺之能调节胃肠、升降气机。联合刺激上述穴位，可发挥理中焦调升降、培肾固本、调理气机的作用，从而达到固本降逆止呕的目的。

【出处】陶海松. 腹针为主对癌症患者化疗后恶心呕吐症状及免疫功能影响的临床研究［D］. 贵州：贵阳中医学院，2018.

经验方（北京中医药大学中医学院）

【选穴】中脘、下脘、气海、关元（图 8-1-2-7）。

【操作方法】穴位周围皮肤常规消毒，各穴直刺 0.5 寸，只捻转不提插，不要求得气，留针 30min，注意腹部保暖，起针时按照进针顺序依次取针，从原针刺深度缓慢捻转出针。

【功效】本法根据腹部先后天经络理论，以神阙为中心布穴，从调理脏腑入手，兼顾经脉、局部辨证论治，通过针刺作用于腹部穴位来宏观调节脏腑经络、气血阴阳。本方为腹针"引气归元"方。中脘和下脘联合共同调理中焦、协调气机升降；气海强壮补虚，长于补脾，促使元气恢复；关元则善于补肾固本，而肾主先天之元气，故此四穴可"以后天养先天"，共同调畅气机、和胃降逆，发挥防治恶心呕吐的作用。另外，此四穴均位于

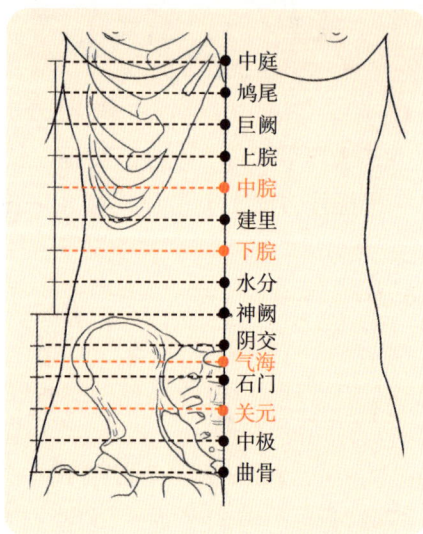

图 8-1-2-7　中脘、下脘、气海、关元

任脉，任脉总任一身之阴，被称为"阴脉之海"，基于阴阳互根理论，刺激人体任脉亦可以影响"阳脉之海"督脉，从而起到调节人体全身之阴阳的作用。

【出处】温婷惠. 逐瘀止痛方外敷联合针刺治疗癌性疼痛的临床研究［D］. 北京中医药大学，2020.

4. 穴位贴敷

<h3 style="text-align:center">降逆止呕方（北京中医医院顺义医院）</h3>

【组成】制半夏 10g，砂仁 10g，木香 10g，生姜 6g。

【用法】将上方四药粉碎成末，加冰片、黄酒、食醋、凡士林调和成膏，以促进药物透皮吸收。每天脐周常规消毒后，取上述药膏 3g 外敷于神阙穴（图 8-1-2-8），外用敷料局部覆盖，每天贴敷 6h，疗程 1 周。

【功效】方中制半夏"主胃冷、呕哕"；生姜有"呕家圣药"之称，温中止呕；木香行气止痛，行滞消胀；砂

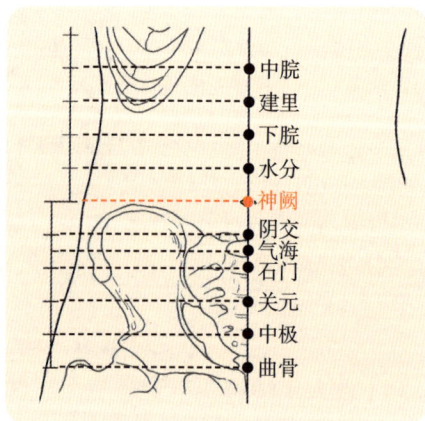

图 8-1-2-8　神阙

仁芳香醒脾。四味药物合用起行气降逆、和胃止呕之效。

【出处】王星瑶，张莹，赵婵，等. 降逆止呕方穴位贴敷治疗癌症化疗所致恶心呕吐的效果［J］. 临床医学，2024，44（10）：121-123.

扶正和胃合剂（无锡市中医医院）

【组成】党参、麦冬、五味子、炒白术、茯苓、茯神、枇杷叶、制半夏、紫苏梗、薏苡仁、枳壳、莱菔子、谷芽、麦芽、生甘草。

【用法】取中脘、内关、足三里。患者平卧位，两手掌向上，用探棒按压寻找穴位，以有酸麻胀痛得气感为准。用 0.9% 氯化钠注射液清洁穴位处皮肤，将穴位敷贴治疗贴贴于所取穴位。24h 更换 1 次，每次化疗第 1~5 天使用。

【功效】方中党参健脾益气，养血生津；麦冬、五味子益气生津，滋养胃阴；炒白术补脾养胃，茯苓渗湿健脾，薏苡仁健脾祛湿；茯神宁心养神；枇杷叶、紫苏梗、制半夏理气宽中，和胃降浊；枳壳、莱菔子、谷芽、麦芽健脾消食，行滞消胀；甘草调和诸药，益气健胃，甘缓和中。诸药合用，补气滋阴，升降相因，气血化生，宁心安神，共奏扶正益气、健脾和胃、理气化湿、降逆止呕之效。

中脘穴为手太阴经、手少阳经、足阳明经、任脉之会，又为胃之募、腑之会，可用治一切腑病，尤以胃疾为先，有健脾和胃、降逆利气之功。足三里是足阳明胃经的主要穴位之一，可生发胃气，燥化脾湿，主治胃肠病症。内关穴是手厥阴心包经的络穴，八脉交会之一，为止呕要穴，有宁心安神、宽中理气、和胃止吐的功效。内关、中脘、足三里配合使用，具有降逆止呕的功效。

【出处】侍晓辰，张卫东. 扶正和胃合剂联合穴位贴敷治疗贴防治乳腺癌术后化疗相关性恶心呕吐疗效观察［J］. 河北中医，2020，42（10）：1515-1519.

5. 耳穴压豆

经验方（浙江中医药大学附属广兴医院）

【选穴】神门、胃、贲门、交感、肝、脾、皮质下（图 8-1-2-9）。

【操作方法】化疗前选取患者双耳部穴位，主穴：神门、胃、贲门、交感；配穴：肝、脾、皮质下。术者一手持患者耳廓后上方，另一手持探棒由上而下定穴。予 75% 乙醇消毒耳廓局部皮肤待干，将王不留行籽贴于双耳部所选穴位并粘牢。单手全耳廓按摩 3 次后用大拇指指腹每穴按压刺激 20 下，有痛、胀、酸、麻感即为得气，留贴 3 天。留贴期间，每天指压王不留行籽 3~5 次，每次 3~5min，以加强刺激，提高穴位疗效。粘贴不牢时需及时更换。取内关（腕横纹上 2 寸）行微针埋针，留针 3 天，留针期间不需按压；粘贴不牢时需及时更换。

【功效】神门穴具有缓解平滑肌痉挛、宁心安神的作用，可达到解痉、止吐的目的；胃穴具有调中焦、和胃、理气降逆的作用；贲门穴为止吐要穴；交感穴具有调节内脏自主神经纤维的活动、缓解迷走神经兴奋导致的恶心呕吐作用；肝穴可平肝利胆、健脾和胃；脾穴可健脾益气、和中止吐；皮质下不仅具有类似神门的功效，还能

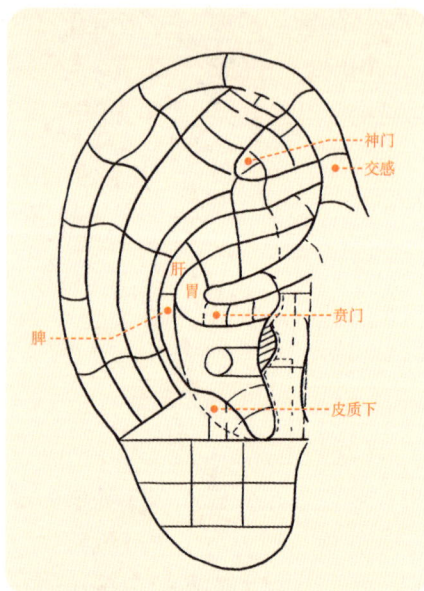

图 8-1-2-9　神门、胃、贲门、
交感、肝、脾、皮质下

调节大脑皮层的兴奋与抑制。另内关穴是手厥阴心包经的常用腧穴之一，主治胃痛、呕吐、呃逆等。王不留行籽具有活血通经、消肿止痛、催生下乳的功效。上述穴位合用，可起到相辅相成的作用，提高化疗所致恶心、呕吐的治疗效果。

【出处】吴叶琪，王睿. 耳穴治疗肿瘤相关食欲减退的临床运用规律研究进展［J］. 中国中医药科技，2022，29（6）：1132-1135.

6. 温和灸

【选穴】神阙、中脘。

【操作方法】患者取卧位，点燃艾条于患者的穴位施灸治疗，感觉到局部皮肤温热舒服时可固定艾条至穴位的距离，但仍要根据热度随时调整距离。每次艾灸 30min 左右，注意观察患者局部皮肤，出现红晕即可，1 次 / 天，连续治疗 14 天。

【功效】神阙属任脉经穴，具有调和脾胃、益气养血、温通元阳等功效；中脘属胃之募穴，具有补中气、理中焦、化滞和中等功效。

【出处】付嘉诚. 艾灸联合三阶梯止痛法治疗轻中度癌性疼痛的临床观察［D］. 辽宁中医药大学，2021.

7. 雷火灸

经验方（广西中医药大学第一附属医院）

【组成】乳香 9g，木香 9g，沉香 9g，穿山甲 9g，茵陈 11g，羌活 10g，以及少量麝香、纯净艾绒。

【操作方法】神阙至上脘，距离皮肤 2cm，每来回灸 10 次，用手按揉 1 次，共 120 次；在上脘至天突（图 8-1-2-10），距离皮肤 2cm，每来回灸 10 次，用手按揉 1 次，共 120 次；胸腹部脐以上两边胃经、脾经，距离皮肤 2cm，每来回灸 10 次，用手揉按 1 次，各 60 次；神阙、上脘距离皮肤 1cm 回旋灸后啄式灸，每穴各点灸 5min；中脘至下脘，距离皮肤 2cm，每来回灸计算 10 次，用手揉按 1 次，共 120 次；腹部脐以下两边胃经、脾经距离皮肤 2cm，每来回灸计算 10 次，用手揉按 1 次，各 60 次；足三里、三阴交（图 8-1-2-11）距离皮肤 1cm 回旋灸后啄式灸，每穴各点灸 5min。

【功效】雷火灸中含有木香、羌活、茵陈、乳香、沉香、穿山甲、麝香、艾绒等药物。沉香性属温通，具有祛胸腹阴寒、行气止痛、温肾纳气、温降调和等药理作用；乳香不仅可活血化瘀，还可行气散滞；木香芳香而辛散，可调中宣滞，行气止痛，奏补而不滞的作用；穿山甲善走窜，性专行散，可以通经络而达病所。

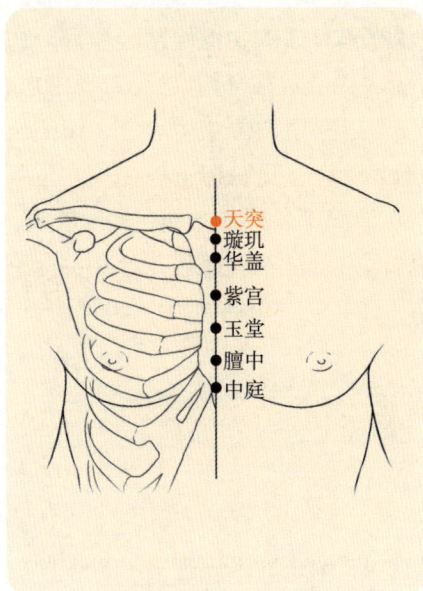

图 8-1-2-10　天突

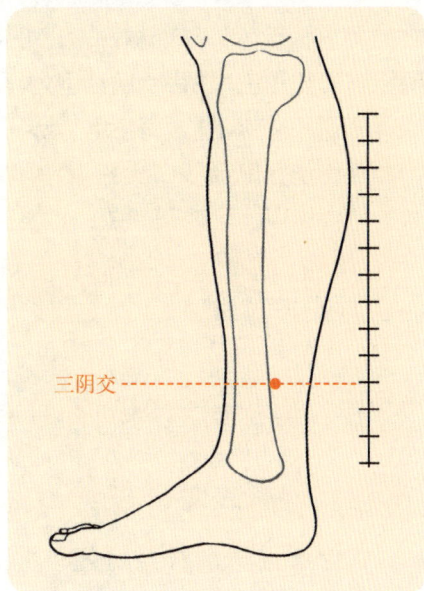

图 8-1-2-11　三阴交

雷火灸亦可以称为雷火神针，作为一种艾灸方法，其药力既快速又强大，可谓"火"生"土"，具有温皮补气、和胃止吐、活血化瘀、温经散寒止痛的功效。雷火灸施灸部位选用腹部任脉及胃经、脾经穴位，以和脾胃、调中焦、降呕逆，并且同时调补脾肾。足三里为阳明经合穴，可理气除湿、通降胃气；三阴交为足三阴之会，可补肝肾、益肾健脾。本法可促使药物凭借灸火的热力，通过经络腧穴的作用，综合达到益气助阳、温散寒邪、健脾温肾的作用。

【出处】石玮，陈雁，许梅，等. 疏肝和胃穴位埋线干预非小细胞肺癌化疗延迟性呕吐的临床研究［J］. 现代养生（下半月版），2017（7）：146-148.

8. 穴位注射

经验方（昆明市中医医院）

【选穴】足三里。

【操作方法】患者屈膝或平卧位，取足三里。用 2 支 1ml 注射器分别抽取盐酸甲氧氯普胺 5mg，定位取穴后局部消毒，垂直进针 0.5~1 寸，确认回抽无血后，将药液缓慢注入穴内，注射完毕后用棉签压迫片刻。注意要保证无菌操作，避免感染。向患者解释操作过程中出现的酸、麻、胀、痛属于穴位注射的正常反应，以消除其紧张情绪。

【功效】盐酸甲氧氯普胺是多巴胺 D_2 受体拮抗剂，有 $5-HT_4$ 受体激动效应，对 $5-HT_3$ 受体有轻度抑制作用，可作用于延髓催吐化学感受区（CTZ）中的多巴胺受体，从而提高 CTZ 的阈值，发挥强有效的中枢性镇吐作用。古医籍言"肚腹三里留"，足三里为足阳明胃经之"合穴"，针刺之可调理中焦、和胃降逆、除满消胀。使用盐酸甲氧氯普胺于足三里穴位注射治疗，可结合中西医优势，既减少了大剂量单一用药的不良反应，又发挥了药物和穴位刺激的复合作用，可加强疗效；且足三里取穴定位简单、操作方便、易于实施。

【出处】董传黎，张桂兰，李勤，等. 中医外治法在乳腺癌化疗相关性恶心呕吐中的研究进展［J］. 全科护理，2024，22（1）：95-98.

三、化疗所致周围神经毒性

（一）临床表现

化疗所致周围神经病变（chemotherapy-induced peripheral neurotoxicity，CIPN）是肿瘤化学药物治疗过程中的常见并发症，常见的化疗药有铂类、长春新碱类、紫杉类及依托泊苷等。周围神经病变主要表现为自觉肢体末端感觉障碍和（或）感觉异常，伴或不伴痛性痉挛，通常遇冷会激发加重。根据其发生时间的早晚，临床分为急性和迟发性，急性者用药后数小时或数天内即发生，迟发性者则是在用药后数周、数月后发生。开始时患者自觉手足麻木或感觉异常，随药物累积剂量增加，临床症状逐渐加重，甚至出现指或趾不能协调活动或精细感觉运动失调，甚至有可能导致永久性感觉异常和功能障碍，具体化疗药物神经毒性标准如表 8-1-3-1。西医一般性防治措施有加强保暖、尽量减少和避免接触冷水与金属物品；常用药物有维生素 B_6、甲钴胺、塞来昔布等。上述措施和用药临床疗效并不明显，只能减轻少部分患者的症状，还有大部分患者无效。

表 8-1-3-1　美国国家癌症研究所通用神经毒性标准

分级	临床症状及体征
0	无
1	腱反射减弱或感觉异常，但不影响功能
2	腱反射减弱或感觉异常，已影响功能，但不影响日常活动
3	腱反射消失、感觉丧失或感觉异常，影响日常活动
4	永久性感觉消失或功能障碍

（二）辨证分型

中医学没有对本病的描述，临床上发现化疗所致周围神经病变，以四肢末梢神经病变最为常见，根据其症状可将本病归属于中医学络病、痿证、痹证范畴。本病病因与化疗药物引起的周围神经损伤有关，关于病机目前尚无统一的认识，诸多医家认为化疗药物相当于中医理论中的大毒之药，能直接损伤人体的正气，导致机体气血亏虚，经络痹阻，营卫阻滞，肌肤失养。《素问·太阴阳明论篇》曰："四肢皆禀气于胃，而不得至经，必因于脾，乃得禀也。"脾主四肢肌肉，故病虽发于手足，乃是气血生化乏源，阴血不足，脉道空虚，血不养荣，且气虚不能行血，而致脉络痹阻，筋脉肌肤失养，故出现手足麻木、疼痛、感觉迟钝等症状。临床有医家报道使用中药煎剂内服治疗该病症，但众所周知，化疗所致恶心、呕吐、纳差等消化道不良反应较为常见，患者日常进食饮水都无法达到生理需要量，口服中药煎剂必然依从性差，难以实施。因此，采用中医外治法来治疗本病，可以使药物直达病所，且患者容易接受，故中医外治法成为了治疗本病的优势治疗方式。

（1）寒湿凝滞证。主证：疼痛剧烈，痛有定处，遇寒痛增，得热痛减。次证：关节僵硬，局部皮色不红，触之不热，舌质淡，苔薄白或白腻，脉弦紧。

（2）湿热闭阻证。主证：关节疼痛，局部灼热红肿，痛不可触，得冷稍舒。次证：关节活动不利，可累及多个关节，可伴有发热恶风、口渴烦闷，舌质红，苔黄腻或黄燥，脉滑数，为热痹。

（3）气滞血瘀证。主证：痹证日久，关节肌肤紫暗，肌肉刺痛明显，且痛有定处，入夜尤甚。次证：关节肿胀，甚则强直畸形，屈伸不利，舌质暗或有瘀斑，舌苔腻或滑，脉弦滑或沉涩。

（4）气血两虚证。主证：日久不愈，手足麻木，疼痛感时轻时重。次证：面浮不华，爪甲不荣，伴神疲乏力、气短、头晕等全身症状，舌质淡，脉沉细。

（三）外治方法

1. 针刺

经验方（湖南中医药大学）

【选穴】足三里、手三里、气海、合谷、曲池、血海、丰隆、太冲、八邪、八风（图 8-1-3-1~ 图 8-1-3-6）。

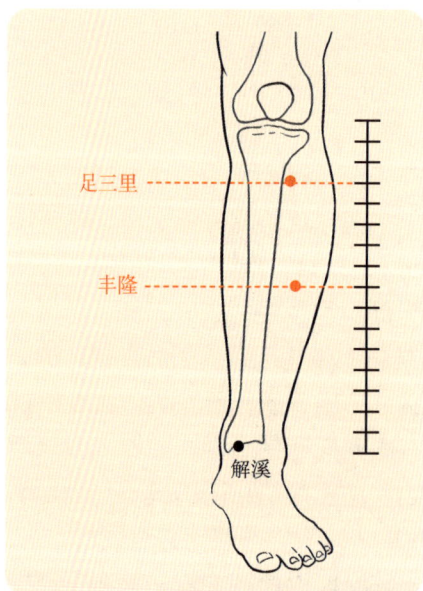

图 8-1-3-1　足三里、丰隆

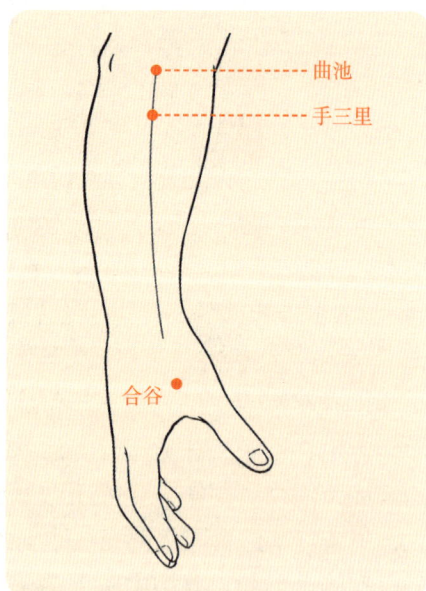

图 8-1-3-2　手三里、曲池、合谷

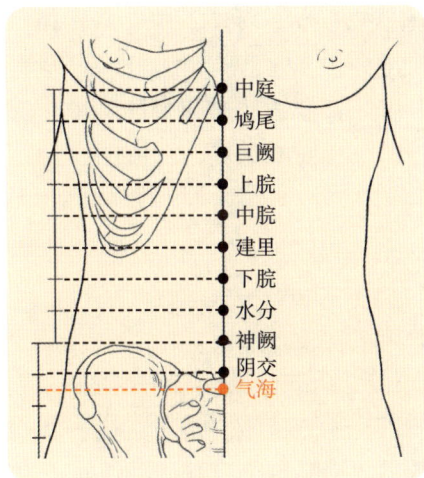

图 8-1-3-3　气海

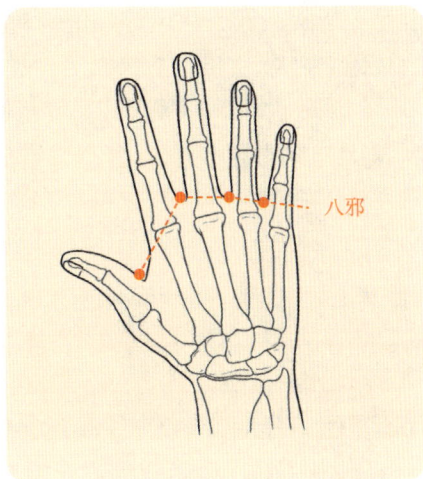

图 8-1-3-4　八邪

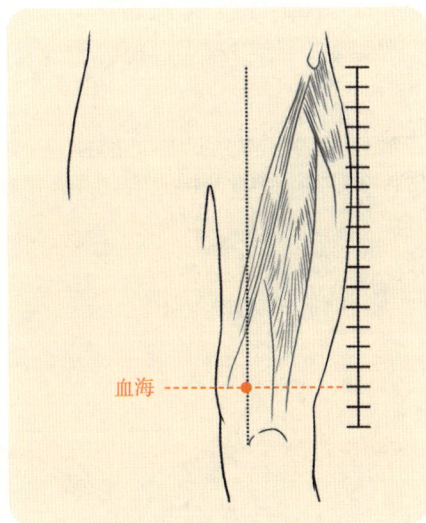

图 8-1-3-5　血海

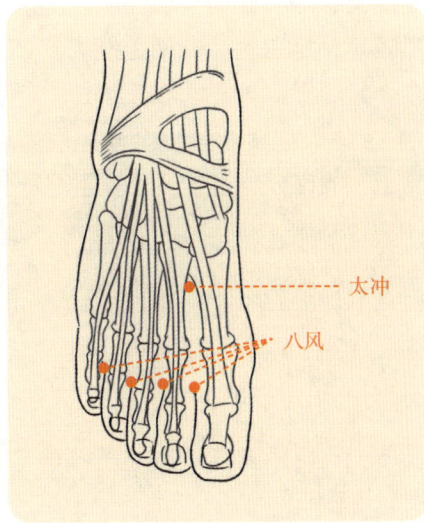

图 8-1-3-6　太冲、八风

【操作方法】腧穴周围皮肤严格消毒，用 0.3mm × 40mm 一次性无菌针灸针，采用平补平泻法，得气后留针 30min，每天 1 次，每周治疗 5 天，休息 2 天。

【功效】合谷、太冲配伍总理一身之气血；合谷与曲池同属于手阳明经，合谷为大肠经原穴，曲池为大肠经合穴，二者合用可调控经气。手阳明经下交足阳明经，足三里为胃经之合穴，针刺足三里可有舒经活络、调理脾胃之功，配合气海、血海、丰隆可补益气血、健脾祛痰，使经络气血调畅。同时以手三里、八邪、八风等穴位针对局部麻木痿痹症状，标本兼顾，共奏益气活血通络之功。

【出处】焦蕉，郑路丹，黎月恒，等. 温经和血通痹方对奥沙利铂化疗后周围神经毒性气血亏虚型患者的影响［J］. 西部中医药，2020，33（5）：75-78.

2. 温针灸

经验方（天津中医药大学第一附属医院）

【选穴】合谷、阳溪、外关、手三里、曲池、太冲、足三里、阳陵泉、气海、丰隆（图 8-1-3-7~ 图 8-1-3-9）。

【操作方法】患者取卧位，用 75% 乙醇常规消毒局部皮肤，用 5cm 一次性无菌针灸针进针，穴区有麻、胀、沉及放射感后，即取得针感，行中等强度刺激手法。针刺得气后施以泻法，留针 30min。在留针过程中合谷、外关、阳陵泉、足三里在针柄上插上艾条施灸，艾条烧完后除去灰烬，每针温灸三炷。最后将针取出，每天 1 次，连用 21 天为 1 个疗程。

【功效】温针灸可以温经散寒、通经活络、补气活血，使气血畅通而疼痛止，故在针刺得气后，施用温针灸，从而振奋阳气，达到脏腑平和的目的。

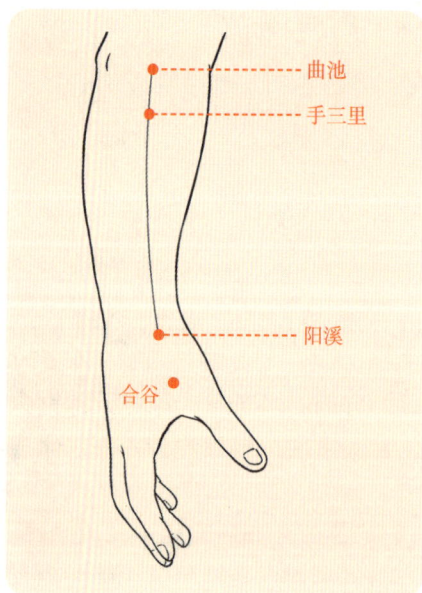

图 8-1-3-7　合谷、阳溪、手三里、曲池

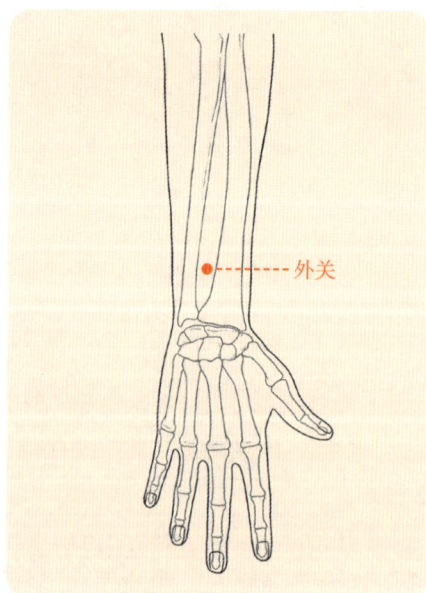

图 8-1-3-8　外关

现代中医经络理论研究证实，艾灸可穿透较深部组织，加强患处局部组织代谢，降低患处周围神经的兴奋性而有利于患处的功能恢复。此外，艾灸还可通过温热效应、光辐射效应和艾灸的药力等因素作用于患处穴位附近的神经血管，调整患处的血浆渗透压，改善患处的血液循环，增强患处的免疫功能，缓解化疗药物引起的神经毒性反应症状。

【出处】王斌，陈燕荔，潘玥，等.电针治疗铂类化疗药物诱发周围神经病变的临床疗效初步研究［J］. 河北中医，2019，41（9）：1411-1414.

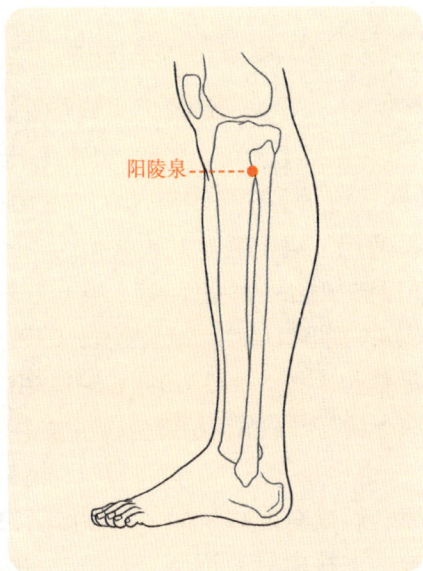

图 8-1-3-9　阳陵泉

3. 电针

经验方（上海中医药大学附属曙光医院）

【选穴】合谷、太冲。

【操作方法】患者取卧位，用75%乙醇常规消毒局部皮肤，用一次性无菌针灸针（0.3mm×40mm）快速直刺进针，进针深度为12.5~25mm，穴区有麻、胀及放射感即为得气，选取4穴，接低频电子脉冲治疗仪，选疏密波，强度以患者能忍受为度，留针30min，观察患者症状改善情况。从化疗前1天开始针刺治疗，连续治疗7天，每天1次，每次30min，第8~20天为间歇期，以21天为1个疗程，共治疗2个疗程。

【功效】针刺具有调整气血阴阳、疏通经络的作用。电针疗法是在古针灸学的基础上发展而来，针刺腧穴得气后，在针上通以接近人体生物电的微量电流，波形、频率的改变能够引起组织中离子定向运动改变其浓度，消除细胞膜极化状态，影响人体组织功能。电针是电脉冲治疗技术和古代经络学相结合的产物，通过针刺穴位和电刺激的综合作用达到防治疾病的目的。

【出处】王茜，陈缪存，桂丽琼，等. 针药联合对肿瘤化疗药物所致周围神经毒性的应用研究［J］. 中国肿瘤临床与康复，2022，29（9）：1042-1045.

4. 穴位贴敷

癌症止痛贴方（天津中医药大学第一附属医院）

【组成】大黄、姜黄、蜈蚣、土鳖虫等。

【用法】选择双侧穴位，分上肢下肢两组。第1组（上肢穴位）：阳池、阳溪、阳谷、中渚；第2组（下肢穴位）：商丘、太冲、足三里、阳陵泉、足临泣（图8-1-3-10~图8-1-3-12）。取上述药膏贴敷两组穴位，每次4~6h。

【功效】方中姜黄可行气，通经止痛；蜈蚣有通络止痛、解毒散结之功效；土鳖虫具有逐瘀、破积、通络及消肿止痛的作用；配大黄外敷可清热解毒，4药共起活血通络功效。上肢的阳溪、阳池、阳谷、中渚穴主治手部与腕部的麻木及疼痛；下肢的阳陵泉、足三里、商丘、太冲、足临泣主治下肢麻木及痿痹。两组穴位共同作用可

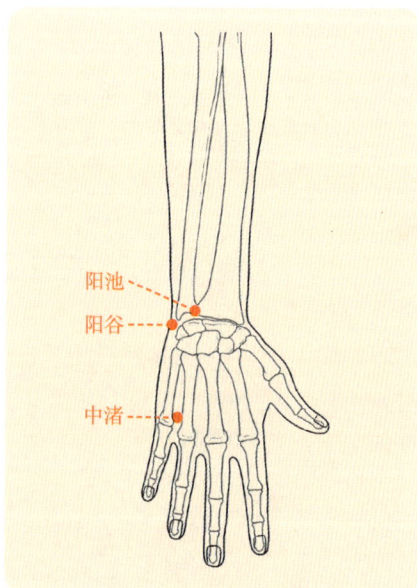

图 8-1-3-10　阳池、中渚、阳谷

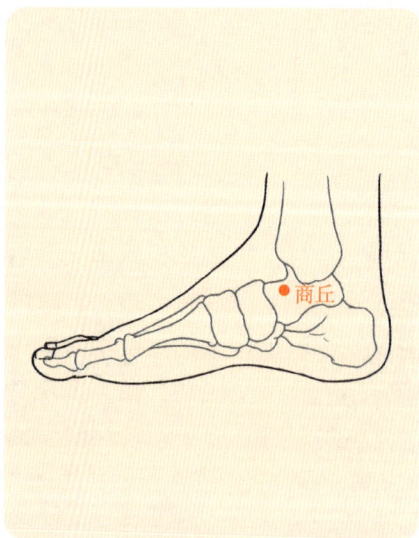

图 8-1-3-11　商丘

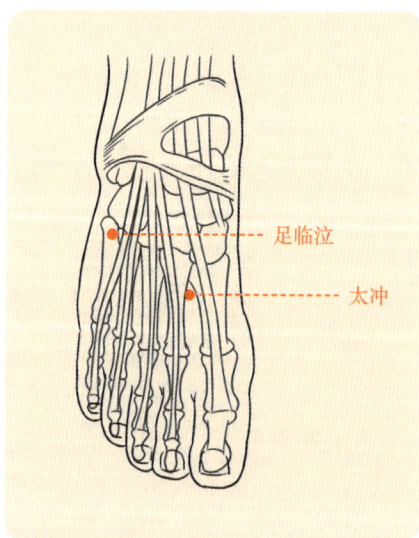

图 8-1-3-12　太冲、足临泣

促进局部血液循环，使药循穴走，增强穴位敷贴的疗效。

【出处】郭梦圆. 穴位贴敷联合益气活血方对奥沙利铂化疗所致神经毒性的影响［J］. 湖南中医杂志，2015，31（8）：78-79+113.

5. 中药外洗

温经活血方（广州中医药大学第一附属医院）

【组成】宽筋藤 30g，桂枝 30g，当归尾 15g，艾叶 30g，薄荷 15g，侧柏叶 30g，路路通 30g，川芎 10g。

【用法】化疗第 1 天起用温经活血方熏蒸及温浴四肢。药物以水 2000ml 煎至 1000ml，温浴（水温 35~40℃）双手、双足各 15min，每天 1 次。1 周为 1 个疗程，2 个化疗周期连续外洗。

【功效】温经活血方以当归尾、桂枝为君药，其中当归尾补血活血，桂枝温经通脉、温阳化气，二者同用可共奏活血温经通络之效，为本方立意之要药；川芎行气活血，为血中气药，可通达一身之气，气行则血行，血行则痛止；艾叶温经散寒，与川芎共为臣药；侧柏叶祛风行痹，路路通、宽筋藤疏经通络，均为佐助之药。中药煎剂外洗在中药外治法中占有重要地位。根据经络学说中"经脉所通，主治所及"的原理，通过加热、水化等手段，加强药物在皮肤组织的渗透，既可使血液循环加速，激发患者自身免疫功能，又可使药物有效成分直达病所，疏通经络，从而有效缓解不适，改善患者的生活质量。

【出处】陈壮忠，冯婧宇，苏浩东，等. 林氏和血通痹方熏蒸外洗防治化疗所致周围神经病变的临床疗效观察［J］. 基层中医药，2023，2（7）：12-20.

通络䗪痹汤（安徽中医药大学第一附属医院）

【组成】生黄芪 50g，桂枝 15g，艾叶 10g，红花 15g，赤芍 10g，川芎 10g，当归 10g，宣木瓜 30g，蚕沙 30g。

【用法】在化疗第 1 天始予通络䗪痹汤外洗。将上方药浓煎至 500ml，使用时加热水至 3000ml，暴露手足，利用药液蒸汽熏蒸片刻，至水温降至 38~40℃时，将四肢浸泡至腕关节及踝关节以上 5cm，每次浸泡时间约 25min，每天 1 次，连续 21 天。

【功效】通络䗪痹汤外洗益气通络，和血䗪痹。方中黄芪益气走表，温分肉，实腠理；桂枝散风寒而温经通脉，振奋气血，透达营卫。黄芪合桂枝，益气通阳，和经通痹，对于肌肤麻木不仁者尤为有效。当归长于活血，兼能养血，因而有化瘀而不伤血之妙。赤芍有抗氧化作用，能保护神经系统，改善机体微循环。川芎、红花有活血通经、祛瘀止痛之效。艾叶味辛、苦，性温，具有温经止血、散寒止痛、降湿杀虫的功效。宣木瓜舒筋活络，祛风湿痹。蚕沙祛风胜湿，治风湿为病、肢节不随、皮肤顽痹。诸药合用，共奏益气温经，和血蠲痹，活血通络之效。

【出处】朱明武，张梅，苏丽. 张梅温阳通络方治疗紫杉醇（白蛋白结合型）所致周围神经毒性经验［J］. 浙江中医杂志，2024，59（2）：116-117.

四、化疗所致手足综合征

（一）临床表现

抗肿瘤药物引起的皮肤毒性主要包括手足综合征、皮肤干燥、皮疹、瘙痒、脱发、色素沉着 / 减退、甲沟炎 / 指甲改变等。在皮肤毒性中，手足综合征（hand-foot syndrome，HFS）是较为常见的细胞毒性药物引起的皮肤毒性反应之一。手足综合征主要是指手掌和足底红斑、不适、肿胀及刺痛。常引起手足综合征的细胞毒性化疗药物有氟尿嘧啶、卡培他滨、多柔比星脂质体、阿糖胞苷、多西他赛、环磷酰胺等，通常发生在化疗后 3~6 周，最初一般为手掌脚掌感觉异常和刺痛，可在几天内演变成灼烧痛和红斑，并伴有水肿，严重时会起疱、脱皮和溃烂。手足综合征有 3 种可能的发病机制，一是手脚表皮基底细胞增殖率较高，这些细胞对化疗药物十分敏感；二是部分细胞毒性化疗药物可以经汗腺排出，手足的汗腺较为丰富，因此药物的局部浓度较高；三是手足的血液循环丰富、温度较高，也是导致手足皮肤毒性的原因之一。常用支持性预防措施包括：穿戴宽松鞋袜和手套、避免反复揉搓手脚、增加柔软的鞋垫、避免暴露于过热或过冷的环境中、避免长时间阳光直射、涂抹保湿润滑的乳液、适当口服维生素 B_6。发生手足综合征后，可以局部涂抹尿素霜、口服维生素 E、局部使用激素类药物（如氢化可的松软膏、糠酸莫米松软膏），如有局部溃烂需考虑局部使用抗菌药物进行支持性治疗。手足综合征分级如表 8-1-4-1 所示。

表 8-1-4-1　手足综合征分级

分级标准	1级	2级	3级	4级
NCI-CTCAE 5.0	轻微的皮肤改变,无疼痛的轻度肿胀、红斑或过度角化	伴有疼痛的皮肤改变,如肿胀、红斑、水疱、皲裂脱皮、出血和过度角化,影响工具性的日常活动	严重的皮肤改变,如水疱、湿性溃疡、皲裂、脱皮出血和过度角化,影响自理活动	无
WHO	手脚皮肤的感觉麻木/迟钝或刺痛,可伴无痛性红斑	手持物品和行走时不适,可伴有无痛性肿胀或红斑	疼痛性红斑或肿胀,或甲周红斑肿胀	脱皮、溃疡、水疱、严重疼痛

（二）辨证分型

本病为肿瘤的现代临床治疗中出现的并发症,中医文献古籍并无明确记载。本病的西医病因实乃化疗药物引起的周围神经损伤,结合其临床表现及发病机制,大多数学者认为可归于中医血痹、痿证等范畴。《素问·五脏生成篇》:"血凝于肤者,为痹。"《杂病源流犀烛》中认为:"麻,气虚是本,风痰是标;木,死血凝滞于内,而外挟风寒,阳气虚败,不能运动。"中医应在辨证论治的基础上选取治疗原则及方法。有学者认为本病属气血两虚,血瘀阻络,化疗药物峻伤气血,气血亏虚,不荣四末,但局部络脉瘀阻为急治之标,故采用通络活血方外治;也有学者认为肿瘤患者久病入络,络脉失养,临床采用通络建中汤、黄芪生脉散合四物汤等防治 HFS 的发生;此外还有学者认为本病包含湿毒内蕴、瘀阻经络,采用四妙活血散、乳黄散等治疗。上述病机认识及治则治法各异,但不外乎"不荣"与"不通"两个方面,临床不可拘泥一法一方,应根据具体情况(患者体质情况、证候表现、化疗次数等)辨别是实多虚少还是虚多实少,进而选方用药。

（三）外治方法

1. 针刺

经验方（北京中医药大学东方医院）

【选穴】太溪、关元、三阴交、足三里、丰隆、合谷、曲池、阿是穴（图 8-1-4-1~ 图 8-1-4-5 ）。

【操作方法】皮肤常规消毒,采用单手或者双手进针法,快速直刺进针,行提插捻转使有得气感。针刺得气后留针 30min，间隔 10min 行针 1 次，穴位行针手法均为平补平泻，每个穴位行针约 10s。出针时，针刺施术者左手拇指和食指持消毒干棉球轻按于针刺穴位处，然后右手持针，小幅度顺势缓缓提针至皮下后出针，出针后用棉签轻按针孔片刻。针刺治疗 1 周 3 次（周一、周三、周五），共治疗 4 次。

【功效】太溪为肾之原穴，为足少阴肾经之所注"输"，是人体元气旺盛与聚集之所，既可补益元气，又可滋补肾阴。关元为任脉穴位、手太阳小肠经的募穴、足三阴经的交会穴，针刺关元可温通经络，补益阳气，行气活血，其病自愈。三阴交为足三阴经的交会穴，可调理肝、脾、肾三脏，既可益气养血，又可活血止痛。足三里为胃经合穴及胃的下合穴，具有"理脾胃""通

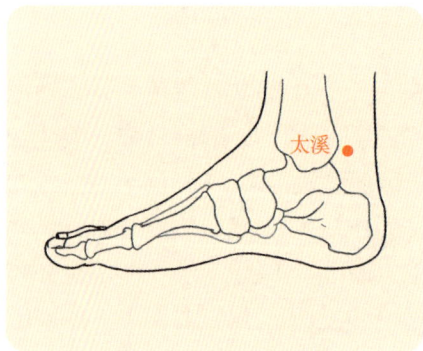

图 8-1-4-1 太溪

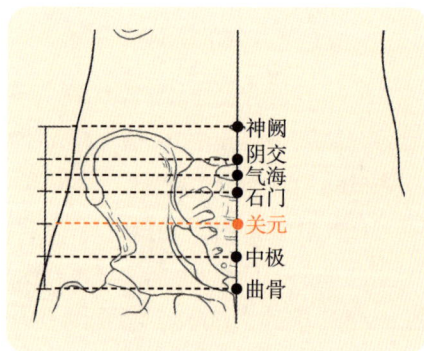

图 8-1-4-2 关元

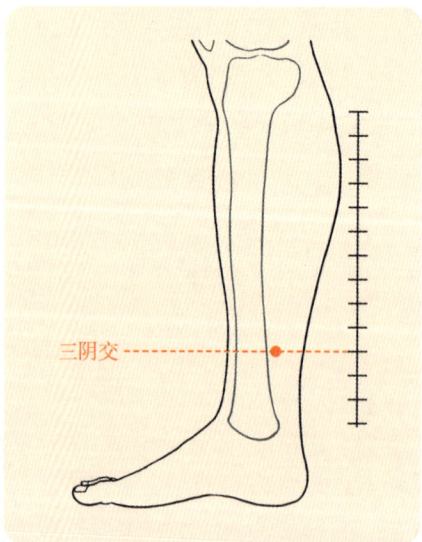

图 8-1-4-3 三阴交

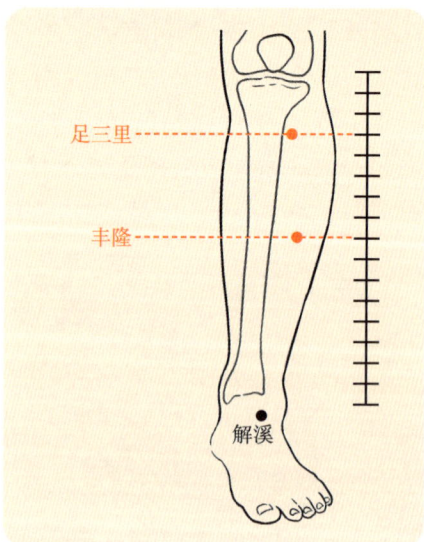

图 8-1-4-4 足三里、丰隆

调经络气血"等作用。丰隆为足阳明胃经的络穴，从阳络阴，别走足太阴脾经，足阳明胃经气血丰盛，至丰隆穴丰溢，"一络通二经"，针刺该穴能疏通表里两经之气血，还可治表里两经病症。合谷为手阳明大肠经之原穴，两阳合明，泄合谷穴有清泄肺胃、通经活络之功效。曲池为手阳明大肠经之合穴，可以疏风清热，活血止痛，治疗皮外科疾病和上肢痹痛。阿是穴为局部取穴，直达病所，活血化瘀，行滞通络，以泄瘀毒。

【出处】李志明，李仝，胡凯文，等. 加味仙方活命饮防治卡培他滨相关性手足综合征疗效观察［J］. 辽宁中医药大学学报，2020，22（5）：62-66.

2. 雷火灸

经验方（杭州医学院附属临安人民医院）

【选穴】合谷、三阴交、太冲（图 8-1-4-6）。

【操作方法】选用 2.8cm×10cm 规格的赵氏雷火灸条。患者取仰卧位，暴露局部皮肤，将雷火灸条点燃并对准穴位，在距离皮肤 2~3cm 处上下移动，以局部温热无灼痛感为宜，灸至皮肤红晕为度，每穴 10min。重复上述步骤，依次灸完所选穴位。隔天施灸 1 次，3 周为 1 个疗程，连续治疗 2 个疗程。

【功效】雷火灸条由艾绒、沉香、乳香、木香、干姜、麝香等多种中药材组成，不仅有普通艾灸疏经通络、活血化瘀、温经散寒等功效，在燃烧

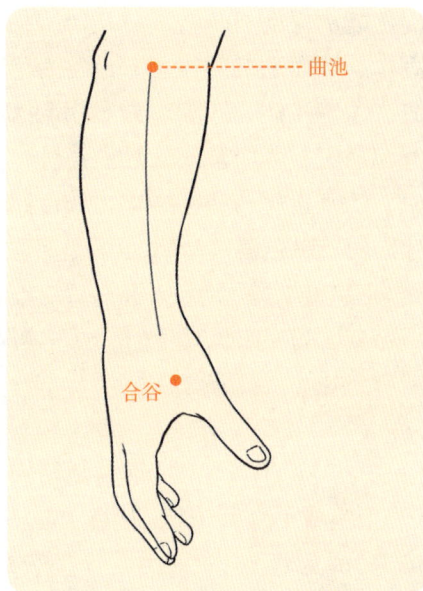

图 8-1-4-5　合谷、曲池

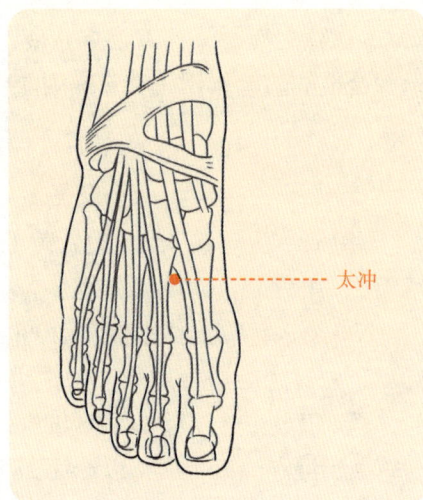

图 8-1-4-6　太冲

时还能更好地将药物成分及热辐射渗透至相应穴位深部，能更好发挥其扶正固本、活血通络的作用。合谷为手阳明大肠经原穴，善于通经通络、调和气血、镇静止痛；三阴交为足太阴脾经穴，是脾经、肝经、肾经之交会穴，可健脾益气、养血舒筋、活血通脉；太冲为足厥阴肝经原穴、输穴，有养血补血、祛瘀止痛、通经活络之效；此三穴亦可发挥直接疏通四末气血的局部治疗作用。以上诸穴合用，可共奏健脾益气、养血活血、疏经通络之功。

【出处】陈丽霞，闫峰. 雷火灸联合维生素 B_6 治疗卡培他滨化疗所致手足综合征的临床研究［J］. 山东中医药大学学报，2020，44（6）：674–678.

3. 中药熏洗

麻桂通络汤（浙江省立同德医院）

【组成】麻黄 15g，桂枝 15g，白芍 30g，当归 15g，红花 15g，花椒 10g，黄芪 30g。

【用法】自化疗第 1 天起予麻桂通络汤外洗。上述药物水煎浓缩至 200ml，加入 1500ml 38℃温水中，浸洗患者手足，早晚各 1 次，至化疗结束。

【功效】麻桂组合为仲景"发汗"经典药对，桂枝可扩张血管，改善麻黄的缩血管作用，二者合用可加快血液流速，增加局部皮肤血容量。芍药、当归、桂枝来源于当归四逆散，芍药不仅能和营益阴，还能治血治水，对渗出、肿胀的皮肤表层有特殊治疗作用。红花、花椒是传统的活血化瘀、祛瘀止痛中药。通过浸泡，药液借助皮肤吸收、经络传导等途径，以活血化瘀，理气通络。

【出处】吴霜，徐烨，陈诚豪."麻桂通络汤"浸洗对卡培他滨化疗后手足综合征的防治作用研究——附 49 例临床资料［J］. 江苏中医药，2019，51（6）：40–42.

生肌活血方（浙江省肿瘤医院）

【组成】生黄芪 45g，生大黄 15g，当归 15g，生地黄 30g，红花 10g，紫草 10g，川芎 15g。

【用法】将以上中药加入 2000ml 水中，煎煮至 1500ml。将药液加热至 80℃，先对患处进行熏蒸，每次熏蒸时间为 10min，待药液温度冷却至 37℃时，再对患处进行浸泡，浸泡时间为 20min。每天早晚各使用生肌活血方外用熏蒸和浸泡治疗 1 次，以治疗 28 天为 1 个疗程。

【功效】生肌活血方由生黄芪、当归、生地、生大黄、红花、紫草、川芎等多味中药构成。其中生黄芪性甘温，能补气升阳，益卫固表，还有托疮生肌的功效。当归性温，可补血益气，活血祛瘀，而生地黄性寒，能滋阴益气，补血活血。当归、生地黄二者皆是补血益气的首选中药。生大黄则有助于逐瘀通经，消瘀止血。红花属心、肝经，其功效主要在于活血行瘀，利气止痛。紫草性寒，可解毒祛斑，清热消肿，还能杀菌消炎，对于烫伤、湿疹等皮损具有较好的护肤效果。川芎辛温，归肝、胆经，可活血化瘀，祛风止痛，对于血瘀气滞诸痛证具有较好的治疗效果。当归、生地黄与黄芪三者为君药，生大黄、红花、紫草、川芎为臣药，诸药合用，可共奏活血化瘀、扶正益气之效，且补中有行，补而不滞。

【出处】蔡鹄，刘洁. 中药熏洗预防卡培他滨所致手足综合征临床研究 [J]. 实用中医药杂志，2015，31（12）：1166-1167.

加味仙方活命饮（北京中医药大学东方医院）

【组成】金银花30g，防风15g，白芷10g，陈皮15g，皂角刺15g，浙贝母15g，炙甘草10g，赤芍30g，天花粉20g，乳香15g，没药15g，全当归30g，牡丹皮15g，紫草10g，荆芥10g，白鲜皮30g，紫花地丁15g，蒲公英30g，大青叶30g，穿山甲6g。

【用法】①中药头煎800ml，二煎500ml，两煎合剂共1300ml，外洗双手、双足，每次外洗前将药液微加热至38~40℃，然后充分浸泡手足，每次30min，每天2次，早晚各1次；②取上述组方，用布装包，制备成外敷药包。手足浸泡完毕后，即用药包外敷患处。外敷前先将药包蒸热至40℃，每次外敷30min，每天2次。如冷却，则蒸热后继续敷用。7天为1个疗程，共2个疗程。

【功效】仙方活命饮作为清热解毒的代表方剂，尤用以治疗"营血瘀滞，热毒壅聚"之阳证痈疡为多，每获奇效。方中牡丹皮清热凉血，活血祛瘀，善清营分、血分实热，消散血滞痈肿；紫草清热凉血，活血解毒；大青叶清热解毒，凉血消斑；荆芥祛风解表，止血，透疹消疮；白鲜皮清热燥湿，祛风解毒；蒲公英清热解毒，利湿通淋，消肿散结；紫花地丁清热解毒，凉血消肿。诸药合用，共奏化瘀、清热、解毒之功。

【出处】李志明，李全，胡凯文，等. 加味仙方活命饮防治卡培他滨相关性手足综合征疗效观察 [J]. 辽宁中医药大学学报，2020，22（5）：62-66.

黄芪桂枝五物汤（浙江中医药大学第一临床医学院）

【组成】黄芪20g，桂枝15g，白芍15g，当归15g，细辛3g，通草9g，甘草 6g，红花 6g，威灵仙 15g，路路通 9g。

【用法】化疗第 1 天开始采用黄芪桂枝五物汤加减浸泡手足，每天 1 剂，水煎取汁 1000ml，放至 35~37℃，分早、晚 2 次浸泡手足，每次 20min，连续浸泡直至化疗结束。

【功效】黄芪桂枝五物汤出自《金匮要略》，方中以黄芪为君药，益气固表；桂枝温通经脉，与黄芪配伍，益气温阳，和血通经。白芍养血和营而通血痹，与桂枝合用调营卫，和表里，通行血脉，乃治风先治血之意。辛温通络之细辛可温经散寒，助桂枝温通血脉；辛润通络之当归可养血活血。"大凡经主气，络主血，久病血瘀。"故方中加入活血化瘀之红花，通经止痛之威灵仙、路路通、通草等，以增加疗效。甘草具有调和药性的作用，也可缓急止痛。全方既可益气补血、养血活血，又可温通经脉，以达"荣而不痛、通而不痛"之效。

【出处】周丽琴. 黄芪桂枝五物汤加减外用防治卡培他滨相关性手足综合征 23 例临床观察［J］. 甘肃中医药大学学报，2017，34（3）：46–48.

四妙活血散（河南省中医药研究院附属医院）

【组成】黄柏 50g，苍术 50g，生薏苡仁 50g，川牛膝 50g，桃仁 30g，红花 50g，苏木 50g，伸筋草 50g。

【用法】水煎后洗双手、双足，每天 3 次，每次 30min 以上，中药熏洗 7 天。

【功效】采用化瘀解毒、软坚散结等治法，设立四妙活血散外用。用黄柏、苍术、薏苡仁清热解毒湿热，则麻木瘙痒可除；川牛膝引药下行，桃仁、红花等活血化瘀通络，络脉得通则气运血行，四肢得养；苏木及伸筋草通络止痛，活血祛瘀。诸药合用，共奏化瘀解毒、软坚散结、清利湿热之功。

【出处】魏征，张俊萍，蔡小平. 四妙活血散外洗防治卡培他滨化疗后手足综合征［J］. 中国民康医学，2013，25（10）：57–57，76.

芪归通络方（湘潭市第二人民医院）

【组成】黄芪 60g，紫草、木瓜各 30g，桂枝、姜黄、当归各 20g，细辛、红花、附片各 10g

【用法】上药水煎，每天 1 剂，煎取 1000ml，分早晚两次浸泡，至化疗结束 1 周。

【功效】黄芪为祛风运毒之药，性虽温补，而能通调血脉，流行经络，可无碍于壅滞；当归可活血活肤，润肤保湿；桂枝解热镇痛；附片治筋骨疼痛，温通经络；紫草清热解毒，收湿敛疮；姜黄辛、苦，温，归脾、肝经，破血行气，通经止痛；细辛祛风止痛；木瓜舒经活络；红花活血化瘀，常用于多种瘀血证。

【出处】陈州华，周胜涟. 芪归通络汤浸泡治疗化疗后手足综合征 30 例[J]. 陕西中医，2012，33（1）：32-34.

4. 油膏外涂

紫草橄榄油（龙岩市第二医院）

【组成】紫草 20g，黄柏 10g，大黄 10g，金银花 10g，赤芍 10g。

【用法】以上中药水煎至浓汤约 50ml，去渣，加橄榄油 100g，文火煎 3~5min，装瓶备用。外用涂擦手足，每天 3~4 次。3 周为 1 个疗程，共治疗观察 6~8 个疗程。

【功效】紫草橄榄油中紫草、黄柏、大黄、金银花、赤芍、玄参诸药具有清热解毒、凉血活血之功。橄榄油性平，味甘、酸、微涩，润而不腻，具有活血润肤的功效。本方制成油剂具有作用时间较长、不易干燥、使用方便等优点。

【出处】刘可期，孙畎，许香贵，等. 加味泻心汤合紫草橄榄油外用防治卡陪他滨相关性手足综合征 80 例临床观察[J]. 四川中医，2018，36（9）：119-121.

甘油甘草膏（天津医科大学肿瘤医院）

【组成】甘油 50ml，蒸馏水或冷开水 50ml，甘草 10g。

【用法】化疗开始后每天 3 次清洁手足，并予 35~42℃温水浸泡，每次 10min，浸泡后给予甘油甘草膏适量涂抹于手掌、足底，穿袜子保护皮肤，如此方法至化疗结束。

【功效】甘草主要活性成分是三萜皂苷和黄酮类化合物，具有抗溃疡、抗炎、抗氧化作用，有望作为天然的抗炎药物。甘油的化学名为丙三醇，具有极强的吸湿性，可保持皮肤湿润、柔软。甘油涂抹在皮肤上，可形成一层甘油薄膜，使皮肤的水分不易蒸发，能有效地防止皮肤干裂。因此甘油甘草的结合能够有效地保护患者手足部的皮肤湿润、柔软，避免皲裂，同时具有抗炎作用。

【出处】李艳. 甘油甘草外涂防治卡培他滨所致手足综合征效果观察[J]. 天津护理，2016，24（1）：38.

5. 中药湿敷

复方黄柏液（南昌大学第二附属医院）

【组成】连翘、黄柏、金银花、蒲公英、蜈蚣。

【用法】每次干预前先用 0.9% 氯化钠溶液清洗皮肤破溃处，给予复方黄柏液湿敷。根据皮损面积将液体倒入无菌治疗碗，将无菌纱块浸渍后湿敷；如果皮肤形成潜行，则将棉球浸润，抽成丝应用在潜行处。30min 后取下纱块或抽丝棉球，待干。每天 3 次，连续使用 1 周。

【功效】复方黄柏液是外用制剂，凡病机为湿热邪毒瘀结的溃疡溃破皮肤者均可使用。本法从湿热蕴结、内热血瘀、络脉瘀阻的病机入手，选用复方黄柏液应用在手足综合征的治疗中，取得了很好的治疗效果。

【出处】郭婷，何虹，胡丰阳，等. 复方黄柏液治疗卡培他滨所致手足综合征的疗效观察 [J]. 中华中医药杂志，2019，34（6）：2829-2832.

自制湿敷方（广州医科大学附属第一医院）

【组成】荆芥 10g，防风 10g，黄柏 10g，薄荷 10g，苦参 10g，银花藤 10g。

【用法】上述药物加水 150ml 熬煮滤渣，给予温水擦拭手足皮肤后，取药汁浸湿 4 层纱布，湿敷手足皮肤 30min，每天 2 次。从化疗第 1 天开始使用，每个化疗疗程为 3 周，观察 3 个化疗周期，共 9 周。

【功效】荆芥具有发表散风、透疹消疮的作用；防风以辛为用，既散肌表风邪，又除经络留湿，止痛功良，微温不燥；薄荷具有疏散风热的功效。荆芥、防风、薄荷配伍，具有祛风、辛透的作用。黄柏具有清热燥湿的功效，苦参具有清热燥湿的功效，银花藤具有清热解毒、疏风通络的功效。黄柏、苦参、银花藤相须相使，可以达到清热燥湿的目的。诸药合用具有疏风去湿、散结化瘀的功效。

【出处】钟美华，叶思华，穆蕾蕾. 中药湿敷预防结直肠癌患者化疗致手足综合征的效果观察 [J]. 中国医药科学，2016，6（22）：106-108.

五、化疗所致静脉炎

（一）临床表现

化疗所致静脉炎是指反复、多次及大剂量化疗药物在静脉输注过程中，损伤血管内膜，使血管通透性增加，药物外渗，同时伴有血管痉挛，局部组织供血减少，导致组织缺氧，从而引起不同程度的静脉炎（表 8-1-5-1）。在我国，化疗药物静脉给药是临床对恶性肿瘤进行综合治疗的重要手段之一，随着临床上多种化疗药物的联合应用，虽然提高了抗肿瘤效果，但是因绝大多数化疗药物对局部组织和血管具有严重的毒性和刺激性，给用药静脉带来了严重损伤。据文献报道，化疗患者中不等程度静脉炎的发生率大约占 80%。

患者发生化疗性静脉炎的原因主要包括静脉受到机械损伤、静脉血管受到颗粒污染、静脉留置针影响、化学因素、物理因素、患者自身因素等。为了有效提高患者的治疗效率，降低患者的静脉炎发生率，可以降低机械损伤对患者血管壁的伤害，提高输液效率，改善对留置针的使用方法，减少化学药品对患者血管的伤害，改善患者的治疗环境，增强患者自身免疫力和抵抗力等。

表 8-1-5-1　静脉炎分级标准

分级	临床表现
0	没有症状
1	穿刺部位有红斑，伴或不伴有疼痛
2	穿刺部位疼痛、发红，伴有或不伴有水肿
3	穿刺部位疼痛、发红，可触摸到条索状物
4	穿刺部位疼痛、发红，静脉条索形成，长度 ≥ 2.5cm，可有脓液流出

（二）辨证分型

中医学典籍中未见"静脉炎"等病名的记载，但根据化疗性静脉炎的症状和体征分析，本病大致属于中医学恶脉、脉痹、赤脉、青蛇毒、青蛇便、黄鳅痈、月扁病等范畴。中医认为引起化疗性静脉炎的药物多为辛热之品，在特定条件下可转化为火热毒邪，易耗伤阴血津液，阴血津液遇热煎熬，则易产生瘀血痰浊，从而使气血受阻。故本病主要是由经脉创伤、火热毒邪外侵、气血瘀滞，致使热、毒、痰、瘀相互搏结，阻于脉络所致。常见的临床表现有沿穿刺静脉走向出现红肿和疼痛，皮肤下出现红线或皮下瘀斑，严重者可致受累静脉出现条索状改变和结节，甚至静脉血栓、皮肤溃烂等，并可伴有发热、恶寒、口渴等全身症状。

1. 辨标本

化疗所致静脉炎早中期多因湿热毒邪之邪流注，壅阻脉络，以标实为主；后期则为正气不足与湿痰瘀阻并存，总属正虚为主，虚实夹杂。

2. 辨症状

（1）湿热瘀滞型（炎症初起）：肢体病变浅静脉发红肿硬，或呈红色结节状，压痛，无全身症状，舌质红，舌苔薄黄，脉滑或数。治宜清热利湿解毒。

（2）热毒壅盛型（急性炎症中期）：沿肢体浅静脉起索条状物，红肿压痛明显，往往伴有浅静脉周围组织炎，出现大片红肿热痛区，肢体可肿胀；全身有较明显的中毒症状，发热或寒战，头身疼痛等；舌紫红，苔黄，脉弦数。治宜清热解毒，消肿止痛。

（3）血瘀痰结型（慢性炎症期）：急性炎症已消退，局部留有慢性炎块或硬结不消，表面皮肤有色素沉着，舌淡紫，苔白，脉迟缓。治宜活血化痰，软坚散结。

（三）外治方法

1. 中药湿敷

复方红花酊（韶关市粤北人民医院）

【组成】红花20g，田七20g，大黄25g，蜈蚣3条，70%乙醇1000ml。

【用法】用无菌纱布浸取复方红花酊，在注射部位上沿静脉走向持续湿敷，湿敷至静脉注射化疗药物结束后2h。

【功效】复方红花酊中红花能活血通络、祛瘀止痛，为君药。大黄具有活血祛瘀、清热解毒的功效，为臣药。田七具有祛瘀、消肿、止痛之功效，蜈蚣能解毒散结、通络止痛，为佐药。乙醇既可作溶剂，又可发挥其辛散温通、通经活络的作用，为使药；同时乙醇易挥发，可带走热量，使局部温度降低而起到冷敷作用。诸药合用共奏消肿去瘀、活血通脉、消炎散结、止痛解毒之功效。

【出处】王绮琼，罗飞燕. 复方红花酊治疗化疗性静脉炎160例疗效观察[J]. 中国药物与临床，2011，11（4）：438.

自制复方紫草合剂（鞍钢曙光医院）

【组成】紫草、甘草、香油等。

【用法】将紫草等中药按规定比例混合，并用规定量香油浸泡，2 周后将油滤出，所得紫红色油剂即为复方紫草合剂。用热毛巾湿敷患处 10min，将 4 层纱布剪成面积稍大于患处静脉大小的纱布条，用 50% 硫酸镁浸透，再将复方紫草合剂倒在浸透的纱布条上（以不滴油为宜），油面朝下覆盖患处 30~40min。每天敷用 2 次，7 天为 1 个疗程。

【功效】紫草含有乙酰紫草素，经浸制可转化为紫草素，外敷可促进外周血液循环，促进毒素排泄；甘草具有抗炎、抗菌、解毒、止痛的功效；香油有解毒生肌功能，3 种药物按比例浸泡，可最大释放药物活性物质。而 50% 硫酸镁可经皮肤直接吸收至皮下，具有松弛血管平滑肌、扩张毛细血管、改善微循环的功效，可增加表皮渗透和濡润作用。

【出处】金秀华，刘青，关小冰，等. 自制复方紫草合剂治疗化疗所致静脉炎疗效观察［J］. 中国冶金工业医学杂志，2007，24（4）：505-506.

2. 油膏涂抹

六味醇药液（淮北市人民医院）

【组成】当归 10g，红花 10g，血竭 15g，川牛膝 12g，玄参 10g，冰片 10g。

【用法】上述药物研制成粉末，浸泡于 50% 乙醇 300ml 中静置 3~5 天，过滤后盛于密封容器中备用。于穿刺处血管近端周围至血管远端 10cm 内，用无菌棉签浸取六味醇药液局部涂抹。每天 2 次，用至诺维本用后第 7 天。

【功效】在六味醇药液中，当归、红花、血竭均具有活血散瘀、消肿止痛的作用；川牛膝具有活血通经、舒筋利痹的功效；冰片具有散火邪、止痛和透皮的作用；玄参清火解毒，软坚散结；乙醇通经活络。诸药合用相得益彰。

【出处】叶芳. 六味醇预防诺维本所致静脉炎的临床观察［J］. 临床护理杂志，2006，5（2）：78-79.

活血散瘀膏（江西中医药大学附属医院）

【组成】大黄、赤芍、冰片、丹皮、血竭各 10g，伸筋草 15g，蒲黄、红花、丹参各 20g。

【用法】用温水或 75% 乙醇擦拭局部皮肤，清洗干净后用棉签将自制活血散瘀膏（取上药研成粉，加入凡士林搅拌，混合制成黏稠适度的糊状即可）涂抹在局部皮肤上，厚度约 1mm，并稍作固定，外敷 4~5h。每天 3 次，连续 5 天。

【功效】活血化瘀膏中大黄苦寒，具有活血祛瘀、消肿止痛、消炎解毒的功效；红花性温，可活血宣窍，祛瘀止痛；丹参、冰片可活血调经，消痈泄毒，行气理滞；赤芍、蒲黄可行瘀止痛，凉血消肿；丹皮、血竭可镇痛抗炎，杀菌抑菌；伸筋草具有通络散结、促进药物渗透的功效；凡士林可保护痛觉神经末梢，减轻疼痛。以上诸药合用，可达到促进炎症消散、预防和治疗静脉炎的目的。

【出处】饶菊芳，罗梅花，唐文静. 活血散瘀膏外敷预防肺癌化疗静脉炎的疗效［J］. 医疗装备，2020，33（17）：152-153.

自拟痰结散（北京市朝阳区恒兴肿瘤医院）

【组成】赤芍 30g，山慈菇 30g，全蝎 18g，威灵仙 30g，僵蚕 30g，乳香 18g，没药 18g，冰片 9g。

【用法】上八味中药打粉研磨过筛（80 目）去渣，以黄酒和蜂蜜调成糊状，做成边长 5cm 的方形药饼，外敷患处，用弹性绷带及玻璃纸固定。每天 2 次，每次 6~8h。

【功效】方中赤芍、山慈菇合用可清热解毒，且药效强，有助于快速缓解红肿热痛症状；全蝎、僵蚕为血肉有情之品，可更好地活血通络，增强化痰散结之效；威灵仙、乳香、没药均可活血化瘀，消肿定痛；冰片可透散开窍，使药效更好地穿透皮肤，取得更好的疗效。八味药合用，可化痰散结，清热解毒。

【出处】秦子舒，杨舒涵，王利维，等. 自拟痰结散外敷治疗 3~4 级化疗性静脉炎的临床观察［J］. 中医外治杂志，2020，29（4）：14-15.

凉血通脉膏（天津市北辰区中医医院）

【组成】芦荟 15g，鸡血藤 15g，金银花 15g，地龙 15g，薄荷 10g，黄柏 10g，黄连 6g，冰片 6g。

【用法】上述药品研磨成粉末状之后用蜂蜜调为膏状，取适量涂抹在红肿部位，每天早、中、晚和睡前分别涂抹一次，共 4 次，治疗 1 周。

【功效】凉血通脉膏中的地龙、薄荷、黄柏、黄连、冰片等可减少毛细血管壁通透性，减轻水肿，且可清除自由基，减轻血管内皮细胞损伤，发挥改善微循环、抗渗出、镇痛等作用。

【出处】郭熙营. 凉血通脉膏护理化疗性静脉炎的临床护理效果［J］. 中国校医，2020，34（3）：166-167.

3. 隔物灸

经验方（盐城市中医院）

【选穴】外关（图8-1-5-1）、阿是穴。

【操作方法】将鲜生姜横切成直径
2~3cm、厚度0.1~0.3cm的姜片数块，
以细针穿刺数孔，置于外关、阿是穴
上，在姜片上置黄豆大的艾炷，每次
灸4~8炷，燃烧约1~3min。如患者自
觉灼热难忍，可再加1片生姜，继续
施灸，以穴位皮肤温热潮红为度。每
天1次，7天为1个疗程。

【功效】艾叶具有解毒散寒、温经
活血、消瘀止痛作用；灸疗具有温通
经脉、活血祛瘀、通痹止痛作用；生
姜具有温经通络、理气解郁作用，三
者联合可温通经络，活血通脉，宣通
开穴，理气止痛。鲜生姜中含有姜辣
素及多种挥发油，可在艾灸热力作用
下，顺姜纤维渗透至穴位，发挥解毒

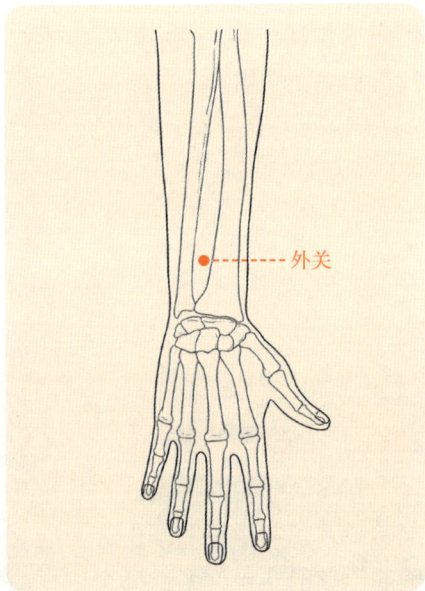

图8-1-5-1 外关

杀菌、软化血管、镇痛解热、促进血液循环的功效。本法通过艾和生姜在施
灸时所产生的双重效果、经络穴位的调整作用，促进气血的运行。

【出处】陈涛，徐书玉，朱银萍，等. 隔姜灸治疗脂肪乳所致静脉炎的疗
效观察［J］. 全科护理，2013，11（27）：2551-2551.

4. 物理光照

经验方（广州医科大学第一附属医院）

【操作方法】将新鲜马铃薯洗净后，切成0.1~0.2cm薄片，放置于0~4℃
冰箱内冷藏2~3h，根据液体的外渗面积选择一片或多片冰马铃薯片将该部位
完全覆盖，30~60min更换1次，保持马铃薯片湿润新鲜，至患处不适感完全
消失。采用低能量氦氖激光治疗仪局部照射，将光导纤维末端对准静脉炎的
静脉，与皮肤垂直，根据静脉炎范围大小，沿静脉走向，取2~4个点，输出
功率4.0~5.0mW，将光束直接照射静脉点上，每点照射3min。每天1次，3

次为 1 个疗程，1 个疗程后未痊愈者继续照第 2 个疗程。

【功效】马铃薯性和味甘，具有和胃调中、益气健脾、强身益肾、消炎、活血、消肿等功效。低能量激光作为一种物理治疗手段，在生命物质的各级水平上不会导致热损伤，却由于温热刺激的生理反应可致加热区内毛细血管扩张，改善局部供血和营养；同时可使加热局部的组织细胞内酶的活性增加，代谢率加快，调节免疫细胞的免疫活性，抑制细胞膜的通透性，起到收敛、抗炎和消炎作用。

【出处】钟美华，叶思华，穆蕾蕾. 中药湿敷预防结直肠癌患者化疗致手足综合征的效果观察［J］. 中国医药科学，2016，6（22）：106-108.

第二节　靶向药物皮疹与中医外治

（一）临床表现

靶向治疗能为肿瘤患者提供更精确的治疗方案，具有特异性抗肿瘤作用，能减少对正常组织的损伤，明显减少系统不良反应，目前已经成为国内外抗肿瘤治疗的热点，为肿瘤个体化治疗带来了希望。但其抗肿瘤作用导致的其他不良反应也接踵而至，其中最常见的是皮疹，症状也相对较为严重，具体分级见表 8-2-1-1。

表 8-2-1-1　痤疮样皮疹 CTCAE 5.0 标准分级

分级	症状及体征
1	丘疹和（或）脓疱＜10% 体表面积，伴或不伴有瘙痒或压痛症状
2	丘疹和（或）脓疱覆盖 10%~30% 体表面积，伴或不伴有瘙痒或压痛；伴心理影响；影响工具性日常生活活动
3	丘疹和（或）脓疱覆盖＞30% 体表面积，伴有中到重度症状；影响自理性日常生活活动；伴局部二重感染，需要口服抗生素治疗
4	危及生命；丘疹和（或）脓疱遍布全身表面，伴或不伴有瘙痒或压痛；伴广泛的二重感染，需要静脉给予抗生素治疗
5	死亡

（二）辨证分型

靶向药物相关皮疹可归于中医"药毒"范畴。《素问·生气通天论篇》的

"汗出见湿，乃生痤痱……劳汗当风，寒薄为皶，郁乃痤"指出了皮疹由风、湿、寒三邪郁于肌肤腠理所致。近代医家大多认为其病机为禀赋不受，邪毒侵袭。"禀赋不受"指服用靶向药物患者多是术后或化疗后复发，病理分期多为中晚期，因久用攻伐之药，身体不能耐受，正气不能抵御药毒。"邪毒"则与湿、热、毒邪有关，外邪受靶向药物药毒引触，内外合邪而发病。久受攻伐，损及脾胃，水谷失司，脾失运化，水停生湿；或湿邪瘀滞于体内化热，出现低热或自觉皮肤黏腻潮热；日久气虚无力推动，气血运行不畅，不通则痛，故表现出肿胀、疼痛、麻木等症状；水谷精微不得濡润肌表，皮肤失养逐渐失去弹性，变硬，更甚者出现溃疡或水疱。

（1）湿热型：皮疹多表现为皮肤肿胀，以痤疮样皮疹为主，疹色红，或伴有脓疱，痒甚，易糜烂渗出，大便胶着难解，小便黄，舌红，苔薄黄腻，脉滑数。

（2）血热型：皮疹多分布于四肢、躯干，疹色鲜红、焮热疼痛，尿赤便干，甚则结膜、咽峡充血，舌质红，苔薄黄，脉洪数或细数。

（3）瘀血型：血热日久，煎熬阴液，血热互结，灼伤脉络，形成瘀血，阻滞脉络，这时皮疹可见疹色暗红，皮肤枯槁，粗糙脱屑，肌肤甲错，有瘢痕和色素沉着，舌质暗红，舌下脉络迂曲青紫，舌边尖有瘀点或瘀斑，苔白腻，脉沉涩。

（三）外治方法

1. 中药湿敷

止痒平肤液（中日友好医院）

【组成】黄芩、马齿苋、苦参、白鲜皮等。

【用法】根据皮肤不良反应的类型分别采取面膜湿敷法（面部皮肤反应者）、纱布湿敷法（躯干、四肢皮肤反应者）及药液浸洗法（指甲不良反应者），每次用量根据皮损面积确定，每天1~2次，每次治疗30min，连用14天为1个疗程。同时，嘱患者尽量避免接触刺激性强和碱性的洗漱用品，注意保持皮肤清洁；尽量减少日晒时间，注意避光。

【功效】方中黄芩，味苦性寒，归肺经，功能清热燥湿，泻火解毒，尤善清上焦肺经之热，对于"肺风粉刺"的治疗为循经用药；马齿苋，味酸性寒，功能清热解毒，用于治疗热毒疮疡等证效果良好，对于多种化脓性皮肤病均具有良好的疗效。

【出处】王红岩，邹超，崔慧娟，等. 外用清热利湿中药治疗表皮生长因子受体拮抗剂相关皮疹 120 例临床研究［J］. 北京中医药大学学报（中医临床版），2013（4）：14–17.

五味消毒饮（湖南省中医药研究院附属医院）

【组成】蒲公英 15g，野菊花 15g，金银花 15g，天葵子 15g，紫花地丁 15g，连翘 10g。

【用法】上述药加水后充分浸泡 1h，水量以没过药物为宜，先用大火煮 15min，再文火继续煎煮 2h，滤除药渣后倒入清洁容器。清洁面部后取压缩面膜纸置于容器内（温度控制在 40℃左右），直到面膜纸膨胀到不能吸收药液，取出面膜，打开，敷于面部或身体出现药疹皮肤处即可。每次 1h 左右，每天 3~4 次，3 天为 1 个疗程，连用 4 个疗程，共 12 天。

【功效】方中金银花、野菊花清热解毒散结，金银花入肺胃，可解中上焦之热毒，野菊花入肝经，专清肝胆之火，二药相配，善清气分热结；蒲公英、紫花地丁均具清热解毒之功，为痈疮疔毒之要药；蒲公英兼能利水通淋，泻下焦之湿热，与紫花地丁相配，善清血分之热结；紫背天葵能入三焦，善除三焦之火。

【出处】李阳，邓天好，王云启，等. 清热解毒祛湿外洗方对肺癌靶向药物服药者药物性皮疹疗效的临床观察［J］. 湖南中医杂志，2016，32（9）：70–72.

裴氏黄白散（甘肃省肿瘤医院）

【组成】明矾、寒水石各 200g，黄柏 500g。

【用法】3 味药共研细末，过 100 目筛，使用时取适量用沸水冲泡，后用无菌纱布湿敷患处。

【功效】此三味药性寒，可清热泻火。明矾酸、涩，寒，外用解毒杀虫，燥湿止痒，治湿疹瘙痒、疮疡疥癣，尤宜治疮面湿烂或瘙痒者。寒水石辛、咸，寒，有清热泻火之功，可用治热毒疮疡等证。黄柏苦，寒，有清热解毒燥湿之功，可治疗口舌生疮、目赤肿痛、痈疽疮毒、皮肤湿疹。三药合用清热泻火，燥湿解毒，可治疗药毒疹。

【出处】邱玉梅. 裴氏黄白散治疗易瑞沙所致皮肤不良反应的疗效观察［J］. 西部中医药，2012，25（11）：80–82.

2. 中药泡洗

清热祛湿解毒外洗方（湘雅医学院附属肿瘤医院）

【组成】金银花、苦参、紫草、威灵仙各30g，黄芩、百部各20g，黄精15g。

【用法】上述药物加水2500ml进行充分浸泡（浸泡时间在1h左右）后，以中火煎药至1800ml，过滤取汁，稍静置一段时间降温至40℃左右，对皮损位置进行清洗，每次外洗时间为30min，每天清洗2次。

【功效】方中金银花、苦参可清热解毒，疏散风热；黄芩清热燥湿，凉血解毒；百部可祛湿解毒；黄精补气养阴；紫草活血透疹；威灵仙祛风湿，通经络，养阴；诸药合用共奏清热祛湿解毒之效。

【出处】李阳，邓天好，王云启，等. 清热解毒祛湿外洗方对肺癌靶向药物服药者药物性皮疹疗效的临床观察［J］. 湖南中医杂志，2016，32（9）：70-72.

自拟外洗方（苏州大学附属第一医院）

【组成】金银花30g，黄芩20g，百部20g，苦参30g，黄精15g。

【用法】上药加水2500ml，充分浸泡60min，用中火煎至1800ml后，过滤取汁，放置片刻至适宜水温后，外洗30min，每天2次，15天为1个疗程。

【功效】抗肿瘤药物均为热毒之品，热毒之邪容易灼伤血脉，发于头面肌肤则为皮疹脓疮，中医治疗药物性皮疹多以清热、化湿、祛风为法。本法以金银花、黄芩、百部、苦参、黄精为主要组方煎汤外洗，取其清热解毒除湿之功；配合百部、苦参寒温互补，共奏清热解毒、杀虫止痒之功。

【出处】陈琳，程宗琦，陶敏，等. 消疹止痒喷剂治疗表皮生长因子受体抑制剂相关性皮疹的临床观察［J］. 中国药房，2017，28（17）：2370-2373.

第三节 放射性损伤与中医外治

一、放射性肺损伤

（一）临床表现

在胸部恶性肿瘤放射治疗过程中，放射性肺损伤（radiation-induced lung

injury，RILI）是常见的剂量限制性毒性之一，限制了可提供的更高照射剂量。RILI 分为早期 RILI 即放射性肺炎（radiation pneumonitis，RP）和晚期 RILI 即放射性肺纤维化（radiation pulmonary fibrosis，RPF），前者通常指发生在放射治疗开始 3 个月内的 RILI，后者通常指发生在放射治疗开始 3 个月后的 RILI。RILI 的出现对患者的生活质量造成了很大的影响，严重的 RILI 甚至危及生命。研究表明放射性肺损伤多发生于患者进行放射治疗后第 6 周至第 6 个月之间，发生率为 13%~47%，若不进行诊治，易发展为肺炎，甚至引发肺纤维化，威胁患者生命安全，分级标准见表 8-3-1-1。治疗上可使用以下药物。糖皮质激素是临床中治疗早期 RILI 最常见的药物，糖皮质激素具有非特异性抗炎作用，早期可以抑制炎性渗出，晚期可以减少肉芽组织形成。阿米福汀是首个被广泛认可的广谱细胞保护剂，可降低放射治疗毒性，提高患者对放射治疗的依从性，阿米福汀进入体后经代谢成为具有活性的 WR-1065 和硫醇自由基，WR-1065 可消除放射线产生的自由基，从而产生防护作用。RILI 是由放射生物学和放射物理学等多因素共同参与、相互作用的结果，其发生机制尚未完全明确，临床并无特效药物。

表 8-3-1-1　美国国家癌症研究所（NCI）RILI 分级标准

分级	临床表现
Ⅰ级	无呼吸症状，仅需要临床观察，不需治疗干预
Ⅱ级	有症状（轻度咳嗽和呼吸困难，伴或不伴发热），需要临床干预，限制日常活动
Ⅲ级	症状严重，日常生活难以自理，需要氧疗
Ⅳ级	常有危及生命的呼吸功障碍，需要紧急干预（如气管切开或置管）
Ⅴ级	死亡

（二）辨证分型

　　放射性肺炎在中医古文献中没有记载，但从放射线对人体的灼伤来看，类似中医热毒、燥热之邪。而肺为娇脏，放疗的火热毒邪能灼伤肺脏，耗伤阴液。故接受放疗的患者，早期多属热毒炽盛。热为阳邪，易耗伤阴津，灼津炼液成痰，痰阻气道，致气机不利；同时，射线照射损伤肺脏，肺气受损，肺脏的宣降功能受到损伤，出现咳嗽、憋闷、气喘；热毒壅滞，日久耗伤正气，气阴两虚，气虚无以鼓动血脉，则血行不畅，不通则痛，症见胸痛；热邪灼伤肺络，血溢于脉络之外，可见咳痰带血。本病病因为热毒炽盛，火热毒邪，侵袭肺脏，热毒灼肺，伤津耗气，肺络瘀阻，瘀、热、痰内结为病理结果。急性期属中医的咳嗽范畴。迁延期热毒灼伤肺津，损及肺气，津伤及阴，出现气阴两虚之证，日久肺脏失于润养，肺叶枯萎，出现神疲乏力、咽干口燥、咳嗽少痰、动则气喘等症状；气滞血瘀，肺络瘀阻，宣降失司，具有慢性、反复发作等特点，可属于中医肺痿范畴。故放射性肺炎的基本病机是本虚标实，阴伤、气虚、血瘀、热毒是病机要点，归属于中医燥咳、肺痿范畴。因此治疗应以扶正祛邪、清热解毒、养阴润肺为主。近年来相关研究发现，中医药在肺癌放射性肺损伤患者的治疗中有一定效果。

（1）热毒炽盛证：发热（常为高热），汗出热不退，胸痛，气急，咳嗽，痰少或无痰，苔黄或黄厚，脉数。

（2）痰热蕴肺证：咳嗽，咳痰，痰黄稠黏难以咳出，伴或不伴发热，口渴，大便干，小便黄，舌红，苔黄腻，脉数。

（3）阴虚燥咳证：咳嗽，无痰或少痰，或痰中带血，甚则咯血不止，胸痛，心烦寐差，低热盗汗，口渴，大便干结，舌质红，少苔或无苔，脉细数。

（4）气血瘀滞证：咳嗽不畅，胸闷气憋，胸痛有定处，如锥如刺，或痰血暗红，口唇紫暗，舌质暗或有瘀斑，苔薄，脉细弦或细涩。

（5）气阴两虚证：低热或不发热，干咳无痰或咳嗽少痰，色白质黏，不易咯出，或咳痰带血，气促气急，口干舌燥，大便干燥或不爽，伴疲乏消瘦，舌红少津，苔剥脱或无苔，脉细或细数。

（三）外治方法

1. 雾化吸入

肺保 I 号雾化吸入剂（河北省胸科医院）

【组成】鱼腥草30g，白茅根15g，瓜蒌10g，黄芩、甘草各6g。

【用法】加水10倍量，常温浸泡4h后，煎煮、醇提、蒸馏、回流，收集蒸馏液，密闭低温保存。使用气动雾化吸入器，加入肺保 I 号雾化吸入剂5ml雾化吸入，每天2次，每次15~20min。

【功效】放射线是火热毒邪，灼伤肺脏，并耗伤阴液。肺癌患者原本正气不足，痰瘀内结，放疗加重热邪伤阴，使得热毒之邪与痰瘀互结，最终耗伤肺阴，灼伤肺络。所以本病属本虚标实，本虚为阴伤、气虚，标实为血瘀、热毒，在治疗时需要养阴生津，解毒泻火，化痰，利咽止痛。

【出处】何萍，袁红. 肺保 I 号雾化吸入剂防治急性放射性肺炎临床观察 [J]. 新中医，2013，45（3）：118–119.

自拟方（山西省肿瘤医院）

【组成】鱼腥草 3g，天花粉 5g，百合 3g，丹参 5g，桃仁 3g，杏仁 3g，桔梗 5g，石韦 3g，清半夏 3g，炮姜 3g。

【用法】放疗前 2h 及后 2h 分别雾化一次，时间为 20min。

【功效】雾化处方中天花粉、百合等药物可养阴润燥解毒，有消炎作用；丹参、桃仁等药物可活血化瘀；杏仁、桔梗等药物可化痰；炮姜既可活血又可温化痰饮。

【出处】王国朝，张平，张福丽. 放疗配合中药雾化吸入预防急性放射性肺炎研究［J］. 光明中医，2016，31（18）：2667-2669.

2. 穴位贴敷

滋阴润肺方（邯郸市第一医院）

【组成】人参 10g，扁豆 10g，北沙参 15g，麦冬 15g，天花粉 15g，五味子 9g，玉竹 10g，桑叶 15g，枇杷叶 15g，苦杏仁 10g，地骨皮 10g，生甘草 6g。

【用法】将上述药物研磨成末，用白醋调为糊状，取适量贴敷于肺俞、丰隆、定喘、膻中（图 8-3-1-1～图 8-3-1-3），用纱布盖住，并用胶布固定，保留时间 6~8h，每天换药一次，连续治疗 14 天。

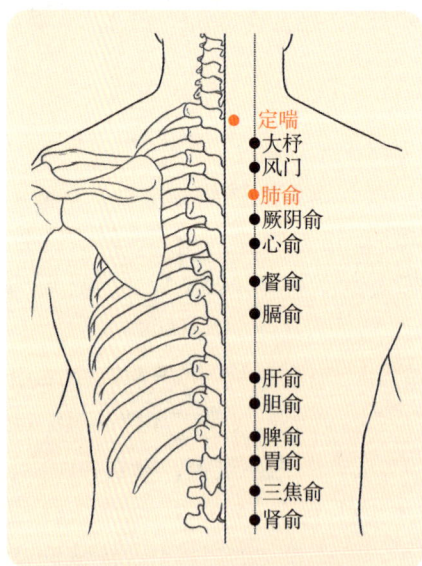

图 8-3-1-1　肺俞、定喘

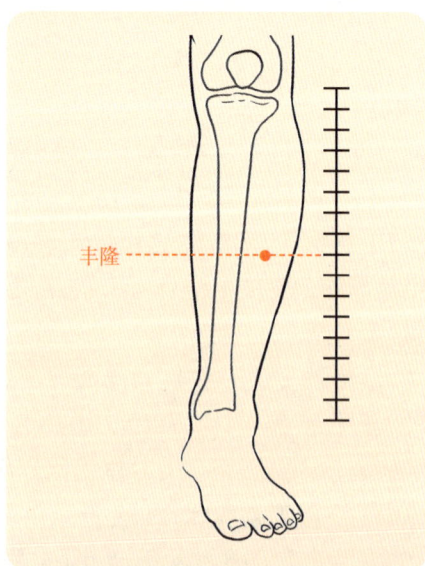

图 8-3-1-2　丰隆

【功效】方中以人参、扁豆、生甘草益气和胃，培土生金；以北沙参、麦冬清热润燥，滋养肺胃阴；以天花粉、玉竹润肺胃之阴；五味子清心润肺，养阴生津；桑叶疏达肺络，清肺止咳；枇杷叶长于清肺祛痰，和胃降逆；苦杏仁味苦能降，且兼疏利开通之性，可降逆下气，宣肺止咳；地骨皮长于"解骨蒸肌热"，善泻肾中伏火，与麦冬相伍，可增强益阴除热、润肺生津之功。全方以滋阴润肺法为主，辅以益气法，使滋而能清、滋而不腻，共奏养阴生津、清肺解毒之功。

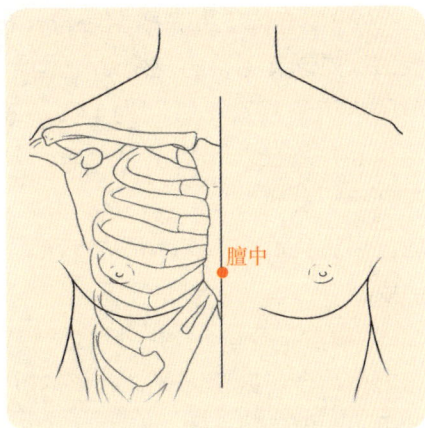

图 8-3-1-3　膻中

【出处】刘超，王玉梅. 滋阴润肺法联合穴位敷贴防治放射性肺炎（气阴两伤证）的临床观察［J］. 中医药导报，2021，27（3）：79-82.

3. 雷火灸

经验方（南京中医药大学附属医院）

【选穴】肺俞、膏肓、足三里（图 8-3-1-4、图 8-3-1-5）。

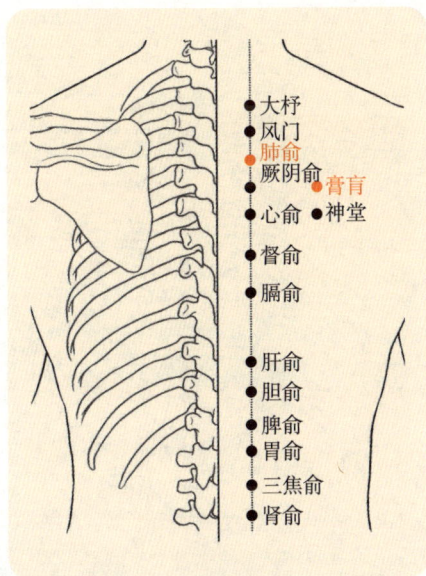

图 8-3-1-4　肺俞、膏肓

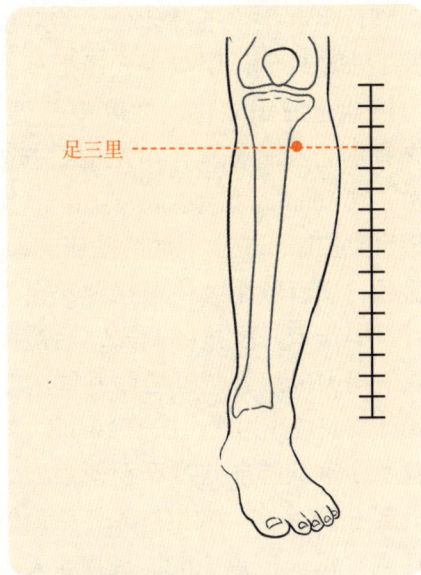

图 8-3-1-5　足三里

【操作方法】患者取俯卧位，按肺俞、膏肓、足三里的顺序，采取雀啄灸法。点燃艾条，将燃烧端对准所选穴位，灸条在距离皮肤2~3cm垂直高度范围内上下移动1来回为1次，每10次为1壮，每穴灸6壮。操作时间为2~3min，每壮之间用左手食指、中指指腹轻压施灸处3~4s，灸至皮肤发红，深部组织发热为度。一穴灸完按顺序再灸下一穴，直至所有穴位灸完。每天放疗后施灸治疗1次，每周5次，施灸疗程与放疗疗程同步，直至1个疗程结束。

【功效】背俞穴为脏腑之气转输的地方，因此取有"补"性作用的灸法与之相结合可振奋阳气，调整内脏。雷火灸是在古代艾灸的基础上进行创新的灸法，集灸药一体，以中医经络学说为基础，利用灸条燃烧时产生的热量、红外线辐射力、药化因子及物理因子等，通过经络和腧穴的循经感传，达到疏通经络、扶正固本、活血化瘀、散瘿散瘤等目的。

【出处】刘旭辉，陈理，蒋鸣. 雷火灸防治食管癌放疗后急性放射性肺炎22例临床研究［J］. 江苏中医药，2018，50（2）：55-57.

4. 穴位按压

经验方（南通大学附属医院）

【选穴】肺俞、足三里、肾俞（图8-3-1-6）。

【操作方法】保持室内温度在20~25℃，让患者排空大、小便，嘱患者取双脚自然并拢半下蹲体位，将双手掌放于小腿外侧，用双手大拇指指腹用力按揉足三里穴位，力度由轻到重，先顺时针按揉4次，再逆时针按揉4次，共10min，按摩力度要均匀，以患者自觉按摩部位出现酸麻胀痛感为准。最后，患者取俯卧位或坐位，自然闭目，操作者先揉按肺俞穴，后按肾俞穴，指力以患者感到酸胀并能耐受且局部皮肤发热为度，按摩10min，然后双手合掌从肺俞穴推摩至肾俞穴，从上至下10余次。穴位按摩结束后饮温开水。每天按摩2次，每周5天，疗程为3周。

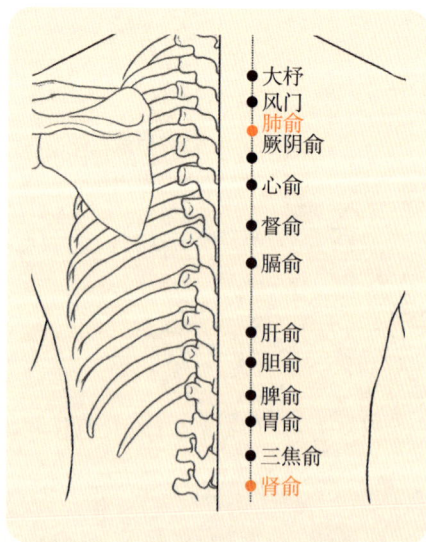

图8-3-1-6 肺俞、肾俞

【功效】肺俞为足太阳膀胱经腧穴，具有解表通络、宣发肃降之功，为治疗肺疾之首选。足三里为胃的下合穴，胃经乃多气多血之经，与脾经相表里。脾胃为后天之本、气血生化之源，脾胃调和方能运化水谷，化生精气，濡养脏腑、经络。肾俞在足太阳膀胱经第一侧线上，为肾脏之气输注、聚结于腰背部的腧穴。按摩肾俞穴可增强肾脏之气，改善肾纳气之功，还可滋养肾水，从而避免肺金的灼伤。

【出处】刘姿秀. 穴位按摩防治乳腺癌术后放射性肺炎 40 例临床观察［J］. 甘肃中医药大学学报，2017，34（5）：66-69.

二、放射性皮炎

（一）临床表现

放射性皮炎是恶性肿瘤在放疗过程中最常见的并发症之一，主要是由于放射线照射引起的皮肤黏膜炎症性损害。放疗所致的皮肤损伤程度取决于射线分割的方法、放射的剂量、受照射的面积、照射的种类、患者的年龄及放疗过程中不良反应的处理等多种因素的影响。放射性皮炎的主要临床表现有局部皮肤红斑、水肿、脱皮，严重者甚至溃疡、感染和坏死。

1. 急性放射性皮炎

急性放射性皮炎由于一次或多次大剂量放射线照射引起，但敏感者即使剂量不大也可以发病。潜伏期因放射线的剂量和各人的耐受性不同而长短不定，一般为 8~20 天。急性放射性皮炎可分成三度。

（1）Ⅰ度：初为鲜红，以后呈暗红色斑，或有轻度水肿。自觉灼热与瘙痒。3~6 周后出现脱屑及色素沉着。

（2）Ⅱ度：显著急性炎症水肿性红斑，表面紧张有光泽，有水疱形成，疱破后成糜烂面。自觉灼热或疼痛。经 1~3 个月痊愈，留有色素沉着、色素脱失、毛细血管扩张和皮肤萎缩等。

（3）Ⅲ度：红斑水肿后迅速组织坏死，以后形成顽固性溃疡。溃疡深度不定，一般可穿通皮肤及肌肉，甚至骨组织。溃疡底面有污秽的黄白色坏死组织块。自觉剧痛。很难愈合，愈后形成萎缩性瘢痕、色素沉着、色素脱失和毛细血管扩张。损害严重者大血管闭塞，肢体发生干性坏疽。在溃疡和瘢痕上可继发癌变。

Ⅱ度、Ⅲ度可伴全身症状，如头痛、头晕、精神萎靡、食欲不振、恶心、呕吐、腹痛、腹泻、出血及白细胞计数减少等，严重者可危及生命。

2. 慢性放射性皮炎

慢性放射性皮炎多为长期、反复小剂量放射线照射引起，或由急性放射性皮炎转变而来。潜伏期可为数月至数十年。炎症表现不显著。由于放射线破坏皮脂腺、汗腺、毛囊及甲床生发层细胞，会导致皮肤干燥、粗糙、皲裂，毛发脱落；甲色暗晦，出现纵嵴、色素沉着及增厚，甚至脱落。甲皱微循环改变，可见血管袢异常及毛细血管血液黏滞。具体分级见表 8-3-1-1。

表 8-3-2-1　RTOG 分级标准

分级	临床表现
0	无变化
1	滤泡样暗红色斑，脱发，干性脱皮，出汗减少
2	触痛性或鲜色红斑，片状湿性脱皮，中度水肿
3	皮肤皱褶以外部位的融合的湿性脱皮，凹陷性水肿
4	溃疡、出血、坏死

放射性皮炎的发病率居高不下，不仅影响患者的生存质量，也干扰了放疗如期按量进行，严重可影响抗肿瘤治疗的预期效果。应用中医药疗法防治放射性皮炎或将成为解决这一难题的关键手段。

（二）辨证分型

《外科启玄》载："天地有六淫之气，乃风寒暑湿燥火，人感受之则营气不从，变生痈肿疔疖"，提示外感六淫邪气是外科疮疡的重要致病因素。放射性皮炎成因于放射线外照射；放射线属于高能量射线，性热，可归属于中医学外感六淫邪气中的"火邪"。病位责之于皮肤，临床表现以皮肤损伤为主，属于中医外科学的疮疡类疾患，亦可称为"火烧疮""烫火疮"等。从放射性皮炎的典型症状来看，急性者以皮肤干燥、出汗减少、红斑、脱屑、瘙痒等为主，慢性者则见溃疡、出血等症状，均属于火热燥邪致病的表现。初期邪气犯表尚浅，仅见皮肤干燥、汗出减少等津液缺乏表现。日久火热入里，伤及血分，血热妄行则可见皮肤红斑。离经之血与热邪交结，瘀热日久，热盛肉腐，则见溃疡出血等症状。病情迁延则耗伤气阴，疮口不易愈合，并伴有明显的全身症状。针对放射性皮炎的病因病机，中医在治疗上多采用清热解毒、活血祛瘀、燥湿、凉血等治法，若疾病后期出现阴虚内热证，亦采用养阴生津的治法。

（1）热毒蕴结证（急性）：皮损为红斑、水肿或有水疱形成，破溃、糜烂，有渗液，自觉灼热、瘙痒，或有发热、头痛，苔黄或黄腻，脉数或濡数。治宜清热解毒。

（2）毒蓄血亏证（慢性）：发病时间较长，皮肤干燥、萎缩，发稀甲脆，溃疡经久不愈，自觉瘙痒或灼热，舌质红或淡，苔薄或无苔，脉细无力。治宜补养气血，解毒生肌。

（三）外治方法

1. 中药膏剂

紫白黄芪膏（包头市肿瘤医院）

【组成】当归、炒白芍、地榆炭、紫草、生黄芪、白及各等份。

【用法】取上述药物300g，以2L芝麻油常温密闭浸泡60天，后慢火煎熬过滤而成1.5L暗红色油状液体，加入可食用级蜂蜡120g收膏，冷却后分装，冷藏。每天放疗后3h和6h涂擦药膏，用无菌棉签于接受照射部位涂擦，每次涂擦范围须超出照射野范围2cm，每次涂抹2遍。

【功效】紫草味苦、性寒、归心包经、肝经，具有凉血活血、清热解毒的功效。白及性凉，味苦、甘、涩，归肺、胃、肝经，属收敛止血药。黄芪中的黄芪甲苷能加快创面愈合，促进皮肤血管的生成，规则胶原的有序排列。当归中的挥发油具有镇痛、抗炎作用，当归多糖能减少辐射的不良反应及加强机体免疫。地榆炭有凉血止血、解毒敛疮的功效。白芍入肝经和脾经，可凉血养血以及缓急止痛。

【出处】雷丽，王艳，殷玉杰. 紫白黄芪膏防治急性放射性皮炎临床观察［J］. 光明中医，2021，36（3）：386–388.

湿润烧伤膏（新疆维吾尔自治区中医医院）

【组成】黄连、黄柏、黄芩、地龙、罂粟壳。

【用法】将湿润烧伤膏均匀涂抹于照射野及超出照射野边缘1cm的皮肤上，每天2次，涂抹厚度一般薄于1mm。

【功效】湿润烧伤膏是外用中药制剂，功能为清热、解毒、止痛、生肌。其中黄连清热泻火凉血，黄芩和黄柏清热燥湿、消肿止痛，三者合用，通过清热解毒、凉血活血、散瘀通络以促进创面皮肤的修复。

【出处】张志超. 美宝湿润烧伤膏联合金因肽治疗头颈部肿瘤放射性皮炎的效果及护理要点［J］. 内蒙古医学杂志，2023，55（12）：1530-1532.

三黄膏（张掖市人民医院）

【组成】黄芩、黄柏、黄连。

【用法】将三黄膏摊于纱布上贴于患处或直接涂于患处，每天换药 1 次。蜂蜜不经稀释、浓缩，亦不必消毒，直接涂覆于拟照射部位即可。

【功效】三黄膏具有清热解毒、消肿散结之功效，三药联用可调血脉，散积滞，通水气，清热泻火，化湿消肿，针对放射性皮肤损伤，能有效软化放射区域的毛细血管，恢复血管弹性，保证局部皮肤的正常代谢，促进炎症的愈合。蜂蜜生则性凉而清热，熟则性温而补中，具消炎、解毒、利肿、补中之功效，其柔润燥，缓去急，故能止心腹、肌肉、疮疡之痛。

【出处】徐彦，葛劲松，杨巍娜，等. 比亚芬与三黄膏对乳腺癌放疗患者放射性皮炎疗效对比［J］. 中国现代医生，2013，51（25）：42-43+46.

加味如意金黄散（莱州市中医医院）

【组成】大黄 9g，甘草 6g，姜黄 9g，天花粉 12g，天南星 9g，陈皮 12g，厚朴 12g，冰片 2g，黄柏 9g，五倍子 10g，白芷 9g，苍术 12g。

【用法】使用加味如意金黄散加适量绿茶水调匀成糊状外敷于放疗区域皮肤，涂抹范围大于照射野 1~1.5cm，厚度 2mm 左右，纱布覆盖包扎，每天 1次，至放疗结束。

【功效】方中天花粉清热泻火，散肿排脓，为君药。黄柏、大黄清热解毒，逐瘀燥湿；姜黄行气活血散瘀，通经止痛；白芷祛风燥湿，消肿止痛，共为臣药。厚朴、陈皮、苍术、天南星行气燥湿，散结消肿止痛，共为佐药。甘草有解毒功效，可调和诸药，为佐使药。全方共奏清热解毒、活血化瘀、除湿化痰、消肿止痛之功。

【出处】柴金文，董玉娜，姜旭杰，等. 加味如意金黄散改善放射性皮炎的疗效观察［J］. 中医临床研究，2020，12（34）：75-78.

2. 中药油剂

复方紫草地榆油（广西中医药大学附属瑞康医院）

【组成】紫草、地榆、千里光、生大黄、蒲公英等。

【用法】在第 1 次放疗后用复方紫草地榆油均匀涂抹照射野，每天 2~3次，至放疗结束。

【功效】复方紫草地榆油具有清热解毒、止血凉血、活血化瘀消斑、消炎等功效，能提高皮肤抵抗力，改善皮肤的新陈代谢，增加皮肤细胞活力，明显降低放疗引起的放射性皮肤损伤的发生率，有效减轻放射性皮炎的程度，使放射性皮肤损伤的发生时间延迟。

【出处】蒋华艳，谢家童，张钟群，等. 解毒生肌油防治头颈部恶性肿瘤患者放射性皮炎的疗效及对心理状态的影响［J］. 现代中西医结合杂志，2023，32（21）：3054–3058.

溃疡油（中日友好医院）

【组成】黄芪、大黄、赤芍、红花、紫草。

【用法】上药物按等份配比，浸入麻油中48h，加热，过滤，收集油剂。使用时均匀涂在照射野皮肤上并超出照射野1cm左右的范围，厚约1~2mm，放疗后3h、6h各涂抹1次。

【功效】方中黄芪为君药，补气健脾，升阳举陷，托毒生肌。大黄凉血解毒，逐瘀通经；赤芍清热凉血，散瘀止痛，共为臣药，改善血瘀之证，加强止痛之效。红花具有活血通经、化瘀止痛之功效，配合紫草凉血活血，加强清热解毒之功，共为佐药。同时以麻油为使，养阴润燥。五药相合，共奏清热解毒、活血化瘀之功。

【出处】王小璞，李学，王珍. 溃疡油防治鼻咽癌急性放射性皮炎38例临床观察［J］. 中医杂志，2015，56（23）：2030–2032.

自制中药油剂（沧州市中心医院）

【组成】没药、大黄、紫草各15g，黄连、青黛、乳香各10g，蓖麻油500ml。

【用法】上述中药按重量比例研磨后，倒入蓖麻油（加热至80~90℃）中，浸泡7天，过滤，得外涂药油。用无菌棉签蘸取，均匀涂抹在皮肤患处，每天3~5次。若创面有分泌物，应用生理盐水将创面清理干净后，再外涂中药油。

【功效】紫草能够清热凉血，祛腐滋润，有利于局部皮肤的创面愈合；青黛能够清热泻火解毒；大黄具有凉血解毒的作用，可减轻创面液体的外渗；黄连可活血化瘀，祛风止痒；乳香、没药则可去腐生肌，止痛行气。以油剂作为介质可以屏蔽创面，避免病原微生物侵入创面，且具有较佳的保湿作用。

【出处】朱中成，魏志江，王明，等. 自制中药油外涂联合小牛血去蛋白提取物治疗放射性皮炎42例［J］. 河南中医，2016，36（8）：1383–1385.

3. 中药水剂

康复新液

【用法】美洲大蠊干燥虫体提取物。

【用法】清创后根据患者的皮肤创面严重情况采用不同的给药方式,若患者创面较大可将药液浸透医用纱布,后将其覆盖在创面上;若患者创面较小,则使用医用棉签涂抹在创面上。每天早、晚各1次,换药时应轻柔、无菌操作。

【功效】康复新液的主要成分为美洲大蠊干燥虫体提取物,药液中还含有黏糖氨酸、肽类及多元醇等,可内外、服用。针对放射性皮炎患者予以外敷,具有活血化瘀、滋阴润燥的作用,还可促使健康肉芽组织、血管生长,以利于创面溃疡病灶迅速愈合,且可避免病灶炎症感染蔓延;此外,还可改善患者创面皮肤的微循环,缓解患者的疼痛感,从而为患者放疗奠定良好的治疗心态。

【出处】孙红娟,常娟. 造口粉联合康复新应用于Ⅱ~Ⅲ度放射性皮炎中的研究〔J〕. 实用临床医药杂志,2018,22(10):106-107+110.

蜂黄液(桂林市中西医结合医院)

【组成】大黄、虎杖、蜂蜜。

【用法】先用生理盐水棉球蘸洗皮肤,根据湿敷面积,取大小合适的敷料蘸药液,湿度以不滴水为宜,敷于皮肤上30min,范围大于照射野皮肤边缘1cm。敷药过程中保持敷料湿润,敷料快干时及时淋湿。第1次于放疗后30min内湿敷,下午4时再湿敷1次。自放疗第1天即给予蜂黄液湿敷放射野皮肤至放疗结束,每天2次。

【功效】蜂黄液主要功效为消炎止痛,清热解毒,祛腐生肌。该药物组方中,蜂蜜具有止痛、解毒的功效;大黄具备清热、消炎解毒、祛腐生新的作用;虎杖性味苦寒,具有利湿、祛腐的功能,多用来治疗各种热毒证。上述药物合用达到消炎止痛、清热解毒的目的。

【出处】赵丽平,蒋云姣,龚葵,等. 蜂黄液预防鼻咽癌放疗所致放射性皮炎的疗效观察〔J〕. 浙江临床医学,2016,18(12):2240-2241.

4. 其他剂型

复方芦荟凝胶（南京军区福州总医院）

【组成】芦荟、金银花、白芍等。

【用法】在第1次放疗后均匀涂抹照射野，每天2~3次，至放疗结束。

【功效】清热解毒，祛腐生肌。全方均为苦寒之药，清热解毒力强，并有凉血敛疮之功，且含有多种抗氧化、抗炎、抗菌等作用的有效成分。

【出处】马丽，郦娜. 不同皮肤射线防护剂对鼻咽癌调强放疗放射性皮炎的防护疗效及患者生活质量的影响［J］. 护理实践与研究，2016，13（18）：13-15.

紫草液喷雾剂（梧州市红十字会医院）

【组成】紫草、黄连、黄柏、大黄、川芎、冰片等。

【用法】开始放疗后的第1天用紫草液喷雾剂均匀喷洒在照射野并超出1cm的范围，喷嘴与皮肤保持10cm的距离，喷洒剂量以皮肤湿润为宜。每天3次，每天晨起、放疗后30min、晚睡时各喷1次，直至放疗结束。

【功效】促进生肌、排脓，加速创面愈合，缩短疗程，预防感染。

【出处】彭瑞娟，李冬梅，黄石群，等. 紫草液喷雾剂联合护理干预在降低Ⅲ度及以上放射性皮炎中的应用研究［J］. 临床医药文献电子杂志，2016，3（15）：3074-3075.

第四节　免疫治疗不良反应与中医外治

免疫相关不良反应（immune-related adverse effects，irAEs）指应用免疫检查点抑制剂导致的免疫调节作用打破机体已有的免疫耐受状态所造成的不良反应。免疫治疗先后出现了以PD-1/L1、CTLA-4为代表的免疫检查点抑制剂，在晚期肺癌的治疗领域已进入临床指南成为一线治疗用药。免疫检查点抑制剂（ICIs）能够特异性阻断T细胞表面的抑制性受体，增强T细胞的免疫功能，从而增强机体对肿瘤的杀伤作用。现已获批用于临床使用的ICIs根据作用靶点不同可分为细胞毒性T淋巴细胞相关蛋白4（CTLA-4）抑制剂（如ipilimumab）、细胞程序性死亡受体1（PD-1）抑制剂（如nivolumab、pembrolizumab）及程序性死亡配体1（PD-L1）抑制剂（如atezolizumab、 avelumab）。ICIs 的使用彻底改变了多种肺癌，尤其是非小细胞肺癌的治疗方式，已成为放化疗之外新的治疗手段。然而，ICIs 在加强机体免疫并改善患者预后的同时，也可能会对机体的正常组织和器官造成损害，发生免疫治疗所特有的免疫相关不良事件。irAEs 形式多样，发生机制目前不是特别清楚，在肺癌治疗的早期、后期甚至治疗停止后均有可能发生，常见侵及部位有皮肤、胃肠、呼吸和内分泌系统等，引起皮肤相关免疫不良反应、胃肠道相关免疫不良反应、内分泌相关免疫不良反应、免疫相关性肺炎等。

一、皮肤相关免疫不良反应

皮肤相关免疫不良反应是指使用免疫检查点抑制剂后出现皮肤损害的不良反应事件，是最常见的 irAEs，病变较轻者主要表现为斑丘疹、苔藓样皮炎、大疱性类天疱疮、白癜风、银屑病和硬皮病；病情较重甚至危及生命的皮肤不良反应主要包括史提芬强生症候群（SJS）和中毒性表皮坏死松解症（TEN）；其他还有药疹伴嗜酸性粒细胞增多和系统症状（DRESS）、Sweet 综合征、秃头症、Grover 病和副肿瘤综合征等。对于免疫相关性皮肤不良反应，西医主要是外用或口服糖皮质激素、霉酚酸酯等进行免疫抑制治疗，严重者需停用免疫检查点抑制剂。

（一）临床表现

1. 轻型皮肤相关免疫不良反应

（1）斑丘疹：抗 CTLA-4 抗体 ipilimumab 治疗恶性肿瘤 2~4 周可出现轻度至中度斑丘疹，可伴有瘙痒。这种斑丘疹可以对症治疗，无须减少药量或停药。斑丘疹为免疫治疗引起的最常见的皮疹，约占总皮疹发生的47%~68%。

（2）苔藓样皮炎：抗 PD-1 抗体治疗恶性肿瘤后平均 42 天可出现苔藓样皮炎，病变多发生在四肢和躯干。临床可表现为脓疱、丘疹和斑块。病灶活检显示密集的带状淋巴细胞浸润、角化过度、颗粒层和棘层增厚、锯齿形网脊状和角化不良，可伴有明显的表皮增生；也可表现为角化不全、海绵层水肿、皮肤附属器/血管周围炎症和嗜酸性粒细胞。使用类固醇激素后皮损可得到改善。

（3）大疱性类天疱疮：抗 PD-1 抗体 pembrolizumab 或 nivolumab、抗

PD-L1 抗体 durvalumab 治疗转移性黑色素瘤或肺腺癌后可出现大疱性类天疱疮。临床初期可表现为瘙痒和红斑疹，后期可发展为许多大疱伴渗出、糜烂和出血痂，以及荨麻疹性丘疹和斑块；或出现大量粉红色斑块并散在有小斑块、囊泡、大疱和圆形糜烂损伤。病灶主要位于手、胳膊、大腿、臀部和腰背部等，未累及黏膜。血清学检查示 BP180 抗体水平可升高，皮肤活检组织病理学显示上皮下大疱形成伴有嗜酸性粒细胞为主的炎症细胞浸润，尤其存在于间隙及血管周围或表现为嗜酸性海绵水肿和混合型炎症细胞浸润伴有嗜酸性粒细胞。直接免疫荧光染色显示基底膜区染色呈线性，以补体 C3 为主。间接免疫荧光显示表皮真皮交界处的线性 IgG 和补体 C3。口服泼尼松、倍氯他索或局部类固醇可有效治疗。

（4）白癜风：抗 PD-1 抗体 nivolumab、抗 CTLA-4 抗体 ipilimumab 治疗恶性肿瘤会出现皮肤色素沉着减少现象，产生白癜风。临床可表现为椭圆形脱色斑点和斑块，可分布于胸背部、两前臂，上臂和下肢近端，两鬓，颈部和内眦，伍德灯检查可明确色素减退。一般无症状，常需避光并密切观察和常规皮肤护理。

（5）银屑病：抗 PD-1 抗体（nivolumab、pembrolizumab）、抗 PD-1 抗体（atezolizumab）治疗黑色素瘤或肺癌可引发银屑病。临床可表现为新发斑块状银屑病或原银屑病情加重，可同时出现点滴状银屑病、掌跖银屑病或脓疱性掌跖银屑病。可采用局部或系统性类固醇激素、维生素 A、光线疗法等。治疗后多数可得到控制，部分可恶化。研究指出银屑病病史可加快抗 PD-1 抗体导致的银屑病的发生。

（6）硬皮病：抗 PD 抗体（pembrolizumab）治疗转移性黑色素瘤后可出现硬皮病，可并发肌无力。临床可表现为前臂、腕部、手指、下肢、足和面部可出现干燥和皮肤增厚变硬，或出现手足僵硬，不能抓住物体和行走。病理检查可表现为轻度血管周淋巴细胞炎症和真皮深层硬化，轻度真皮纤维化和硬化并伴有小淋巴细胞浸润。羟氯喹、泼尼松、免疫球蛋和麦考酚酸酯治疗后皮肤病变可好转，肢端僵硬症状可明显改善。

2. 重度皮肤不良反应

严重甚至致命的皮肤不良反应发生率较低，需及时诊断及治疗。如 SJS 或 TEN，在抗 CTLA-4 抗体 ipilimumab 治疗恶性肿瘤中的发生率 < 1%，一旦出现需要紧急治疗并且永久终止 ipilimumab 的应用。SJS 和 TEN 的前驱症状主要包括发热、浑身疼痛等，需仔细询问过去 2~3 个月的用药史，可采用别

嘌呤醇、磺胺类药物、青霉素、抗惊厥药（如苯妥英钠、拉莫三嗪）和非甾体抗炎药治疗。

（1）史提芬强生症候群（SJS）：抗 PD-1 抗体 pembrolizumab 治疗晚期黑色素瘤可引发 SJS。临床可表现为普通非特异性斑丘疹伴局部表皮脱落，主要累及躯干，可出现黏膜和生殖器溃疡。组织病理显示角质细胞凋亡，皮下淋巴细胞浸润和表皮分离。组织病理学检查显示交界处及病灶处皮下有 CD8$^+$T 细胞浸润及其杀死的角质细胞。免疫组化分析显示浸润的 T 细胞为 CD8$^+$T 细胞且表达 PD-1，同时在 T 细胞浸润部位的皮肤角质细胞表达有 PD-L1。局部激素治疗后病灶可发展为持久性多形性扁平红斑丘疹（扁平状苔藓）。

（2）中毒性表皮坏死松解症（TEN）：转移性黑色素瘤经抗 PD-1 抗体 nivolumab 治疗后可出现 TEN。临床可表现为广泛性大疱性斑丘疹伴有局域性皮肤剥离，累及四肢及躯干，伴有全身中毒症状或皮肤痛、迟缓性大疱、脱皮、口腔黏膜脱落及视力模糊等。组织病理学显示界面性皮炎，交界处 T 淋巴细胞浸润和角质细胞凋亡以及表皮坏死伴少量 T 淋巴细胞浸润。免疫组化显示少量散在的淋巴细胞 PDL-1 染色阳性，表皮极少表达，主要集中在基底部角质形成细胞和黑色素瘤细胞。严重者可出现手掌、胳膊和下肢出现融合性红斑（占体表面积 90%），接近 10% 体表面积出现脱皮或尼氏征阳性，包括两脚底全层皮肤脱落、下肢水疱和大疱形成。组织病理检查显示局部全层上皮坏死和皮肤断裂。英夫利昔单抗和泼尼松治疗 48h 无效后可改用免疫球蛋白静脉注射治疗。患者可因皮肤感染而严重脱皮，发生感染性休克和多器官衰竭导致死亡。

3. 其他皮肤不良反应

（1）药疹伴嗜酸性粒细胞增多和系统症状（DRESS）：ipilimumab 单药治疗或联合放疗治疗转移性恶性黑色素瘤后可出现 DRESS。临床可表现为发热、弥散性斑丘疹，后可迅速发展为红皮病（又称剥脱性皮炎）或出现疲劳、厌食、轻度腹泻和 3 级皮疹等。血液学检查显示嗜酸性粒细胞明显升高，后期可发展为肾功能不全，肌酐清除率下降明显，血肌酐明显升高。肾脏超声显示肾脏肿大，经皮肾活检显示严重间质性炎症伴水肿，肾小球毛细血管壁多核细胞浸润。口服泼尼松后肾功能、皮疹及嗜酸性粒细胞增多症可逐渐恢复正常。

（2）Sweet 综合征：抗 CTLA-4 抗体 ipilimumab 治疗转移性黑色素瘤 2 个疗程后可出现急性发热性嗜中性皮病。临床可表现为呼吸困难、寒战、持续发热、神志改变，两手掌及手内外侧皮肤出现红斑、水肿斑块。血液学检查显示外周白细胞增多，中性粒细胞计数升高，未发现感染迹象。肾功能检查显示少尿和肾衰竭。哌替啶、类固醇、苯海拉明和对乙酰氨基酚治疗后呼吸困难、寒战、持续发热等症状可好转。广谱抗生素治疗无效。甲强龙治疗后体温可恢复正常，皮肤损害症状缓解，意识混乱及肾功能不全得到改善。

（3）秃头症：抗CTLA-4抗体，抗PD-1抗体或抗PD-L1抗体治疗恶性肿瘤后可出现秃头症（斑秃或广泛型），可并发指甲营养不良。局部使用倍氯他索、口服生物素、病灶内曲安西龙等治疗或停止免疫治疗后可好转。患者新生头发为白色。

（4）Grover病：抗CTLA-4抗体ipilimumab治疗恶性肿瘤可引起Grover病。临床可表现为躯干及四肢近端出现丘疹性角化病，并伴有瘙痒，或出现丘疹、水疱性皮疹。躯干皮疹活检显示棘层松解和角化不良。免疫组化研究显示$CD3^+T$细胞和$CD4^+T$细胞多于$CD8^+T$细胞。散在细胞核表达RORgT（Th17转录因子）和T-β（Th1转录因子），大多数的炎性细胞核和角质细胞核高表达Gata3（Th2细胞转录因子）。此外散在的细胞核也表达FOXP3（Tregs细胞转录因子）。甲强龙治疗后瘙痒症状可得到明显改善，但皮疹可仍存在。如果ipilimumab停用后改用抗PD-1抗体，皮疹可无明显变化；若重新使用ipilimumab后可诱发皮疹恶化。局部类固醇激素和口服抗组胺药治疗后症状可轻微缓解。

（5）副肿瘤综合征：抗PD-1抗体pembrolizumab、nivolumab和抗CTLA-4抗体ipilimumab联合治疗后会引起副肿瘤综合征。临床可表现为躯干和左大腿出现皮疹，背部和前额出现渗透性斑块；手指端开始出现轻微红斑，感觉异常和疼痛；指尖可见青灰色红斑；严重者出现指甲下坏死。间接免疫荧光显示皮疹出现前无抗内皮抗体产生，出疹后产生大量抗内皮抗体。停药后可给予口服止痛剂和静脉注射泼尼松50mg治疗，治疗无效者可死于多器官衰竭。

（6）其他少见皮肤不良反应：光化性角化病、基底细胞癌、日光性着色斑、湿疹、囊肿、毛囊炎、创伤、色素减退性痣、毛发角化病、感染（癣、带状疱疹、蜂窝织炎）、皮赘、原发性黑色素瘤、酒渣鼻、皮肤转移性黑色素瘤、血管瘤、新痣、网状青斑、脂溢性角化病、不明确的腹部皮疹、鳞状细胞癌、急性广泛性脓疱疹、日光性着色斑。

（二）辨证分型

中医认为这种皮肤及全身表现是药毒内郁化热，热毒炽盛，内入营血，气血两燔，一方面耗伤津液而肌肤失养，一方面灼伤血络，致迫血妄行而成。因此，可见患处疼痛、肿胀、灼热及红斑；湿热互结，蕴于肌肤，故发血疱甚至溃烂，伴发热、咽痛等热证表现。热毒内盛，燔灼营血，久必生瘀。免疫相关皮肤不良反应的中医外治应以清热解毒、透毒通络为主要原则。常用药物为大黄、紫草、黄芩、黄连、丹皮、马齿苋等。大致可以分为以下两种证型。

（1）热毒蕴结证（急性）：皮损为红斑、水肿或有水疱形成，破溃、糜烂，有渗液，自觉灼热、瘙痒，或有发热、头痛，苔黄或黄腻，脉数或濡数。

治法：清热解毒。

方药：皮炎汤加减。生地黄、牡丹皮、赤芍、石膏、黄芩、金银花、连翘、淡竹叶、野菊花、紫草、青黛、紫花地丁、甘草等。

（2）毒蓄血亏证（慢性）：发病时间较长，皮肤干燥、萎缩，发稀甲脆，溃疡经久不愈，自觉瘙痒或灼热，舌质红或淡，苔薄或无苔，脉细无力。

治法：补养气血，解毒生肌。

方药：托里消毒散加减。熟地黄、白芍、赤芍、川芎、当归、黄芪、党参、茯苓、白术、金银花、皂角刺、白芷、桔梗、甘草等。

（三）外治方法

1. 中药外洗

丹皮凉血外洗液

【组成】丹皮 15g，大黄 20g，苦参 15g，紫草 10g，地肤子 20g，蛇床子 10g。

【功效】可用于治疗免疫治疗相关皮肤不良反应，以皮疹、皮肤红斑、灼热、瘙痒为主要表现。

【用法】上药水煎 200ml，调至 35~40℃外洗皮损部位，避免用搔抓、摩擦或热水烫洗等方式止痒，禁止用手挤压皮疹处皮肤。

【出处】贺菲菲. 清热解毒洗剂治疗掌跖脓疱病的临床观察［D］. 长春中医药大学，2016.

2. 中药湿敷

连柏湿敷

【组成】黄连 20g，黄柏 20g，地肤子 15g，马齿苋 15g，五倍子 10g。

【功效】可用于治疗免疫治疗相关皮肤不良反应，适用于皮损表现为红肿热痛伴有瘙痒、渗出等者。

【用法】上方加水 1000ml，煮沸 30min，将纱布浸透，常温下湿敷患处。每天 2 次，每次 20min。避免用搔抓、摩擦或热水烫洗等方式止痒，禁止用手挤压皮疹，防止感染及炎症扩散或愈后遗留凹陷性痕。

【出处】马红兵，张晓智，白明华，等. 连柏液防治放射性皮肤损伤的临床分析 [J]. 第四军医大学学报，2007，28（6）：509–511.

金银花水湿敷

【组成】金银花 50g。

【功效】可用于治疗轻度免疫治疗相关皮疹，适用于普通脓疱性丘疹，范围较局限，需无继发感染征象。

【用法】金银花加水 1000ml，用文火煎沸 10min，湿敷患者皮疹处，每天 3 次，每次敷 10min 左右。避免用搔抓、摩擦或热水烫洗等方式止痒，禁止用手挤压皮疹，防止感染及炎症扩散或愈后遗留凹陷性痕。

【出处】张海霖，王国蓉，张仕碧，等. 金银花液热湿敷防治放疗加西妥昔单抗致皮肤反应的效果观察 [J]. 中华护理杂志，2010，45（4）：307–310.

3. 中药浸浴

侧柏叶浸浴

【组成】侧柏叶 200g，苏叶 200g，蒺藜秧 400g。

【功效】可用于治疗免疫治疗相关皮肤不良反应，适用于银屑病。

【用法】将以上药物共碾为粗末，装入纱布袋中，用水 2500~3000ml 煎煮 30min，以软毛巾蘸药液渍洗或浸浴。避免用搔抓、摩擦或热水烫洗等方式止痒。

【出处】战晓静，于佳梅. 鲜侧柏叶加鲜生姜治疗斑秃 [J]. 中国民间疗法，2014，22（11）：55.

二、胃肠道相关免疫不良反应

胃肠道 irAEs 是指在使用免疫检查点抑制剂时出现的胃肠道不适症状。ICIs 治疗的肿瘤患者可出现消化道症状，包括恶心呕吐、食欲下降、腹胀、便秘、腹泻和腹痛等，其中腹泻是最常见的不良反应，其次是与肠炎相关的临床表现，少数（＜1%）患者可出现消化道穿孔等严重并发症。临床上主要根据胃肠道不良事件常用术语评定标准对腹泻和肠炎进行严重度分级，均分为 5 级：症状较轻为 1 级，症状中等为 2 级，症状较严重为 3 级，危及生命需及时抢救为 4 级，死亡为 5 级。胃肠道 irAEs 的发生与很多因素有关。CTLA-4 抑制剂 ipilimumab 导致的胃肠道不良反应发生率呈剂量依赖性增高，大剂量使用 CTLA-4 抑制剂会使胃肠道不良反应的发生率升高。另外，自身免疫病、使用 NSAIDs、放射治疗和化学治疗也是胃肠道 irAEs 发生的危险因素。

（一）临床表现

1. 临床症状

有 ICIs 使用史。使用 ICIs 一段时间后出现恶心呕吐、食欲下降、腹胀、便秘、腹泻和腹痛等胃肠道症状。

2. 实验室检查

主要是对粪便进行病原学检查，以排除艰难梭菌、轮状病毒和诺如病毒等导致的感染性肠炎。另外，也可进行血常规检查，常见的异常有 CRP 升高、低白蛋白血症和贫血。

3. 影像学检查

影像学检查主要是 CT 和正电子发射计算机体层显像检查。肠炎患者 CT 检查可发现 2 个常见的影像学表现：一是肠系膜血管充血伴轻微弥漫性肠壁增厚和充满液体的结肠扩张；二是节段性肠炎伴憩室病，可有节段肠壁增厚。CT 用于诊断肠炎的灵敏度仅为 53%，特异度为 78%，因此未被常规用于轻微肠炎的诊断，但其可排除穿孔、脓肿、巨结肠等并发症的存在。

4. 内镜检查

内镜检查是有效证实肠炎发生和评估肠炎严重度的一种方法。当患者出现持续 1 周以上的 1 级肠炎、腹泻，或出现 2~4 级肠炎，应予内镜检查。内镜下发现 95% 的患者病灶累及乙状结肠，因此有学者推荐对患者仅进行乙状结肠镜检查，无须进行全结肠镜检查，以减少因全结肠镜检查引起的穿孔和麻醉风险。然而，仅通过乙状结肠镜检查可能漏诊，所以对于乙状结肠镜下未发现病变的患者，可进一步行全结肠镜检查，甚至还需检查回肠和小肠等炎症发生较少的部位。ICIs 导致的肠炎内镜下表现多种多样，常见的表现有深大溃疡、弥漫，或散在分布的红斑、炎性渗出、血管形态丢失、水肿、小溃疡，这些表现与 IBD（炎症性肠病）患者肠道表现极其相似。部分患者的肠黏膜并无异常，但也不能排除肠炎可能，需行病理活组织检查进行验证。有研究发现，内镜下存在溃疡的肠炎患者更容易发生糖皮质激素难治性肠炎。因此推测可以根据内镜下有无溃疡表现来判断肠炎患者对糖皮质激素的敏感性。当患者出现上消化道症状（以胃炎和十二指肠炎常见）时，应及时行食管、胃、十二指肠镜检查。

5.病理检查

病理检查是诊断肠炎的金标准。根据病理检查，ICIs 相关肠炎分为急性、慢性和显微镜下结肠炎，其中显微镜下结肠炎又分为胶原性肠炎和淋巴细胞性肠炎。另外，CTLA-4 抑制剂诱导的肠炎最常表现为急性肠炎，且可观察到中性粒细胞浸润、隐窝炎、隐窝脓肿和上皮内细胞凋亡；部分患者表现为慢性肠炎，存在淋巴细胞浸润、隐窝结构变形，极少数患者还可出现肉芽肿。PD-1 抑制剂诱导的肠炎常表现为急性肠炎和淋巴细胞性肠炎，后者在内镜下无异常，在病理活组织检查时可观察到大量淋巴细胞浸润。

胃肠道 irAEs 的诊断，首先应考虑临床表现与用药时间的关系。对于出现腹泻或肠炎等胃肠道症状，且正在使用或曾经使用过 ICIs 的患者，需高度警惕胃肠道 irAEs 的发生。胃肠道不良反应出现的时间有很大差异，但最常出现的时间是开始使用 ICIs 药物的第 5~10 周内，少数患者可经过几个月治疗甚至停止治疗一段时间后才出现胃肠道不良反应。其次，对于临床上疑诊的患者，需排除感染性肠炎可能，再对患者进行内镜学检查和活组织检查。胃肠道 irAEs 的内镜学和病理学表现与 IBD 极为相似，需要结合用药史和既往史帮助鉴别诊断。

（二）辨证分型

胃肠道 irAEs 可根据其临床症状归属于"泄泻""腹痛""肠风""脏毒"等范畴，病位在脾胃与大肠，与肝肾密切相关，基本病机为热毒、湿浊、瘀血、正虚，属本虚标实，虚实夹杂。脾胃湿热，夹毒下迫大肠，大肠传导失司，故见腹泻下利便血，脾失健运，运化无力，小肠难以分清泌浊，大肠燥湿减弱，食谷不化，合污而下，故见泄泻；气滞日久，瘀血内阻，脉络不通，不通则痛，故见腹痛。中医认为脾虚湿盛是腹泻的基本病机，且脾虚可导致消化吸收功能紊乱、肠道菌群失调。故治疗上以健脾为主，辅以燥湿、理气、消积、清热、活血等。临床可分为以下几个证型。

（1）湿热内盛证：泄泻腹痛，泻下急迫，或泻而不爽，粪便色黄味臭，肛门灼热，烦热口渴，小便短赤，舌质红，苔黄腻，脉滑数或濡数。

（2）脾虚湿滞证：排便不爽，大便黏滞，头重，身重，纳呆，脘腹胀满，肢体倦怠，头晕，舌质淡，边有齿痕，舌苔腻，脉濡。

（3）肝郁脾虚证：肠鸣攻痛，腹痛即泻，泻后痛缓，每因抑郁恼怒或情绪紧张而诱发，平素多有胸胁胀闷，嗳气食少，矢气频作，舌苔薄白或薄腻，脉细弦。

（4）脾肾阳虚证：晨起泄泻，脐腹凉痛，肠鸣即泻，腹部喜暖，完谷不化，泻后则安，畏寒肢冷，腰膝酸软，舌淡苔白，脉沉细。

（三）外治方法

1. 中药贴敷穴位

【组成】丁香 6g，花椒 6g，连须葱头 30g，生姜 15g。

【选穴】中脘、神阙、足三里、天枢（图 8-4-2-1、图 8-4-2-2）。

【功效】治疗免疫相关性胃肠道不良反应，证属虚寒或实寒证者。

【用法】将上药捣烂，炒后用布包好趁热贴敷于上述穴位，每天 1 次。注意不要烫伤皮肤。

【出处】王晓庆，段培蓓，张晓琴，等. 中药贴敷改善胃肠道肿瘤化疗患者食欲减退的疗效观察 [J]. 中华现代护理杂志，2017，23（11）：1549-1551.

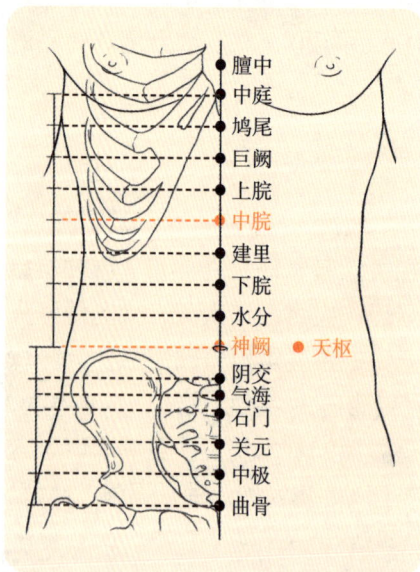

图 8-4-2-1 中脘、神阙、天枢

膻中
中庭
鸠尾
巨阙
上脘
中脘
建里
下脘
水分
神阙　●天枢
阴交
气海
石门
关元
中极
曲骨

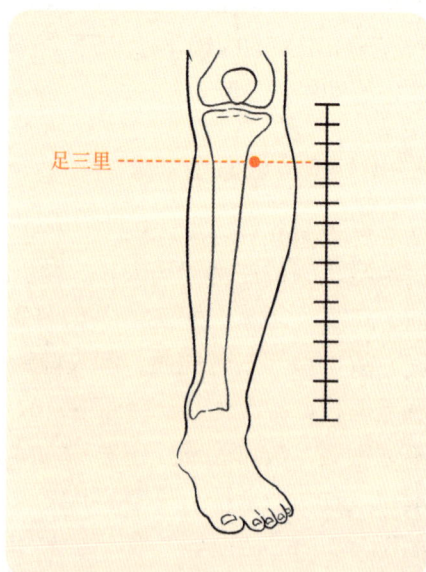

图 8-4-2-2 足三里

足三里

2. 针刺疗法

【选穴】

主穴：脾俞、肾俞、大肠俞、关元俞、长强、天枢、足三里、上巨虚、下巨虚、内关、三阴交。

配穴：湿热重加阳陵泉、中脘清热利湿；脾虚湿盛加气海、关元、阴陵泉；脾肾阳虚者加命门、太溪（图 8-4-2-3~ 图 8-4-2-10）。

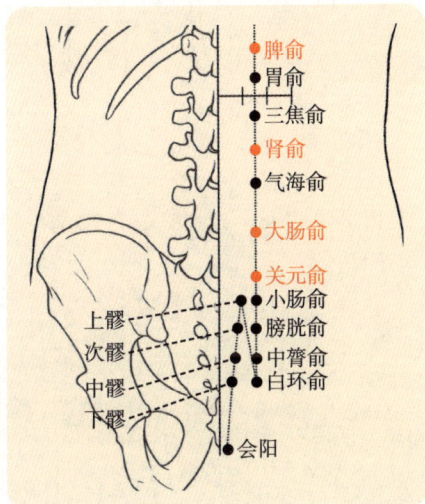

图 8-4-2-3 脾俞、肾俞、大肠俞、关元俞

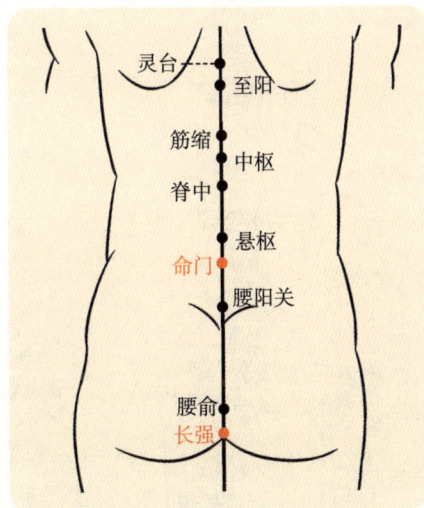

图 8-4-2-4 长强、命门

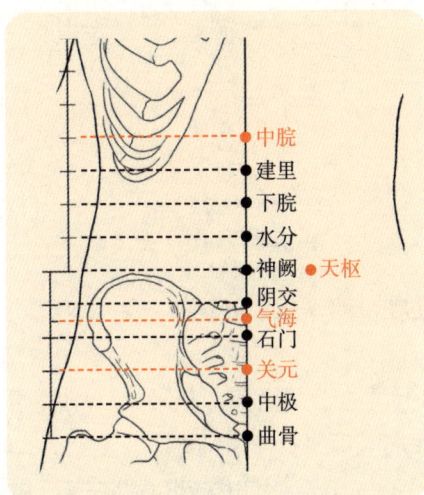

图 8-4-2-5 中脘、气海、关元、天枢

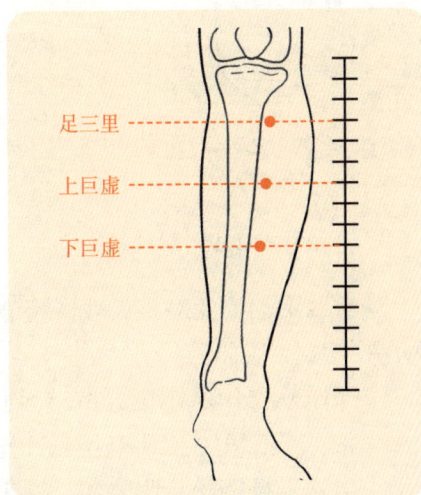

图 8-4-2-6 足三里、上巨虚、下巨虚

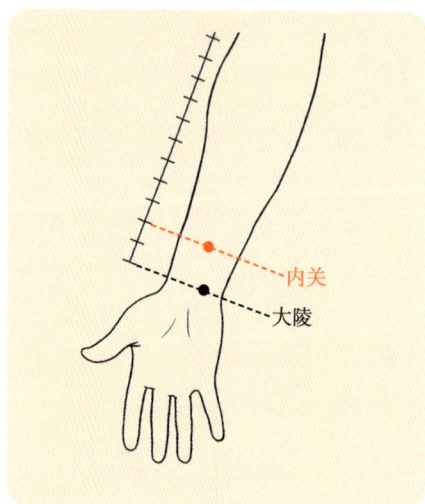

图 8-4-2-7　内关

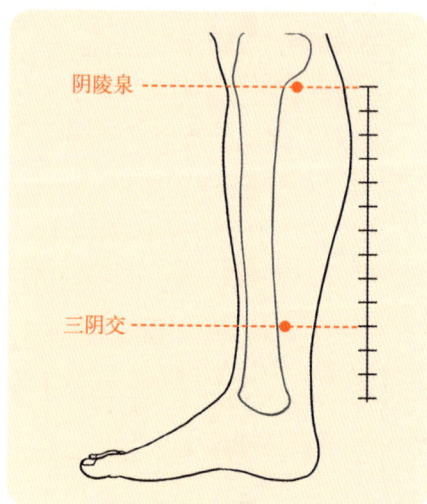

图 8-4-2-8　三阴交、阴陵泉

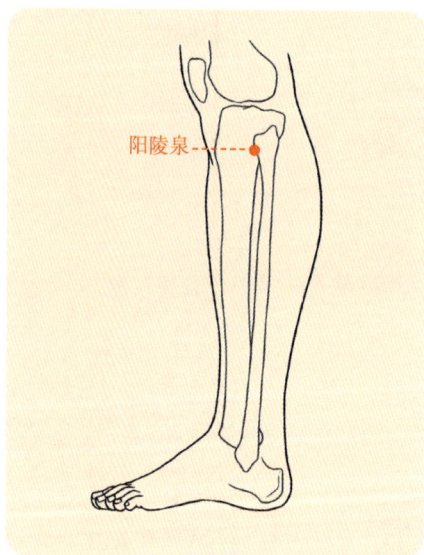

图 8-4-2-9　阳陵泉

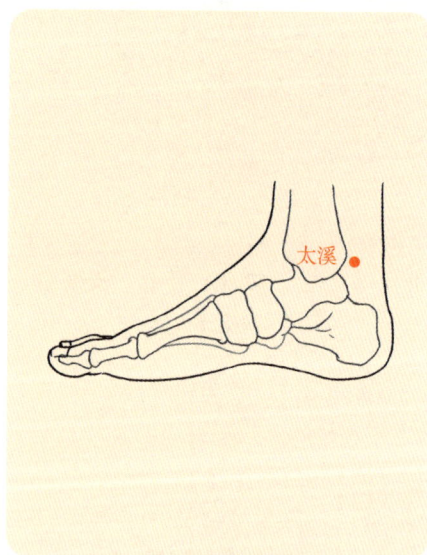

图 8-4-2-10　太溪

【功效】治疗免疫相关性胃肠道不良反应，伴嗳气、吐酸、恶心、呕吐、腹泻、腹痛、腹胀等。

【操作方法】腹部和腰部在针刺的基础上再给予艾盒灸。阳陵泉、中脘用毫针泻法，足三里、三阴交用毫针补法，余穴可用毫针平补平泻。

【出处】杨筠松，谢晓萍. 针刺加心理疏导用于化疗引起的胃肠道反应[J]. 护理研究，2001，15（1）：32.

3. 推拿按摩

【选穴】神阙、合谷、足三里、中脘等（图 8-4-2-11）。

【功效】治疗免疫相关性胃肠道不良反应，伴嗳气、吐酸、恶心、呕吐者。

【操作方法】先用手在神阙四周揉按约 5min，再以两手拇指（或食指）相互轮流捏按合谷和足三里 1~2min。若症状尚未缓解，可再按揉中脘 10min，症状即可减轻或消失。

【出处】徐金艳，肖莹，王思敏. 穴位按摩配合生姜口含对缓解顺铂化疗患者胃肠道反应的效果［J］. 中国当代医药，2023，30（5）：82-85，89.

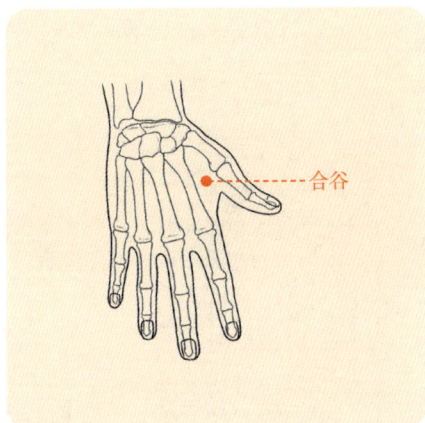

图 8-4-2-11　合谷

三、甲状腺相关免疫不良反应

（一）临床表现

免疫检查点抑制剂所导致的内分泌不良反应临床也比较常见，其中甲状腺相关的最多，大多数患者是无症状的，只是在例行检查中会发现甲状腺功能异常，也有部分患者表现为甲状腺功能减低的症状或甲状腺功能亢进的症状，有的则先甲亢随后出现甲减，罕见危及生命的甲状腺危象报告。甲状腺毒症时表现为体重下降、心慌、畏热、震颤、腹泻等高代谢症状；患者出现甲减时，通常表现为乏力、体重增加、毛发脱落、畏寒、便秘、浮肿等症状。

中医多根据本病临床表现归纳为"虚劳""水肿"等范畴，结合晚期癌症患者特殊体质，先天禀赋不足，后天失养，久病失调，引起肾气、脾气不足，基本病机为阳虚，以脾肾阳虚为主，以温肾健脾、温补心肾、调补阴阳为治法。

（二）外治方法

1. 特定穴位艾灸

【选穴】①膻中、中脘、关元；②大椎、肾俞、命门（图 8-4-3-1、图 8-4-3-2）。

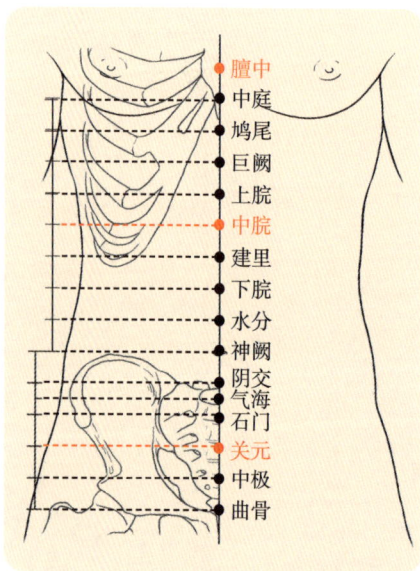

图 8-4-3-1　膻中、中脘、关元

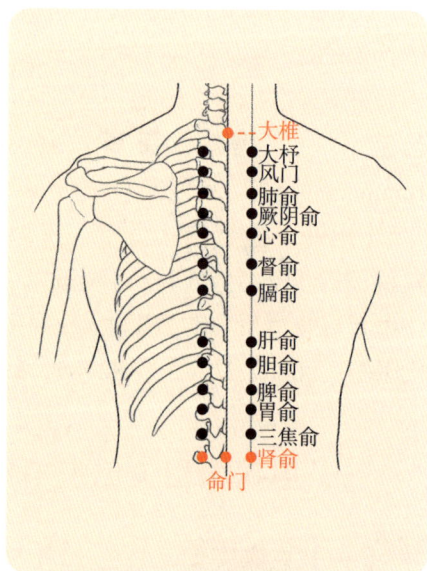

图 8-4-3-2　大椎、肾俞、命门

【功效】治疗甲状腺功能异常出现的失眠、多汗、气短乏力等。

【操作方法】采用隔附子饼灸。两组穴位交替，轮流施灸。每次每穴 3 壮，每壮含纯艾绒 2g。隔天治疗 1 次。

【出处】夏五妹，林伟青，陈婵婵，等. 百会穴艾灸对甲状腺癌病人术后负性情绪及睡眠质量的影响［J］. 护理研究，2019，33（13）：2239-2242.

2. 甲亢平膏外敷甲状腺

【组成】蒲公英、雷公藤、夏枯草、玄参、浙贝母、黄药子、莪术等。

【功效】治疗甲状腺毒症。

【用法】将夏枯草水煎 3 次，浓缩滤液并加 95% 乙醇，调制成夏枯草酒液。将上述药物粉碎，与夏枯草酒液共调成软膏状，每次用时取适量敷于甲状腺处，外用油纸等固定。每晚睡前敷上，次日晨起取下，每日夜敷 1 次。

【出处】胡方林，刘鹏，罗长青，等. 中药内外合治毒性弥漫性甲状腺肿临床观察［J］. 中国中医药信息杂志，2008，15（3）：62-63.

3. 辨证针刺

【选穴】阴虚火旺取臑会、气舍、间使、太冲、太溪；气阴两伤取合谷、天突、天鼎、关元、照海（图 8-4-3-3~ 图 8-4-3-9）。

【功效】治疗甲状腺毒症。

【操作方法】每天针刺 1 次，每次留针 20~30min，10 次为 1 个疗程，间

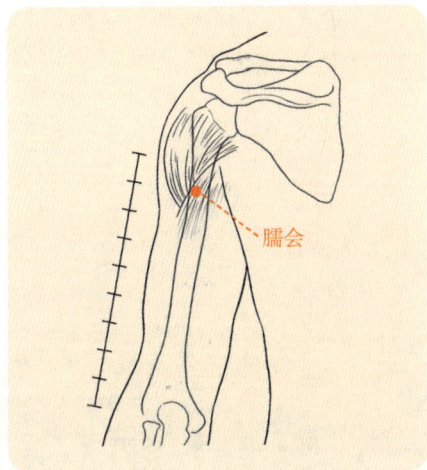

图 8-4-3-3　臑会

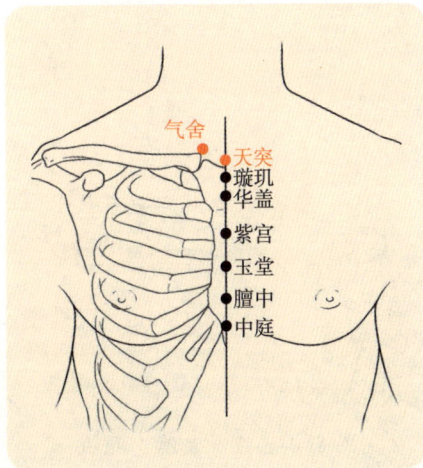

图 8-4-3-4　气舍、天突

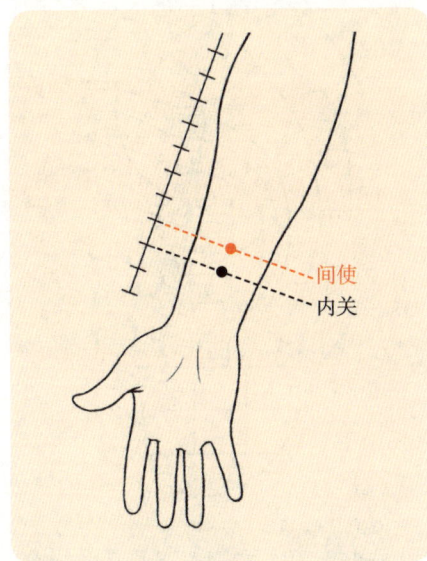

图 8-4-3-5　间使

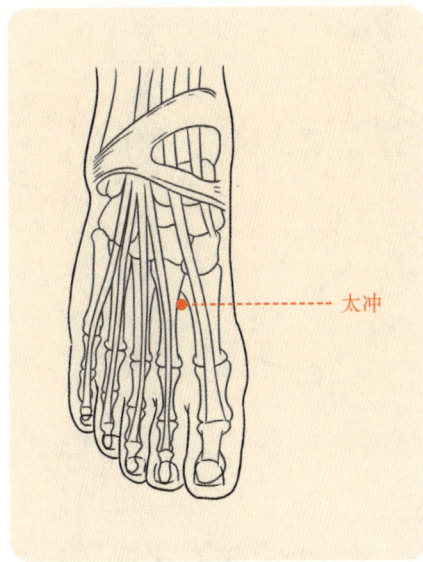

图 8-4-3-6　太冲

隔 3 天再行下 1 个疗程。间隔时可交替选取双侧耳穴：神门、皮质下、内分泌、心、脾、脑（图 8-4-3-10），用王不留行籽贴压于各穴，每隔 2h 自行按压各穴 1 次，有胀痛感即可。

【出处】王悦新. 针灸治疗甲状腺功能亢进症的疗效研究［J］. 中国地方病防治杂志，2007，22（2）：159-160.

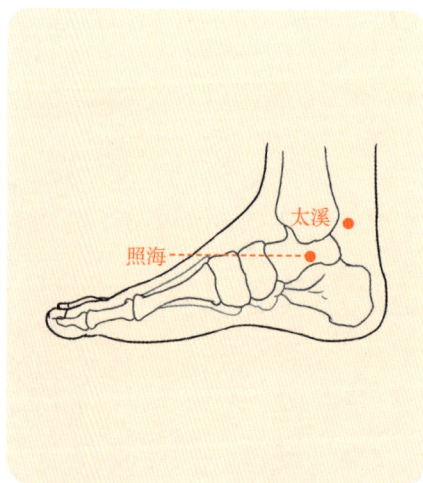

图 8-4-3-7　太溪、照海

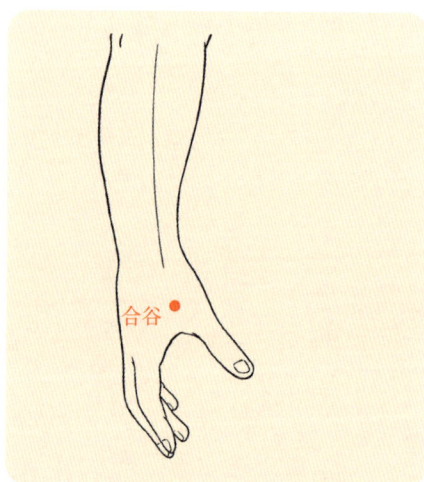

图 8-4-3-8　合谷

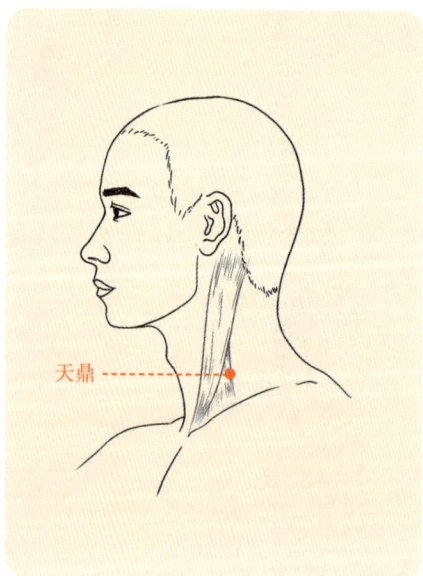

图 8-4-3-9　天鼎

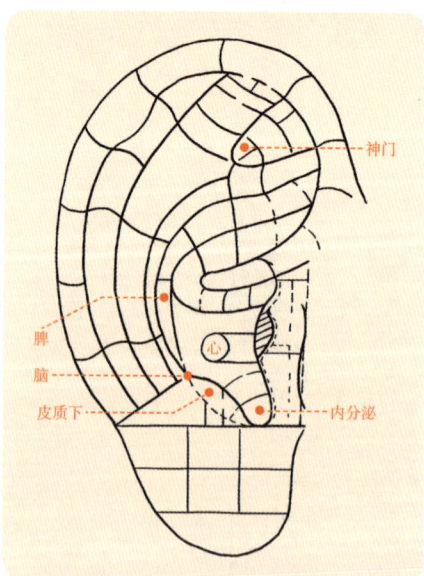

图 8-4-3-10　神门、皮质下、内分泌、心、脾、脑

4. 隔药灸脐法——桥本散结方

【**组成**】柴胡、香附、夏枯草、蜂房、皂角刺、海藻、穿山甲、三棱、莪术、人参、黄芪、山药、仙茅、淫羊藿、薄荷脑等。

【**功效**】治疗甲状腺毒症属肝郁脾虚证者。

【**操作方法**】以上药物混合后用超微粉碎机粉碎，过 100 目筛，筛取细末。先直接艾灸肚脐，施灸结束后用医用敷贴固封脐中药末。24h 后自行揭下，如肚脐有药物残留可用温水清理。

【**出处**】胡浩，胡燕，谢培凤，等 . 消瘿散结方外敷治疗气郁痰阻型桥本甲状腺炎疗效观察［J］. 现代中西医结合杂志，2023，32（13）：1835-1838.

四、垂体相关免疫不良反应

（一）临床表现

垂体免疫相关不良反应的临床表现取决于垂体激素缺乏的种类，以及由于腺体肿胀而产生的压迫效应，最常见的症状是头痛和疲劳，尿崩症罕见；视觉障碍也比较罕见，因为垂体的肿大通常是轻度的，不足以影响视交叉。患者还会有垂体相关激素缺乏的症状，常见中枢性甲减、中枢性肾上腺皮质功能不全、低促性腺激素性性腺功能减退症相关症状，如乏力、疲劳、恶心、虚弱、嗜睡、闭经和性欲丧失等；也可能出现低血压、低血糖的临床表现。

中医多根据临床症状将本病归结于"头痛""虚劳"范畴，多与肝、脾、肾密切相关，肝郁化火，阳亢火炎，上扰清窍；脾虚生化不足，气血亏虚，清阳不升，清窍失养，或脾失健运，痰浊内生，蒙蔽清窍；肾精亏虚，脑髓失养均可见头痛。而肿瘤患者多虚、多痰瘀，故常以养阴补肾，填精益髓，活血化瘀，健脾燥湿为治法。

（二）外治方法

1. 穴位针刺联合超激光穴位照射

【**选穴**】肾俞、中极、关元、水道、三阴交、太溪、太冲、百会（图 8-4-4-1~ 图 8-4-4-6）。

【**功效**】治疗垂体相关性尿崩症。

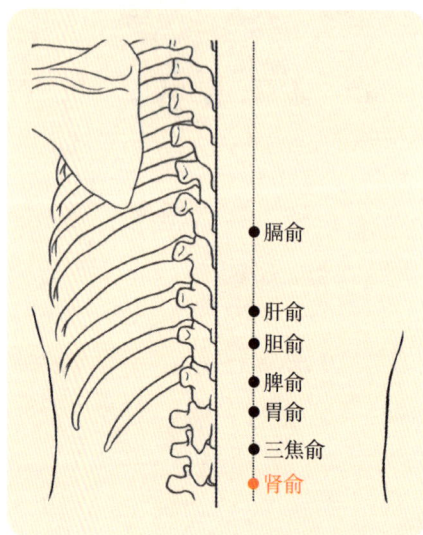

图 8-4-4-1　肾俞

膈俞

肝俞
胆俞
脾俞
胃俞
三焦俞
肾俞

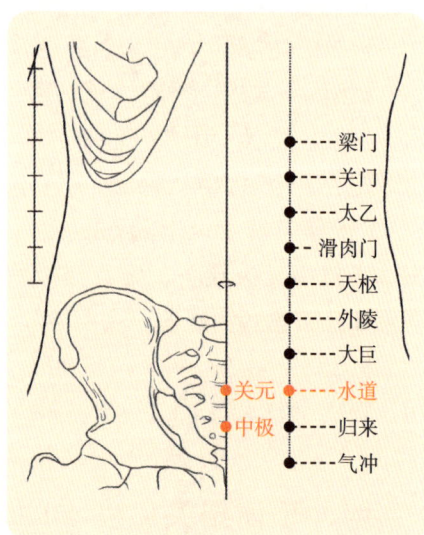

图 8-4-4-2　中极、关元、水道

梁门
关门
太乙
滑肉门
天枢
外陵
大巨
关元　水道
中极　归来
气冲

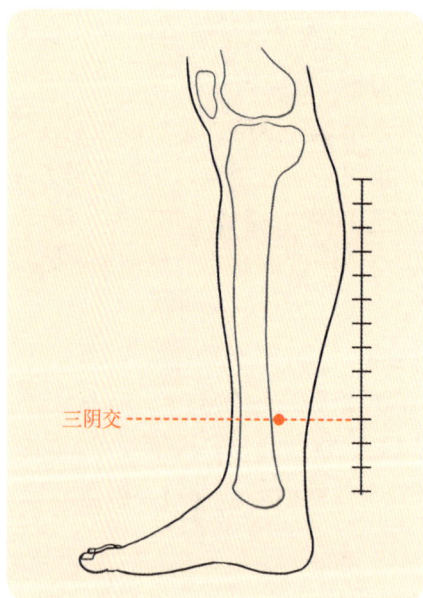

图 8-4-4-3　三阴交

三阴交

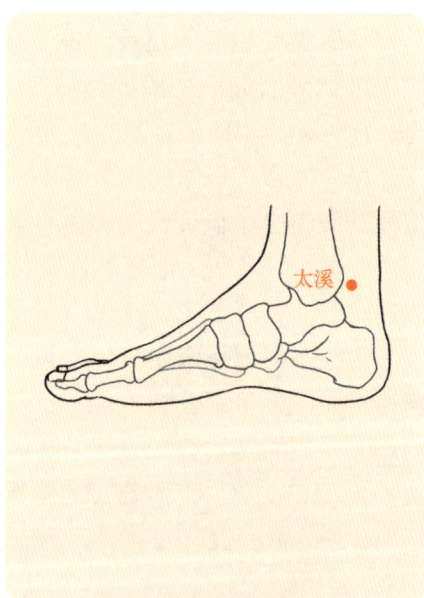

图 8-4-4-4　太溪

太溪

【操作方法】针刺以上穴位，留针 30min，每天 2 次。联合风府穴超激光照射，每天 10min。

【出处】颜培宇. 不同穴位针刺对免疫抑制大鼠神经肽相关基因表达及免疫调节作用的分子机制研究 [D]. 黑龙江中医药大学，2010.

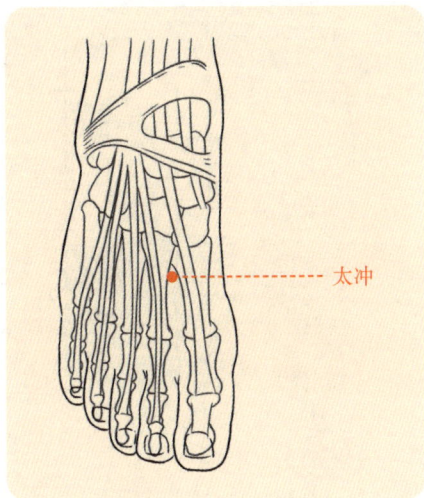

图 8-4-4-5 太冲

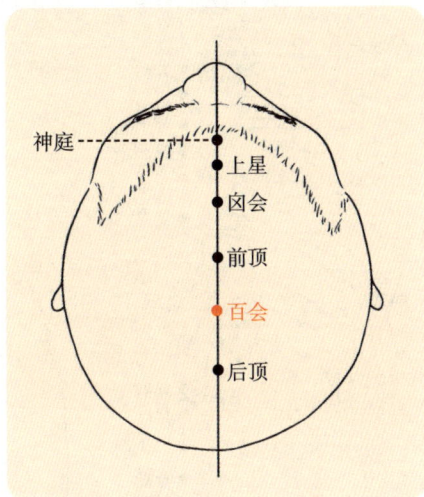

图 8-4-4-6 百会

2. 电针联合天灸疗法

【选穴】电针疗法取穴：风池、率谷、太阳、头维、合谷、外关、阿是穴、膈俞、血海。天灸疗法取穴：外关、心俞、胆俞、膈俞、肝俞、涌泉，每次选取 3 个穴位，不同穴位轮替使用（图 8-4-4-7~ 图 8-4-4-11）。

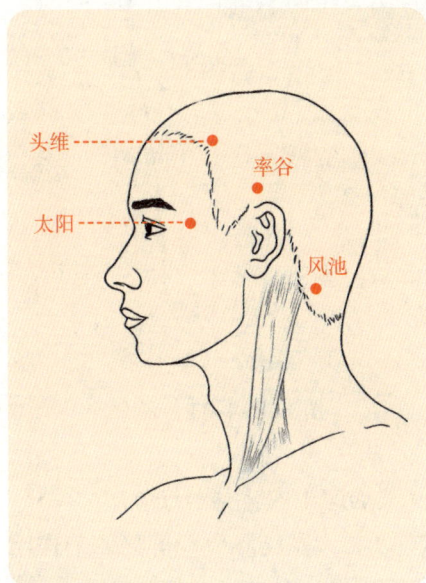

图 8-4-4-7 风池、率谷、太阳、
头维

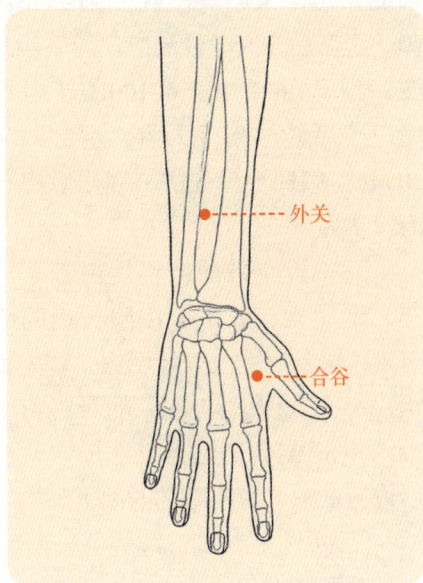

图 8-4-4-8 合谷、外关

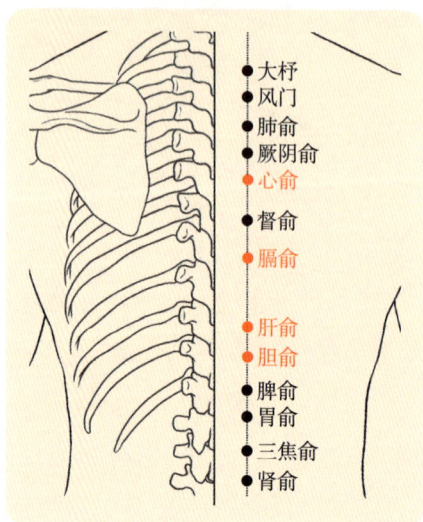

图 8-4-4-9　膈俞、心俞、胆俞、肝俞

大杼
风门
肺俞
厥阴俞
心俞
督俞
膈俞
肝俞
胆俞
脾俞
胃俞
三焦俞
肾俞

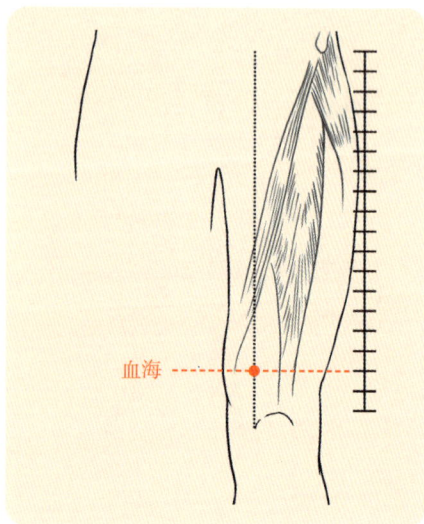

图 8-4-4-10　血海

血海

【功效】治疗瘀阻脑络型头痛。

【操作方法】电针操作方法：嘱患者取仰卧位，以碘酊常规消毒穴位局部皮肤后，采用一次性无菌针灸针针刺，得气后连接电针治疗仪，采用疏密波，频率为 2~5Hz/50~100Hz，电针强度以患者能够耐受为宜，留针时间为 30min。每周治疗 5 次，周末歇息，共治疗 5 周。

天灸操作方法：将炒白芥子、甘遂、延胡索、细辛等按照一定的比例研末，将制好的生姜汁倒入，调为稠膏状，每个穴位取约 1cm² 的膏饼置于大小约 4cm² 的天灸贴上。选择穴位消毒后进行贴敷，每次贴药时间上限为 1h。每 9 天治疗 1 次，共治疗 4 次。

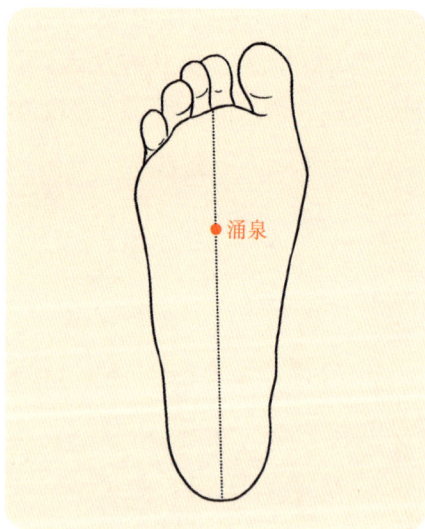

图 8-4-4-11　涌泉

涌泉

【出处】王晓梅. 隔药灸天枢和气海穴对 UC 大鼠结肠黏膜屏障调节作用及其对肠纤维化的防治机制［D］. 上海中医药大学，2007.

五、免疫相关性肺炎

（一）临床表现

免疫相关性肺炎的危险因素目前尚不清楚，可能与高龄、吸烟史、肺部手术史等有关。本病的发病时间从治疗后 9 天到 12 个月不等，中位发病时间为治疗后的 2.8 个月，相对其他 irAEs 发病时间偏晚。临床表现为呼吸困难、咳嗽，发热和胸痛较少见。临床规范应用大剂量糖皮质激素治疗，但随之而来的激素治疗不良反应如水牛背、满月脸、向心性肥胖、水肿、骨质疏松及股骨头坏死等亦不容小觑。

本病的发病机制仍不明确，但根据其临床表现，大多认同将其归属中医"咳嗽""喘证""肺胀""肺痹"范畴。外邪侵袭、药毒侵害、素体虚弱等均能导致疾病的发生。有人认为本病属本虚夹实之证，长期使用激素后亦可出现气虚阴伤的表现；有人则认为肺肾亏虚、脉络痹阻为本病基本病机特点，此病属本虚标实，以痰瘀为标，以肺肾两虚为本；还有人认为癌症患者毒瘀痰结于体内，致使气血运行不畅，易累及脏腑，导致脾胃虚弱。脾胃为后天之本，百病皆由脾胃衰而生，脾胃的运化功能决定了肺的宣发和肃降功能。本病起病迅速，可分为急性期和缓解期，治疗应总以祛邪为主，配合扶正；急性期以清肺化痰、化瘀解毒为主，缓解期以补肾纳气、益气养阴为主。

（二）外治方法

1. 中药蒸汽浴

【组成】（急性期）黄芩、知母、天花粉、贝母、麦冬、橘皮、茯苓、桔梗、桑白皮、桃仁、红花、金银花、当归、玄参、赤芍；（缓解期）生黄芪、炙黄芪、炒白术、防风、麦冬、生地黄、红景天、五加皮、干姜、当归、制附子。

【功效】治疗免疫相关性肺炎的急性期和缓解期。

【用法】将上述方药制成汤剂，放在熏蒸床药盒内，选择半坐式或者卧式熏蒸。准备工作就绪，患者除去衣物，进入熏蒸床，熏蒸时间一般为 20~30min，温度为 38~45℃。

【出处】王国朝，张平，张福丽. 放疗配合中药雾化吸入预防急性放射性肺炎研究［J］. 光明中医，2016，31（18）：2667-2669.

2. 药膏敷贴

【选穴】尺泽、孔最、丰隆、天突、定喘（图 8-4-5-1~ 图 8-4-5-4）。

【功效】治疗免疫相关性肺炎证属瘀热互结者。

【用法】白芥子、甘遂、徐长卿、细辛、麦冬、沙参适量研磨成粉，用姜汁或蜂调制成膏备用。患者取仰卧位，清洁上述穴位，将药膏敷于所选穴位

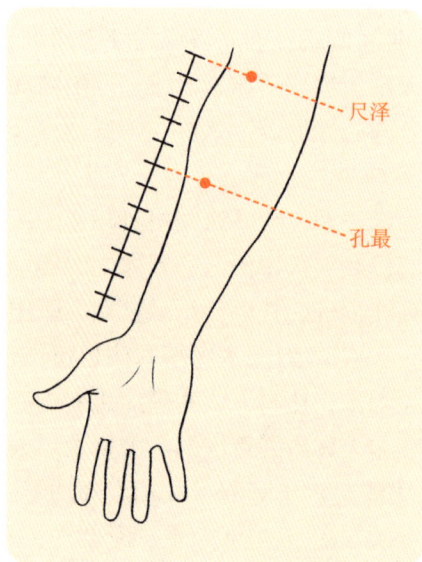

图 8-4-5-1　尺泽、孔最

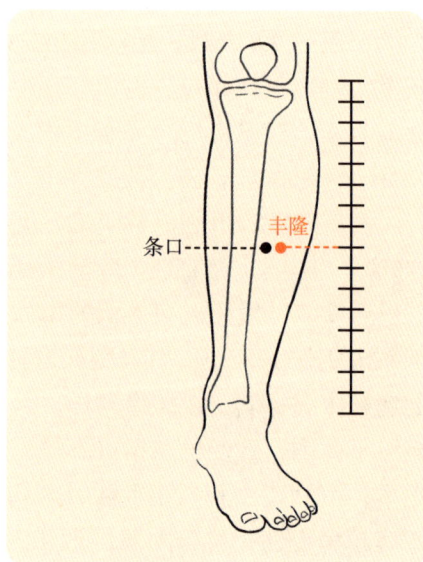

图 8-4-5-2　丰隆

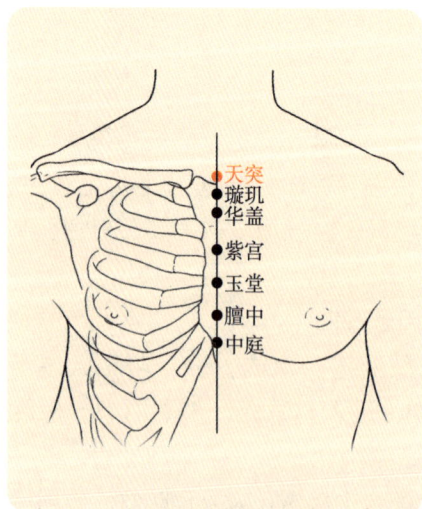

图 8-4-5-3　天突

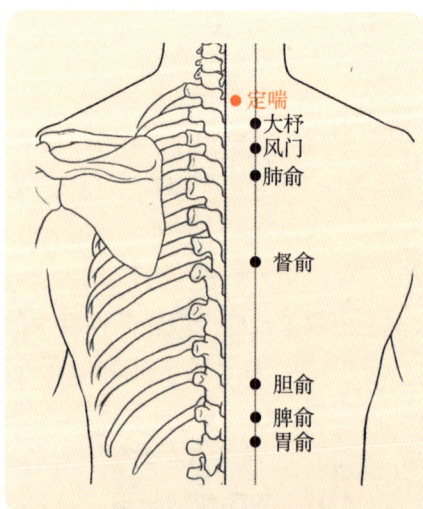

图 8-4-5-4　定喘

上，用胶布固定，2h 后取下，每天 1 次，15 天为 1 个疗程。

【出处】车启富，何丽杰，沈忠达. 芪莲花解毒丸联合中药膏敷贴治疗肺炎患者的效果分析［J］. 国际医药卫生导报，2022，28（10）：1422-1426.

3. 穴位注射

【选穴】肺俞（图 8-4-5-5）。

【操作方法】按无菌技术操作原则，用 5ml 注射器抽取鱼腥草注射液 4ml。准确定位双侧肺俞穴，常规消毒，进针得气后确认回抽无回血，缓慢注入药液，每个穴位注射 2ml，每天 1 次，7 天为 1 个疗程。

【功效】治疗免疫相关性肺炎证属痰热内蕴者。

【出处】白晓龙，马晓蕾. 鱼腥草注射液穴位注射治疗毛细支气管炎 38 例［J］. 陕西中医，2003，24（6）：542-542.

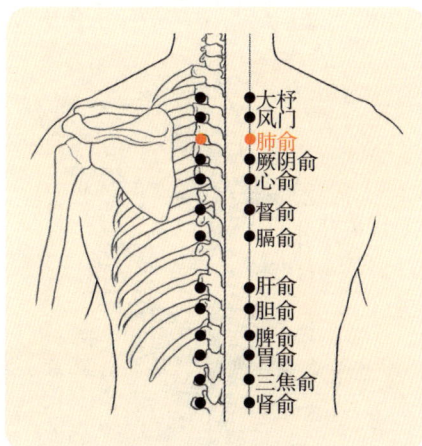

图 8-4-5-5　肺俞

4. 针刺治疗

【选穴】主穴：合谷、列缺、定喘、风门、肺俞。配穴：热毒炽盛者加大椎、尺泽、曲池；痰热热蕴肺者加尺泽、孔最、膻中、天突、丰隆；阴虚燥咳者加太渊、太溪、孔最；气血瘀滞者加膻中、膈俞、血海；气阴两虚者加太溪、气海、关元（图 8-4-5-6~图 8-4-5-14）。

【功效】治疗免疫相关性肺炎咳嗽、痰喘。

【操作方法】大椎、尺泽、曲池、孔最、膈俞用毫针泻法，肺俞、太渊、太溪用毫针补法，余穴可用毫针平补平泻。每次留针 30min，每天 1 次。

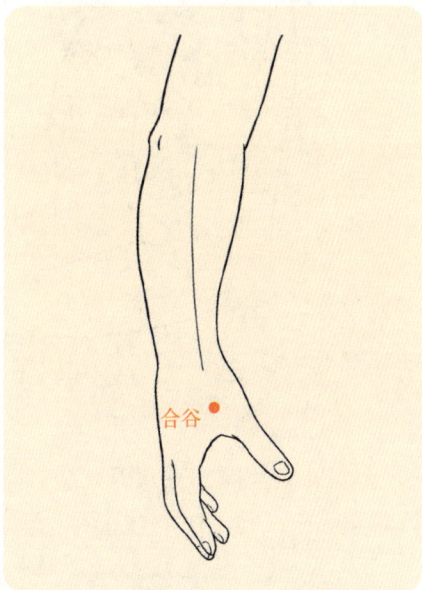

图 8-4-5-6　合谷

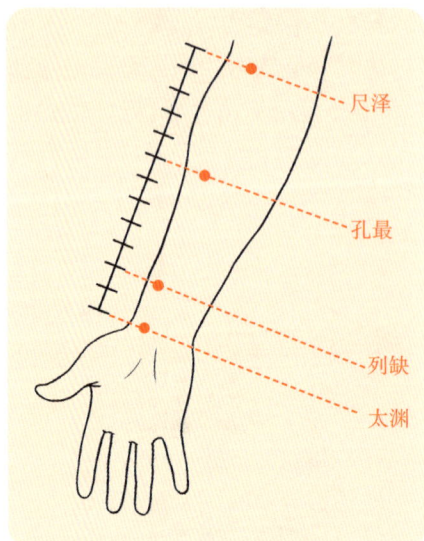

图 8-4-5-7　列缺、尺泽、孔最、太渊

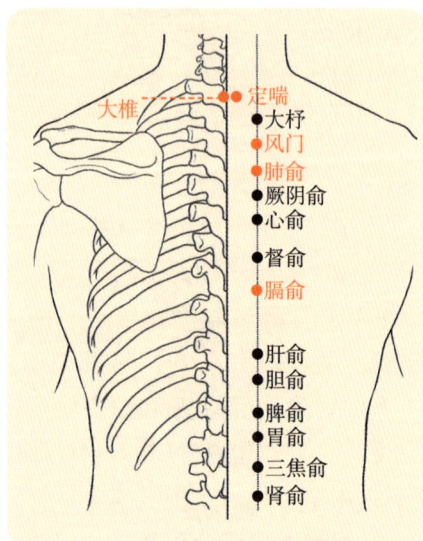

图 8-4-5-8　定喘、风门、肺俞、大椎、膈俞

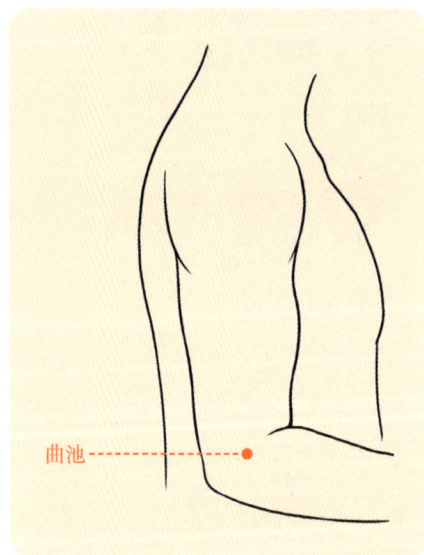

图 8-4-5-9　曲池

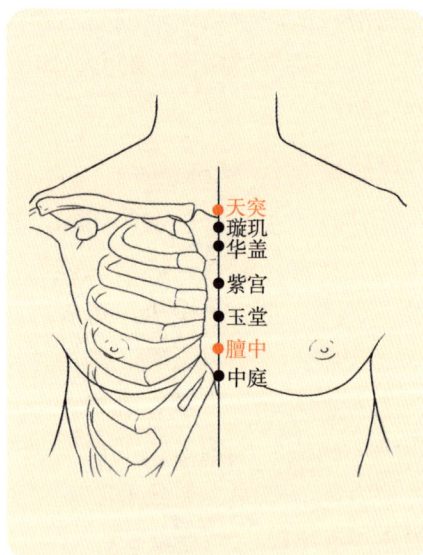

图 8-4-5-10　膻中、天突

【出处】范磊. 三穴五针法针刺治疗支气管哮喘随机、多中心、双盲、平行对照临床试验［D］. 上海中医药大学，2015.

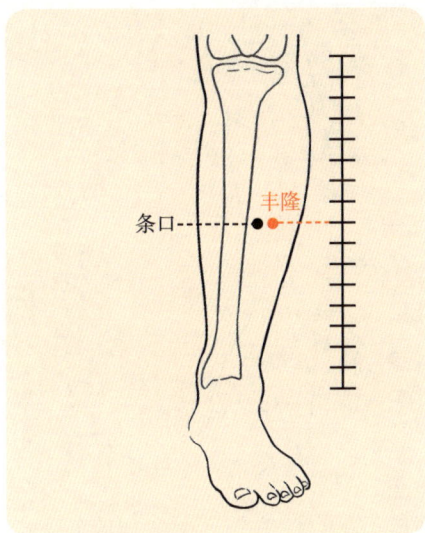

图 8-4-5-11　丰隆

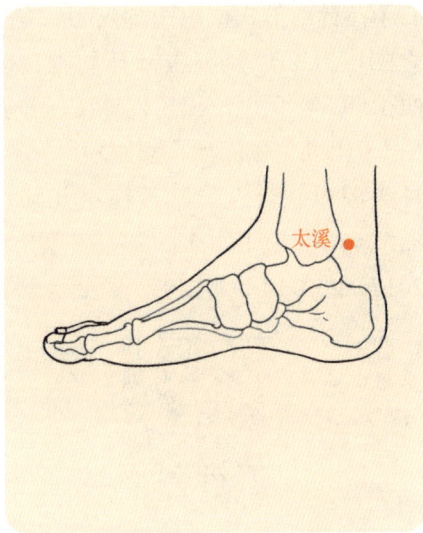

图 8-4-5-12　太溪

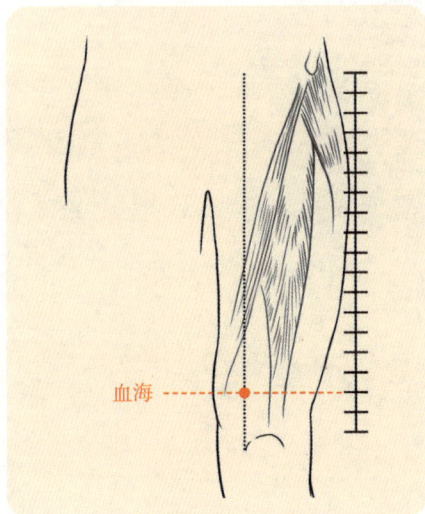

图 8-4-5-13　血海

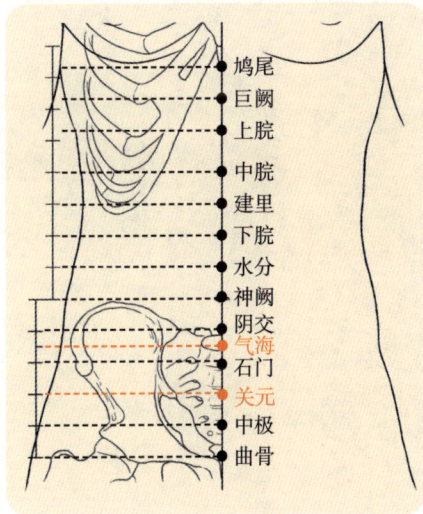

图 8-4-5-14　气海、关元

5. 点刺放血

【选穴】热毒炽盛者：大椎、肺俞、少商；气血瘀滞者：肺俞、膈俞、血海（图 8-4-5-15）。

【功效】泻热解毒，活血祛瘀。用于免疫相关性肺炎发热、咯血等症状。

【操作方法】先在腧穴部位上下推按，使血聚集于穴部，用 2% 碘酒棉球消毒，再用 75% 乙醇棉球脱碘，针刺时左手拇、食、中三指夹紧施术部位，

309

右手持针对准穴位迅速刺入 3mm 左右，立即出针，轻轻按压针孔周围，使出血少许，然后用消毒干棉球按压针孔。

【出处】杨海冰，邓丽娟，郭嘉敏. 耳尖放血联合穴位贴敷在小儿肺炎喘嗽发热中的应用［J］. 齐鲁护理杂志，2017，23（14）：91-93.

扫码查阅参考文献

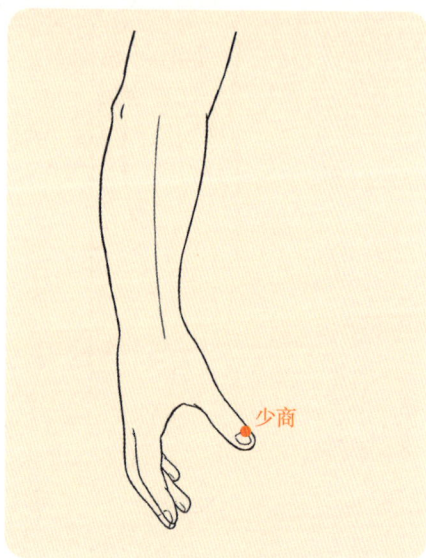

图 8-4-5-15　少商

附录　穴位定位索引

（按汉语拼音顺序排列）

	穴位名称	所属经脉	定位
A	安眠	经外奇穴	在项部，在翳风穴与风池穴连线之中点处
B	八风	经外奇穴	在足背，第 1~5 趾间，趾蹼缘后方赤白肉际处，左右共 8 穴
	八邪	经外奇穴	在手背，第 1~5 指间，指蹼缘后方赤白肉际处，左右共 8 穴
	白环俞	足太阳膀胱经	在骶区，横平第 4 骶后孔，骶正中嵴旁 1.5 寸
	百虫窝	经外奇穴	在股前区，髌底内侧端上 3 寸
	百会	督脉	在头部，前发际正中直上 5 寸
	胞肓	足太阳膀胱经	在骶区，横平第 2 骶后孔，骶正中嵴旁开 3 寸
	本神	足少阳胆经	在头部，前发际上 0.5 寸，头正中线旁开 3 寸
	髀关	足阳明胃经	在股前区，股直肌近端、缝匠肌与阔筋膜张肌 3 条肌肉之间凹陷中
	臂臑	手阳明大肠经	在臂部，曲池与肩髃连线上，约曲池上 7 寸，三角肌前缘处
	秉风	手太阳小肠经	在肩胛区，肩胛冈中点上方冈上窝中
	不容	足阳明胃经	在上腹部，脐中上 6 寸，前正中线旁开 2 寸
	步廊	足少阴肾经	在胸部，第 5 肋间隙，前正中线旁开 2 寸
C	长强	督脉	在会阴区，尾骨下方，尾骨端与肛门连线的中点处
	承扶	足太阳膀胱经	在股后区，臀沟的中点
	承光	足太阳膀胱经	在头部，前发际正中直上 2.5 寸，旁开 1.5 寸
	承浆	任脉	在面部，颏唇沟的正中凹陷处
	承筋	足太阳膀胱经	在小腿后区，腘横纹下 5 寸，腓肠肌两肌腹之间
	承灵	足少阳胆经	在头部，前发际上 4 寸，瞳孔直上
	承满	足阳明胃经	在上腹部，脐中上 5 寸，前正中线旁开 2 寸
	承泣	足阳明胃经	在面部，眼球与眶下缘之间，瞳孔直下
	承山	足太阳膀胱经	在小腿后区，腓肠肌两肌腹与肌腱交角处

图解肺癌中西医外治法

	穴位名称	所属经脉	定位
C	尺泽	手太阴肺经	在肘区,肘横纹上,肱二头肌腱桡侧缘凹陷中
	瘈脉	手少阳三焦经	在头部,乳突中央,角孙至翳风沿耳轮弧形连线的上 2/3 下 1/3 交点处
	冲门	足太阴脾经	在腹股沟区,腹股沟斜纹中,髂外动脉搏动处的外侧
	冲阳	足阳明胃经	在足背,第 2 跖骨基底部与中间楔状骨关节处,可触及足背动脉
	次髎	足太阳膀胱经	在骶区,正对第 2 骶后孔中
	攒竹	足太阳膀胱经	在面部,眉头凹陷中,额切迹处
D	大包	足太阴脾经	在胸外侧区,第 6 肋间隙,在腋中线上
	大肠俞	足太阳膀胱经	在脊柱区,第 4 腰椎棘突下,后正中线旁开 1.5 寸
	大都	足太阴脾经	在足趾,第 1 跖趾关节远端赤白肉际凹陷中
	大敦	足厥阴肝经	在足趾,大趾末节外侧,趾甲根角侧后方 0.1 寸(指寸)
	大骨空	经外奇穴	在手指,拇指背面,近侧指间关节的中点处
	大赫	足少阴肾经	在下腹部,脐中下 4 寸,前正中线旁开 0.5 寸
	大横	足太阴脾经	在腹部,脐中旁开 4 寸
	大巨	足阳明胃经	在下腹部,脐中下 2 寸,前正中线旁开 2 寸
	大陵	手厥阴心包经	在腕前区,腕掌侧远端横纹中,掌长肌腱与桡侧腕屈肌腱之间
	大迎	足阳明胃经	在面部,下颌角前方,咬肌附着部的前缘凹陷中,面动脉搏动处
	大钟	足少阴肾经	在跟区,内踝后下方,跟骨上缘,跟腱附着部内侧前缘凹陷中
	大杼	足太阳膀胱经	在脊柱区,第 1 胸椎棘突下,后正中线旁开 1.5 寸
	大椎	督脉	在脊柱区,第 7 颈椎棘突下凹陷中,后正中线上
	带脉	足少阳胆经	在侧腹部,第 11 肋骨游离端垂线与脐水平线的交点上
	胆囊	经外奇穴	在小腿外侧,腓骨小头直下 2 寸
	胆俞	足太阳膀胱经	在脊柱区,第 10 胸椎棘突下,后正中线旁开 1.5 寸
	膻中	任脉	在胸部,横平第 4 肋间隙,前正中线上
	当阳	经外奇穴	在头部,瞳孔直上,前发际上 1 寸
	地仓	足阳明胃经	在面部,口角旁开 0.4 寸(指寸)
	地机	足太阴脾经	在小腿内侧,阴陵泉下 3 寸,胫骨内侧缘后际

	穴位名称	所属经脉	定位
D	地五会	足少阳胆经	在足背，第4、5跖骨间，第4跖趾关节近端凹陷中
	定喘	经外奇穴	在脊柱区，横平第7颈椎棘突下，后正中线旁开0.5寸
	督俞	足太阳膀胱经	在脊柱区，第6胸椎棘突下，后正中线旁开1.5寸
	独阴	经外奇穴	在足底，第2趾的跖侧远端趾间关节的中点
	犊鼻	足阳明胃经	在膝前区，髌韧带外侧凹陷中
	兑端	督脉	在面部，上唇结节的中点
E	耳和髎	手少阳三焦经	在头部，鬓发后缘，耳郭根的前方，颞浅动脉的后缘
	耳尖	经外奇穴	在耳区，在外耳轮的最高点
	耳门	手少阳三焦经	在耳区，耳屏上切迹与下颌骨髁突之间的凹陷中
	二白	经外奇穴	在前臂前区，腕掌侧远端横纹上4寸，桡侧腕屈肌腱的两侧，一肢2穴
	二间	手阳明大肠经	在手指，第2掌指关节桡侧远端赤白肉际处
F	飞扬	足太阳膀胱经	在小腿后区，昆仑直上7寸，腓肠肌外下缘与跟腱移行处
	肺俞	足太阳膀胱经	在脊柱区，第3胸椎棘突下，后正中线旁开1.5寸
	丰隆	足阳明胃经	在小腿外侧，外踝尖上8寸，胫骨前肌的外缘
	风池	足少阳胆经	在颈后区，枕骨之下，胸锁乳突肌上端与斜方肌上端之间的凹陷中
	风府	督脉	在颈后区，枕外隆凸直下，两侧斜方肌之间凹陷中
	风门	足太阳膀胱经	在脊柱区，第2胸椎棘突下，后正中线旁开1.5寸
	风市	足少阳胆经	在股部，腘横纹上9寸，髂胫束后缘
	跗阳	足太阳膀胱经	在小腿后区，昆仑直上3寸，腓骨与跟腱之间
	伏兔	足阳明胃经	在股前区，髌底上6寸，髂前上棘与髌底外侧端的连线上
	扶突	手阳明大肠经	在颈前部，横平甲状软骨上缘（约相当于喉结处），胸锁乳突肌的前、后缘中间
	浮白	足少阳胆经	在头部，耳后乳突的后上方，从天冲与完骨的弧形连线（其弧度与耳郭弧度相应）的上1/3与下2/3交点处
	浮郄	足太阳膀胱经	在膝后区，腘横纹上1寸，股二头肌腱的内侧缘
	府舍	足太阴脾经	在下腹部，脐中下4.3寸，前正中线旁开4寸
	附分	足太阳膀胱经	在脊柱区，第2胸椎棘突下，后正中线旁开3寸
	复溜	足少阴肾经	在小腿内侧，内踝尖上2寸，跟腱的前缘

	穴位名称	所属经脉	定位
F	腹哀	足太阴脾经	在上腹部，脐中上 3 寸，前正中线旁开 4 寸
	腹结	足太阴脾经	在下腹部，脐中下 1.3 寸，前正中线旁开 4 寸
	腹通谷	足少阴肾经	在上腹部，脐中上 5 寸，前正中线旁开 0.5 寸
G	肝俞	足太阳膀胱经	在脊柱区，第 9 胸椎棘突下，后正中线旁开 1.5 寸
	膏肓	足太阳膀胱经	在脊柱区，第 4 胸椎棘突下，后正中线旁开 3 寸
	膈关	足太阳膀胱经	在脊柱区，第 7 胸椎棘突下，后正中线旁开 3 寸
	膈俞	足太阳膀胱经	在脊柱区，第 7 胸椎棘突下，后正中线旁开 1.5 寸
	公孙	足太阴脾经	在跖区，第 1 跖骨底的前下缘赤白肉际处
	关冲	手少阳三焦经	在手指，第 4 指末节尺侧，指甲根角侧上方 0.1 寸（指寸）
	关门	足阳明胃经	在上腹部，脐中上 3 寸，前正中线旁开 2 寸
	关元	任脉	在下腹部，脐中下 3 寸，前正中线上
	关元俞	足太阳膀胱经	在脊柱区，第 5 腰椎棘突下，后正中线旁开 1.5 寸
	光明	足少阳胆经	在小腿外侧，外踝尖上 5 寸，腓骨前缘
	归来	足阳明胃经	在下腹部，脐中下 4 寸，前下中线旁开 2 寸
H	海泉	经外奇穴	在口腔内，当舌下系带中点处
	颔厌	足少阳胆经	在头部，从头维至曲鬓的弧形连线（其弧度与鬓发弧度相应）的上 1/4 与下 3/4 的交点处
	行间	足厥阴肝经	在足背，第 1、2 趾间，趾蹼缘后方赤白肉际处
	合谷	手阳明大肠经	在手背，第 2 掌骨桡侧的中点处
	合阳	足太阳膀胱经	在小腿后区，腘横纹下 2 寸，腓肠肌内、外侧头之间
	鹤顶	经外奇穴	在膝前区，髌底中点的上方凹陷中
	横骨	足少阴肾经	在下腹部，脐中下 5 寸，前正中线旁开 0.5 寸
	后顶	督脉	在头部，后发际正中直上 5.5 寸
	后溪	手太阳小肠经	在手内侧，第 5 掌指关节尺侧近端赤白肉际凹陷中
	华盖	任脉	在胸部，横平第 1 肋间隙，前正中线上
	滑肉门	足阳明胃经	在上腹部，脐中上 1 寸，前正中线旁开 2 寸
	环跳	足少阳胆经	在臀区，股骨大转子最凸点与骶管裂孔连线上的外 1/3 与 2/3 交点处
	肓门	足太阳膀胱经	在腰区，第 1 腰椎棘突下，后正中线旁开 3 寸
	肓俞	足少阴肾经	在腹中部，脐中旁开 0.5 寸

	穴位名称	所属经脉	定位
H	会阳	足太阳膀胱经	在骶区，尾骨端旁开 0.5 寸
	会阴	任脉	在会阴区。男性在阴囊根部与肛门连线的中点，女性在大阴唇后联合与肛门连线的中点
	会宗	手少阳三焦经	在前臂后区，腕背侧远端横纹上 3 寸，尺骨的桡侧缘
	魂门	足太阳膀胱经	在脊柱，第 9 胸椎棘突下，后正中线旁开 3 寸
J	箕门	足太阴脾经	在股前区，髌底内侧端与冲门的连线上 1/3 与 2/3 交点，长收肌和缝匠肌交角的动脉搏动处
	极泉	手少阴心经	在腋区，腋窝中央，腋动脉搏动处
	急脉	足厥阴肝经	在腹股沟区，横平耻骨联合上缘，前正中线旁开 2.5 寸处
	脊中	督脉	在脊柱区，第 11 胸椎棘突下凹陷中，后正中线上
	夹承浆	经外奇穴	在面部，承浆穴左右各旁开 1 寸
	夹脊	经外奇穴	在脊柱区，第 1 胸椎至第 5 腰椎棘突下两侧，后正中线旁开 0.5 寸
	颊车	足阳明胃经	在面部，下颌角前上方一横指（中指）
	间使	手厥阴心包经	在前臂前区，腕掌侧远端横纹上 3 寸，掌长肌腱与桡侧腕屈肌腱之间
	肩井	足少阳胆经	在肩胛区，第 7 颈椎棘突与肩峰最外侧点连线的中点
	肩髎	手少阳三焦经	在三角肌区，肩峰角与肱骨大结节两骨间凹陷中
	肩外俞	手太阳小肠经	在脊柱区，第 1 胸椎棘突下，后正中线旁开 3 寸
	肩髃	手阳明大肠经	在肩峰前下方，肩峰与肱骨大结节之间凹陷处
	肩贞	手太阳小肠经	在肩胛区，肩关节后下方，腋后纹头直上 1 寸
	肩中俞	手太阳小肠经	在脊柱区，第 7 颈椎棘突下，后正中线旁开 2 寸
	建里	任脉	在上腹部，脐中上 3 寸，前正中线
	交信	足少阴肾经	在小腿内侧，内踝尖上 2 寸，胫骨内侧缘后际凹陷中
	角孙	手少阳三焦经	在头部，耳尖正对发际处
	解溪	足阳明胃经	在踝区，踝关节前面中央凹陷中，拇长伸肌腱与趾长伸肌腱之间
	金津	经外奇穴	在口腔内，舌下系带左侧的静脉上
	金门	足太阳膀胱经	在足背，外踝前缘直下，第 5 跖骨粗隆后方，骰骨下缘凹陷中
	筋缩	督脉	在脊柱区，第 9 胸椎棘突下凹陷中，后正中线上
	京骨	足太阳膀胱经	在跖区，第 5 跖骨粗隆前下方，赤白肉际处

图解肺癌中西医外治法

	穴位名称	所属经脉	定位
J	京门	足少阳胆经	在上腹部，第12肋骨游离端下际
	经渠	手太阴肺经	在前臂前区，腕掌侧远端横纹上1寸，桡骨茎突与桡动脉之间
	睛明	足太阳膀胱经	在面部，目内眦内上方眶内侧壁凹陷中
	颈百劳	经外奇穴	在颈部，第7颈椎棘突直上2寸，后正中线旁开1寸
	颈臂	经外奇穴	在锁骨上窝中央至锁骨内侧端之中点
	鸠尾	任脉	在上腹部，剑突下1寸，前正中线上
	居髎	足少阳胆经	在臀区，髂前上棘与股骨大转子最凸点连线的中点处
	巨骨	手阳明大肠经	在肩胛区，锁骨肩峰端与肩胛冈之间凹陷中
	巨髎	足阳明胃经	在面部，横平鼻翼下缘，瞳孔直下
	巨阙	任脉	在上腹部，脐中上6寸，前正中线上
	聚泉	经外奇穴	在口腔内，舌背正中缝的中点处
	厥阴俞	足太阳膀胱经	在脊柱区，第4胸椎棘突下，后正中线旁开1.5寸
K	孔最	手太阴肺经	在前臂前区，腕掌侧远端横纹上7寸，尺泽与太渊连线上
	口禾髎	手阳明大肠经	在面部，横平人中沟上1/3与下2/3交点，鼻孔外缘直下
	库房	足阳明胃经	在胸部，第1肋间隙，前正中线旁开4寸
	髋骨	经外奇穴	在大腿前面下部，当梁丘两旁各1.5寸，一肢2穴
	昆仑	足太阳膀胱经	在踝区，外踝尖与跟腱之间的凹陷中
L	阑尾	经外奇穴	在小腿外侧，髌韧带外侧凹陷下5寸，胫骨前嵴外1横指（中指）
	劳宫	手厥阴心包经	在掌区，横平第3掌指关节近端，第2、3掌骨之间偏于第3掌骨
	蠡沟	足厥阴肝经	在小腿内侧，内踝尖上5寸，胫骨内侧面的中央
	里内庭	经外奇穴	在足底第2、3趾间，与内庭穴相对处
	历兑	足阳明胃经	在足趾，第2趾末节外侧，趾甲根角侧后方0.1寸（指寸）
	廉泉	任脉	在颈前区，甲状软骨上缘（约相当于喉结处）上方，舌骨上缘凹陷中，前正中线上
	梁门	足阳明胃经	在上腹部，脐中上4寸，前正中线旁开2寸
	梁丘	足阳明胃经	在股前区，髌底上2寸，股外侧肌与股直肌肌腱之间
	列缺	手太阴肺经	在前臂，腕掌侧远端横纹上1.5寸，拇短伸肌腱与拇长展肌腱之间，拇长展肌腱沟的凹陷

穴位名称	所属经脉	定位
灵道	手少阴心经	在前臂前区，腕掌侧远端横纹上 1.5 寸，尺侧腕屈肌腱的桡侧缘
灵台	督脉	在脊柱区，第 6 胸椎棘突下凹陷中，后正中线上
灵墟	足少阴肾经	在胸部，第 3 肋间隙，前正中线旁开 2 寸
漏谷	足太阴脾经	在小腿内侧，内踝尖上 6 寸，胫骨内侧缘后际
颅息	手少阳三焦经	在头部，角孙至翳风沿耳轮弧形连线的上 1/3 下 2/3 交点处
络却	足太阳膀胱经	在头部，前发际正中直上 5.5 寸，旁开 1.5 寸
眉冲	足太阳膀胱经	在头部，额切际直上入发际 0.5 寸
命门	督脉	在脊柱区，第 2 腰椎棘突下凹陷中，后正中线上
目窗	足少阳胆经	在头部，前发际上 1.5 寸，瞳孔直上
脑户	督脉	在头部，枕外隆凸的上缘凹陷中
脑空	足少阳胆经	枕外隆凸的上缘外侧，风池直上，约头正中线旁开 2.25 寸，平脑户穴
臑会	手少阳三焦经	在臂后区，肘尖与肩峰角连线上，约肩峰角下 3 寸，三角肌的后下缘
臑腧	手太阳小肠经	在肩胛区，腋后纹头直上，肩胛冈下缘凹陷中
内关	手厥阴心包经	在前臂前区，腕掌侧远端横纹上 2 寸，掌长肌腱与桡侧腕屈肌腱之间
内踝尖	经外奇穴	在踝区，内踝的最凸起处
内庭	足阳明胃经	在足背，第 2、3 趾间，趾蹼缘后方赤白肉际处
内膝眼	经外奇穴	在膝部，髌韧带内侧凹陷处的中央
内迎香	经外奇穴	在鼻孔内，鼻翼软骨与鼻甲交界的黏膜处
膀胱俞	足太阳膀胱经	在骶区，横平第 2 骶后孔，骶正中嵴旁 1.5 寸
脾俞	足太阳膀胱经	在脊柱区，第 11 胸椎棘突下，后正中线旁开 1.5 寸
痞根	经外奇穴	在腰区，横平第 1 腰椎棘突下，后正中线旁开 3.5 寸凹陷中
偏历	手阳明大肠经	在前臂，腕背侧远端横纹上 3 寸，阳溪与曲池连线上
魄户	足太阳膀胱经	在脊柱区，第 3 胸椎棘突下，后正中线旁开 3 寸
仆参	足太阳膀胱经	在跟区，昆仑直下，跟骨外侧，赤白肉际处
期门	足厥阴肝经	在胸部，第 6 肋间隙，前正中线旁开 4 寸
气冲	足阳明胃经	在腹股沟区，耻骨联合上缘，前正中线旁开 2 寸，动脉搏动处

L / M / N / P / Q

穴位名称	所属经脉	定位
气端	经外奇穴	在足十趾尖端，距趾甲游离缘 0.1 寸（指寸），左右共 10 个穴位
气海	任脉	在下腹部，脐中下 1.5 寸，前正中线上
气海俞	足太阳膀胱经	在脊柱区，第 3 腰椎棘突下，后正中线旁开 1.5 寸
气户	足阳明胃经	在胸部，锁骨下缘，前正中线旁开 4 寸
气舍	足阳明胃经	在胸锁乳突肌区，锁骨上小窝，锁骨胸骨端上缘，胸锁乳突肌的胸骨头与锁骨头中间的凹陷中
气穴	足少阴肾经	在下腹部，脐中下 3 寸，前正中线旁开 0.5 寸
牵正	经外奇穴	在面部，耳垂前 0.5~1 寸的压痛处
前顶	督脉	在头部，前发际正中直上 3.5 寸
前谷	手太阳小肠经	在手指，第 5 掌指关节尺侧远端赤白肉际凹陷中
强间	督脉	在头部，后发际正中直上 4 寸
青灵	手少阴心经	在臂前区，肘横纹上 3 寸，肱二头肌的内侧沟中
清冷渊	手少阳三焦经	在臂后区，肘尖与肩峰角连线上，肘尖上 2 寸
丘墟	足少阳胆经	在踝区，外踝的前下方，趾长伸肌腱的外侧凹陷中
球后	经外奇穴	在面部，眶下缘外 1/4 与内 3/4 交界处
曲鬓	足少阳胆经	在头部，耳前鬓角发际后缘与耳尖水平线的交点处
曲差	足太阳膀胱经	在头部，前发际正中直上 0.5 寸，旁开 1.5 寸
曲池	手阳明大肠经	在肘区，尺泽与肱骨外上髁上连线的中点处
曲骨	任脉	在下腹部，耻骨联合上缘，前正中线上
曲泉	足厥阴肝经	在膝部，腘横纹内侧端，半腱肌肌腱内缘凹陷中
曲垣	手太阳小肠经	在肩胛区，肩胛冈内侧端上缘凹陷中
曲泽	手厥阴心包经	在肘前区，肘横纹上，肱二头肌腱的尺侧缘凹陷中
颧髎	手太阳小肠经	在面部，颧骨下缘，目外眦直下凹陷中
缺盆	足阳明胃经	在颈外侧区，锁骨上大窝，锁骨上缘凹陷中，前正中线旁开 4 寸
然谷	足少阴肾经	在足内侧，足舟骨粗隆下方，赤白肉际处
人迎	足阳明胃经	在颈部，横平喉结，胸锁乳突肌前缘，颈总动脉搏动处
日月	足少阳胆经	在胸部，第 7 肋间隙，前正中线旁开 4 寸
乳根	足阳明胃经	在胸部，第 5 肋间隙，前正中线旁开 4 寸
乳中	足阳明胃经	在胸部，乳头中央

Q / R

穴位名称	所属经脉	定位
三间	手阳明大肠经	在手指，第 2 掌指关节桡侧近端凹陷中
三焦俞	足太阳膀胱经	在脊柱区，第 1 腰椎棘突下，后正中线旁开 1.5 寸
三角灸	经外奇穴	在下腹部，以患者两口角之间的长度为一边，作等边三角形，将顶角置于患者脐心，底边呈水平线，两底角处取穴
三阳络	手少阳三焦经	在前臂后区，腕背侧远端横纹上 4 寸，尺骨与桡骨间隙中点
三阴交	足太阴脾经	在小腿内侧，内踝尖上 3 寸，胫骨内侧缘后际
商丘	足太阴脾经	在踝区，内踝前下方，舟骨粗隆与内踝尖连线中点凹陷中
商曲	足少阴肾经	在上腹部，脐中上 2 寸，前正中线旁开 0.5 寸
商阳	手阳明大肠经	在手指，食指末节桡侧，指甲根角侧上方 0.1 寸（指寸）
上关	足少阳胆经	在面部，颧弓上缘中央凹陷中
上巨虚	足阳明胃经	在小腿外侧，犊鼻下 6 寸，犊鼻与解溪连线上
上廉	手阳明大肠经	在前臂，肘横纹下 3 寸，阳溪与曲池连线上
上髎	足太阳膀胱经	在骶区，正对第 1 骶后孔中
上脘	任脉	在上腹部，脐中上 5 寸，前正中线上
上星	督脉	在头部，前发际正中直上 1 寸
上迎香	经外奇穴	在面部，鼻翼软骨与鼻甲的交界处，近鼻翼沟上端处
少冲	手少阴心经	在手指，小指末节桡侧，指甲根角侧上方 0.1 寸（指寸）
少府	手少阴心经	在手掌，横平第 5 掌指关节近端，第 4、5 掌骨之间
少海	手少阴心经	在肘前区，横平肘横纹，肱骨内上髁前缘
少商	手太阴肺经	在手指，拇指末节桡侧，指甲根角侧上方 0.1 寸（指寸）
少泽	手太阳小肠经	在手指，小指末节尺侧，指甲根角侧上方 0.1 寸（指寸）
申脉	足太阳膀胱经	在踝区，外踝尖直下，外踝下缘与跟骨之间凹陷中
身柱	督脉	在脊柱区，第 3 胸椎棘突下凹陷中，后正中线上
神藏	足少阴肾经	在胸部，第 2 肋间隙，前正中线旁开 2 寸
神道	督脉	在脊柱区，第 5 胸椎棘突下凹陷中，后正中线上
神封	足少阴肾经	在胸部，第 4 肋间隙，前正中线旁开 2 寸
神门	手少阴心经	在腕前区，腕掌侧远端横纹尺侧端，尺侧腕屈肌腱的桡侧缘

S

续表

	穴位名称	所属经脉	定位
S	神阙	任脉	在脐区，脐中央
	神堂	足太阳膀胱经	在脊柱区，第 5 胸椎棘突下，后正中线旁开 3 寸
	神庭	督脉	在头部，前发际正中直上 0.5 寸
	肾俞	足太阳膀胱经	在脊柱区，第 2 腰椎棘突下，后正中线旁开 1.5 寸
	十七椎	经外奇穴	在腰区，第 5 腰椎棘突下凹陷中
	十宣	经外奇穴	在手指，十指尖端，距指甲游离缘 0.1 寸（指寸），左右共 10 穴
	石关	足少阴肾经	在上腹部，脐中上 3 寸，前正中线旁开 0.5 寸
	石门	任脉	在下腹部，脐中下 2 寸，前正中线上
	食窦	足太阴脾经	在胸部，第 5 肋间隙，前正中线旁开 6 寸
	手三里	手阳明大肠经	在前臂，肘横纹下 2 寸，阳溪与曲池连线上
	手五里	手阳明大肠经	在臂部，肘横纹上 3 寸，曲池与肩髃连线上
	束骨	足太阳膀胱经	在跖区，第 5 跖趾关节的近端，赤白肉际处
	俞府	足少阴肾经	在胸部，锁骨下缘，前正中线旁开 2 寸
	率谷	足少阳胆经	在头部，耳尖直上入发际 1.5 寸
	水道	足阳明胃经	在下腹部，脐中下 3 寸，前正中线旁开 2 寸
	水分	任脉	在上腹部，脐中上 1 寸，前正中线上
	水沟	督脉	在面部，人中沟的上 1/3 与中 1/3 交点处
	水泉	足少阴肾经	在跟区，太溪直下 1 寸，跟骨结节内侧凹陷中
	水突	足阳明胃经	在颈部，横平环状软骨，胸锁乳突肌的前缘
	丝竹空	手少阳三焦经	在面部，眉梢凹陷中
	四白	足阳明胃经	在面部，眶下孔处
	四渎	手少阳三焦经	在前臂后区，肘尖下 5 寸，尺骨与桡骨间隙中点
	四缝	经外奇穴	在手指，第 2~5 指掌面的近侧指间关节横纹的中央，一手 4 穴
	四满	足少阴肾经	在下腹部，脐中下 2 寸，前正中线旁开 0.5 寸
	四神聪	经外奇穴	在头部，百会前后左右各旁开 1 寸，共 4 穴
	素髎	督脉	在面部，鼻尖的正中央
T	太白	足太阴脾经	在跖区，第 1 跖趾关节近端赤白肉际凹陷中
	太冲	足厥阴肝经	在足背，第 1、2 跖骨间，跖骨底结合部前方凹陷中，或触及动脉搏动

	穴位名称	所属经脉	定位
T	太溪	足少阴肾经	在踝区，内踝尖与跟腱之间的凹陷中
	太阳	经外奇穴	在头部，眉梢与目外眦之间，向后约一横指的凹陷中
	太乙	足阳明胃经	在上腹部，脐中上 2 寸，前正中线旁开 2 寸
	太渊	手太阴肺经	在腕前区，桡骨茎突与腕舟状骨之间，拇长展肌腱尺侧凹陷中
	陶道	督脉	在脊柱区，第 1 胸椎棘突下凹陷中，后正中线上
	提托	经外奇穴	在下腹部，脐下 3 寸，前正中线旁开 1.5 寸
	天池	手厥阴心包经	在胸部，第 4 肋间隙，前正中线旁开 5 寸
	天冲	足少阳胆经	在头部，耳根后缘直上，入发际 2 寸
	天窗	手太阳小肠经	在颈部，横平甲状软骨上缘（约相当于喉结处），胸锁乳突肌的后缘
	天鼎	手阳明大肠经	在颈部，横平环状软骨，胸锁乳突肌后缘
	天府	手太阴肺经	在臂前区，腋前纹头下 3 寸，肱二头肌桡侧缘处
	天井	手少阳三焦经	在肘后区，肘尖上 1 寸凹陷中
	天髎	手少阳三焦经	在肩胛区，肩胛骨上角骨际凹陷中
	天泉	手厥阴心包经	在臂前区，腋前纹头下 2 寸，肱二头肌的长、短头之间
	天容	手太阳小肠经	在颈部，下颌角后方，胸锁乳突肌的前缘凹陷中
	天枢	足阳明胃经	在腹部，横平脐中，前正中线旁开 2 寸
	天突	任脉	在颈前区，胸骨上窝中央，前正中线上
	天溪	足太阴脾经	在胸部，第 4 肋间隙，前正中线旁开 6 寸
	天牖	手少阳三焦经	在肩胛区，横平下颌角，胸锁乳突肌的后缘凹陷中
	天柱	足太阳膀胱经	在颈后区，横平第 2 颈椎棘突上际，斜方肌外缘凹陷中
	天宗	手太阳小肠经	在肩胛区，肩胛冈中点与肩胛骨下角连线上 1/3 与 2/3 交点凹陷中
	条口	足阳明胃经	在小腿外侧，犊鼻下 8 寸，犊鼻与解溪连线上
	听宫	手太阳小肠经	在面部，耳屏正中与下颌骨髁突之间的凹陷中
	听会	足少阳胆经	在面部，耳屏间切迹与下颌骨髁突之间的凹陷中
	通里	手少阴心经	在前臂前区，腕掌侧远端横纹上 1 寸，尺侧腕屈肌腱的桡侧缘
	通天	足太阳膀胱经	在头部，前发际正中直上 4 寸，旁开 1.5 寸
	瞳子髎	足少阳胆经	在面部，目外眦外侧 0.5 寸凹陷中

	穴位名称	所属经脉	定位
T	头临泣	足少阳胆经	在头部，前发际上 0.5 寸，瞳孔直上
	头窍阴	足少阳胆经	在头部，耳后乳突的后上方，当天冲与完骨的弧形连线（其弧度与耳郭弧度相应）的上 2/3 与下 1/3 交点处
	头维	足阳明胃经	在头部，额角发际直上 0.5 寸，头正中线旁开 4.5 寸处
W	外关	手少阳三焦经	在前臂后区，腕背侧远端横纹上 2 寸，尺骨与桡骨间隙中点
	外踝尖	经外奇穴	在踝区，外踝的最凸起处
	外劳宫	经外奇穴	在手背第 2、3 掌骨间，掌指关节后 0.5 寸（指寸）凹陷中
	外陵	足阳明胃经	在下腹部，脐中下 1 寸，前正中线旁开 2 寸
	外丘	足少阳胆经	在小腿外侧，外踝尖上 7 寸，腓骨前缘
	完骨	足少阳胆经	在头部，耳后乳突的后下方凹陷中
	腕骨	手太阳小肠经	在腕区，第 5 掌骨基底与三角骨之间的赤白肉际凹陷处中
	维道	足少阳胆经	在下腹部，髂前上棘内下 0.5 寸
	委阳	足太阳膀胱经	在膝部，腘横纹上，股二头肌腱内侧缘
	委中	足太阳膀胱经	在膝后区，腘横纹中点
	胃仓	足太阳膀胱经	在脊柱区，第 12 胸椎棘突下，后正中线旁开 3 寸
	胃脘下俞	经外奇穴	在脊柱区，横平第 8 胸椎棘突下，后正中线旁开 1.5 寸
	胃俞	足太阳膀胱经	在脊柱区，第 12 胸椎棘突下，后正中线旁开 1.5 寸
	温溜	手阳明大肠经	在前臂，腕横纹上 5 寸，阳溪与曲池连线上
	屋翳	足阳明胃经	在胸部，第 2 肋间隙，前正中线旁开 4 寸
	五处	足太阳膀胱经	在头部，前发际正中直上 1 寸，旁开 1.5 寸
	五枢	足少阳胆经	在下腹部，横平脐下 3 寸，髂前上棘内侧
X	膝关	足厥阴肝经	在膝部，胫骨内侧髁的下方，阴陵泉后 1 寸
	郄门	手厥阴心包经	在前臂前区，腕掌侧远端横纹上 5 寸，掌长肌腱与桡侧腕屈肌腱之间
	膝眼	经外奇穴	屈膝，在髌韧带两侧凹陷处，在内侧的称内膝眼，在外侧的称外膝眼
	膝阳关	足少阳胆经	在膝部，股骨外上髁后上缘，股二头肌腱与髂胫束之间的凹陷中
	侠白	手太阴肺经	在臂前区，腋前纹头下 4 寸，肱二头肌桡侧缘处

	穴位名称	所属经脉	定位
X	侠溪	足少阳胆经	在足背，第4、5趾间，趾蹼缘后方赤白肉际处
	下关	足阳明胃经	在面部，颧弓下缘中央与下颌切迹之间凹陷处
	下极俞	经外奇穴	在腰区，当后正中线上，第3腰椎棘突下
	下巨虚	足阳明胃经	在小腿外侧，犊鼻下9寸，犊鼻与解溪连线上
	下廉	手阳明大肠经	在前臂，肘横纹下4寸，阳溪与曲池连线上
	下髎	足太阳膀胱经	在骶区，正对第4骶后孔中
	下脘	任脉	在上腹部，脐中上2寸，前正中线上
	陷谷	足阳明胃经	在足背，第2、3跖骨间，第2跖趾关节近端凹陷中
	消泺	手少阳三焦经	在臂后区，肘尖与肩峰角连线上，肘尖上5寸
	小肠俞	足太阳膀胱经	在骶区，横平第1骶后孔，骶正中嵴旁1.5寸
	小骨空	经外奇穴	在手指，小指背面，近侧指间关节的中点处
	小海	手太阳小肠经	在肘后区，尺骨鹰嘴与肱骨内上髁之间凹陷中
	心俞	足太阳膀胱经	在脊柱区，第5胸椎棘突下，后正中线旁开1.5寸
	新设	经外奇穴	在第3、4颈椎之间，后正中线旁开1.5寸
	囟会	督脉	在头部，前发际正中直上2寸
	胸乡	足太阴脾经	在胸部，第3肋间隙，前正中线旁开6寸
	悬厘	足少阳胆经	在头部，从头维至曲鬓的弧形连线（其弧度与鬓发弧度相应）的上3/4与下1/4的交点处
	悬颅	足少阳胆经	在头部，从头维至曲鬓的弧形连线（其弧度与鬓发弧度相应）的中点处
	悬枢	督脉	在脊柱区，第1腰椎棘突下凹陷中，后正中线上
	悬钟	足少阳胆经	在小腿外侧，外踝尖上3寸，腓骨前缘
	璇玑	任脉	在胸部，胸骨上窝下1寸，前正中线上
	血海	足太阴脾经	在股前区，髌底内侧端上2寸，股内侧肌隆起处
	血压点	经外奇穴	在第6、7颈椎棘突之间，后正中线旁开2寸
Y	哑门	督脉	在颈后区，第2颈椎棘突上际凹陷中，后正中线上
	阳白	足少阳胆经	在头部，眉上一寸，瞳孔直上
	阳池	手少阳三焦经	在腕后区，腕背侧远端横纹上，指伸肌腱的尺侧缘凹陷中
	阳辅	足少阳胆经	在小腿外侧，外踝尖上4寸，腓骨前缘

图解肺癌中西医外治法

穴位名称	所属经脉	定位
阳纲	足太阳膀胱经	在脊柱区，第 10 胸椎棘突下，后正中线旁开 3 寸
阳谷	手太阳小肠经	在腕后区，尺骨茎突与三角骨之间的凹陷中
阳交	足少阳胆经	在小腿外侧，外踝尖上 7 寸，腓骨后缘
阳陵泉	足少阳胆经	在小腿外侧，腓骨头前下方凹陷中
阳溪	手阳明大肠经	在腕区，腕背侧远端横纹桡侧，桡骨茎突远端，解剖学"鼻烟窝"凹陷中
养老	手太阳小肠经	在前臂后区，腕背横纹上 1 寸，尺骨头桡侧凹陷中
腰奇	经外奇穴	在骶区，尾骨端直上 2 寸，骶角之间凹陷中
腰俞	督脉	在骶区，正对骶管裂孔，后正中线上
腰痛点	经外奇穴	在手背，第 2、3 掌骨间及第 4、5 掌骨间，腕背侧远端横纹与掌指关节的中点处
腰眼	经外奇穴	在腰区，横平第 4 腰椎棘突下，后正中线旁开 3.5 寸凹陷中
腰阳关	督脉	在脊柱区，第 4 腰椎棘突下凹陷中，后正中线上
腰宜	经外奇穴	在腰区，第 4 腰椎棘突下，后正中线旁开 3 寸
液门	手少阳三焦经	在手背，第 4、5 指间，指蹼缘后方赤白肉际处
谚譆	足太阳膀胱经	在脊柱区，第 6 胸椎棘突下，后正中线旁开 3 寸
意舍	足太阳膀胱经	在脊柱区，第 11 胸椎棘突下，后正中线旁开 3 寸
翳风	手少阳三焦经	在颈部，耳垂后方，乳突下端前方凹陷中
翳明	经外奇穴	在颈部，翳风后 1 寸
阴包	足厥阴肝经	在股前区，髌底上 4 寸，股薄肌与缝匠肌之间
阴都	足少阴肾经	在上腹部，脐中上 4 寸，前正中线旁开 0.5 寸
阴谷	足少阴肾经	在膝后区，腘横纹上，半腱肌肌腱外侧缘
阴交	任脉	在下腹部，脐中下 1 寸，前正中线上
阴廉	足厥阴肝经	在股前区，气冲直下 2 寸
阴陵泉	足太阴脾经	在小腿内侧，胫骨内侧髁下缘与胫骨内侧缘之间的凹陷中
阴市	足阳明胃经	在股前区，髌底上 3 寸，股直肌肌腱外侧缘
阴郄	手少阴心经	在前臂前区，腕掌侧远端横纹上 0.5 寸，尺侧腕屈肌腱的桡侧缘
殷门	足太阳膀胱经	在股后区，臀沟下 6 寸，股二头肌与半腱肌之间

（Y）

	穴位名称	所属经脉	定位
Y	龈交	督脉	在上唇内，上唇系带与上牙龈的交点
	隐白	足太阴脾经	在足趾，大趾末节内侧，趾甲根角侧后方 0.1 寸（指寸）
	印堂	督脉	在头部，两眉毛内侧端中间的凹陷中
	膺窗	足阳明胃经	在胸部，第 3 肋间隙，前正中线旁开 4 寸
	迎香	手阳明大肠经	在面部，鼻翼外缘中点，鼻唇沟中
	涌泉	足少阴肾经	在足底，屈足卷趾时足心最凹陷处
	幽门	足少阴肾经	在上腹部，脐中上 6 寸，前正中线旁开 0.5 寸
	鱼际	手太阴肺经	在手外侧，第 1 掌骨桡侧中点赤白肉际处
	鱼腰	经外奇穴	在头部，瞳孔直上，眉毛中
	玉堂	任脉	在胸部，横平第 3 肋间隙，前正中线上
	玉液	经外奇穴	在口腔内，舌下系带右侧的静脉上
	玉枕	足太阳膀胱经	在头部，后发际正中直上 2.5 寸，旁开 1.3 寸
	彧中	足少阴肾经	在胸部，第 1 肋间隙，前正中线旁开 2 寸
	渊腋	足少阳胆经	在胸外侧区，第 4 肋间隙中，在腋中线上
	云门	手太阴肺经	在胸部，锁骨下窝凹陷中，肩胛骨喙突内缘，前正中线旁开 6 寸
Z	章门	足厥阴肝经	在侧腹部，第 11 肋游离端的下际
	照海	足少阴肾经	在踝区，内踝尖下 1 寸，内踝下缘边际凹陷中
	辄筋	足少阳胆经	在胸外侧区，第 4 肋间隙中，腋中线前 1 寸
	正营	足少阳胆经	在头部，前发际上 2.5 寸，瞳孔直上
	支沟	手少阳三焦经	在前臂后区，腕背侧远端横纹上 3 寸，尺骨与桡骨间隙中点
	支正	手太阳小肠经	在前臂后区，腕背侧远端横纹上 5 寸，尺骨尺侧与尺侧腕屈肌之间
	至阳	督脉	在脊柱区，第 7 胸椎棘突下凹陷中，后正中线上
	至阴	足太阳膀胱经	在足趾，小趾末节外侧，趾甲根角侧后方 0.1 寸（指寸）
	志室	足太阳膀胱经	在腰区，第 2 腰椎棘突下，后正中线旁开 3 寸
	秩边	足太阳膀胱经	在骶区，横平第 4 骶后孔，骶正中嵴旁开 3 寸
	中冲	手厥阴心包经	在手指，中指末端最高点
	中都	足厥阴肝经	在小腿内侧，内踝尖上 7 寸，胫骨内侧面的中央

穴位名称	所属经脉	定位
中渎	足少阳胆经	在股部,腘横纹上7寸,髂胫束后缘
中封	足厥阴肝经	在踝区,内踝前,胫骨前肌腱的内侧缘凹陷处
中府	手太阴肺经	在胸部,横平第1肋间隙,锁骨下窝外侧,前正中线旁开6寸
中极	任脉	在下腹部,脐中下4寸,前正中线上
中魁	经外奇穴	在手指,中指背面,近侧指间关节的中点处
中髎	足太阳膀胱经	在骶区,正对第3骶孔中
中膂俞	足太阳膀胱经	在骶区,横平第3骶后孔,骶正中嵴旁1.5寸
中泉	经外奇穴	在腕背侧横纹中,当指总伸肌腱桡侧的凹陷处
中枢	督脉	在脊柱区,第10胸椎棘突下凹陷中,后正中线上
中庭	任脉	在胸部,剑突尖所在处,前正中线上
中脘	任脉	在上腹部,脐中上4寸,前正中线上
中渚	手少阳三焦经	在手背,第4、5掌骨间,掌指关节近端凹陷中
中注	足少阴肾经	在下腹部,脐中下1寸,前正中线旁开0.5寸
周荣	足太阴脾经	在胸部,第2肋间隙,前正中线旁开6寸
肘尖	经外奇穴	在肘后区,尺骨鹰嘴的尖端
肘髎	手阳明大肠经	在肘区,肱骨外上髁上缘,髁上嵴的前缘
筑宾	足少阴肾经	在小腿内侧,太溪直上5寸,比目鱼肌与跟腱之间
子宫	经外奇穴	在下腹部,脐中下4寸,前正中线旁开3寸
紫宫	任脉	在胸部,横平第2肋间隙,前正中线上
足临泣	足少阳胆经	在足背,第4、5跖骨底结合部的前方,第5趾长伸肌腱外侧凹陷中
足窍阴	足少阳胆经	在足趾,第4趾末节外侧,趾甲根角侧后方0.1寸(指寸)
足三里	足阳明胃经	在小腿前外侧,犊鼻下3寸,犊鼻与解溪连线上
足通谷	足太阳膀胱经	在足趾,第5跖趾关节的远端,赤白肉际处
足五里	足厥阴肝经	在股前区,气冲直下3寸,动脉搏动处

(Z 在表格左侧竖排标注)